개정판

전립선비대증

KB140520

개정판

전립선비대증

TEXTBOOK OF
BENIGN
PROSTATIC
HYPERPLASIA

대한전립선학회 편

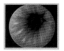

The Korean Prostate Society

일조각

발간사

최근 우리나라는 평균수명이 연장되며 매우 빠르게 고령화 시대로 접어들었습니다.

이러한 시점에서, 노화와 함께 필연적으로 진행되는 여러 전립선질환 중 특히 가장 호발하는 질환인 전립선비대증에 관한 올바른 이해와 새로운 지식, 그리고 이를 토대로 한 최적의 치료 방법에 대한 필수적인 습득이 전립선을 전공하는 의사들에게 매우 중요하다고 할 수 있습니다.

1997년 창립된 대한전립선학회가 숙원사업이었던 전립선비대증 교과서 1판을 2004년 12월에 발간한 지 10년이 조금 지난 현재, 전립선비대증에 관하여 수많은 새로운 지식이 축적되었습니다. 하부요로증상의 발생기전에 대한 새로운 지식들이 추가되었고, 이와 관련된 약제들의 새로운 적응증도 추가되었으며, 중요한 약제들도 개발되어 다양하게 사용되고 있습니다. 수술치료 측면에서도 경요도전립선절제술 술기의 발전과 기기의 개량은 물론, PVP나 holmium, thulium 레이저와 같이 다른 에너지원을 사용하는 전립선수술이 발전하여 표준치료법인 경요도절제술과 어깨를 나란히 하게 되었습니다.

이에 대한전립선학회는 전립선비대증의 주관학회로서 책임감을 가지고 이러한 변화와 학문의 발전에 걸맞은 교과서의 개정을 계획했습니다. 지난 1년여에 걸쳐 여러 저명한 선생님이 정성스런 옥고를 집필해주셨고, 이를 토대로 정태영 간행위원장을 비롯한 간행위원 여러분이 땀 흘려 수고해주신 덕분에 이번 개정 작업을 완수할 수 있었습니다.

『전립선비대증』 개정판 간행을 위해 처음부터 기획하고 불철주야 섬기며 애써주신 정태영 간행위원장 이하 간행위원들과, 바쁜 시간 중에도 옥고를 작성하느라 수고해주신 저자님들의 노고에 발간사 지면을 통해 진심으로 감사드립니다. 또한 어려운 출판계 상황에도 불구하고 흔쾌히 출판을 허락하여주신 일조각의 김시연 사장님께 큰 감사의 말씀을 드리며, 수고하신 직원분들께도 고마운 마음을 전합니다.

앞으로 이 책이 전립선을 연구하고 전공하는 분들이 환자를 진료하고 학문적 업적을 축적하는 데 많은 도움이 되기를 바랍니다.

2015년 3월

대한전립선학회 회장 유탁근

머리말

전립선비대증은 남성 하부요로증상의 가장 흔한 원인으로서, 환자의 삶의 질을 떨어뜨리는 대표적인 질환 중 하나입니다. 국내에서도 식생활의 서구화, 노령인구의 증가 및 건강에 대한 관심도 증가에 따라 그 중요성이 크게 부각되고 있습니다. 게다가 환자의 연령, 동반 질환, 전신상태, 경제적 수준 등에 따라 진단 및 치료 방법이 매우 다양하게 적용될 수 있습니다. 이에 관하여 충실한 지침서 역할을 할 수 있는 교과서 간행의 필요성이 대두되어 지난 2004년 12월 대한전립선학회가 『전립선비대증』 1판을 발행한 바 있습니다. 하지만 그 후 10년 동안 새로운 약물들이 꾸준히 개발되고 레이저를 비롯한 새로운 수술 술기들이 발달함에 따라 개정판의 필요성을 실감하여, 2013년 연말 상임이사회에서 개정판 간행을 결의하였습니다.

이에 간행위원회가 새롭게 목차를 구성하여 2014년 1월 10일에 대한전립선학회 현 상임이사님들과 고문님 등을 주축으로 한 저자분들에게 원고를 의뢰했고, 1년 남짓이란 빠듯한 시간 동안에 간행 작업이 이루어졌습니다. 모든 원고는 저자분들의 열정어린 협조로 2014년 6월 말까지 취합되었고, 이후 저자분들에게 2회에 걸친 수정작업을 의뢰하여 교정을 받았으며, 간행위원회에서 2회의 용어 통일과 편집 작업을 거쳐 이 개정판이 발간되었습니다.

이번 개정판에는 β_3 아드레날린수용체자극제 등의 새로 개발된 약물들을 추가하였고, 발기부전 치료에 사용되다 최근 하부요로증상에까지 적응증이 확대된 5형 포스포디에스테라아제억제제와, 새로운 에너지원이 개발되고 꾸준히 시술이 증가하고 있는 레이저전립선수술에 관하여 각각 따로 장을 배정하여 자세히 다루었습니다.

그동안 진료 및 연구로 바쁘신 와중에도 원고 집필을 위해 수고해주신 저자 여러분과 간행 작업에 헌신해주신 중앙의대 장인호 선생님, 중앙보훈병원 김윤범 선생님, 국문 의학용어 통일 작업을 맡아주신 성균관의대 조영삼 선생님께 진심으로 감사드립니다. 또한 간행 작업 동안 아낌없는 성원을 보내주신 유탁근 회장님과 일조각 김시연 사장님 이하 직원 여러분께도 감사드립니다.

아무쪼록 이번 개정판이 전립선비대증 진료를 담당하고 계신 여러 선생님께 정확한 지식을 전달하고 환자 개인별 맞춤형 치료를 위한 훌륭한 지침서가 되기를 바랍니다.

2015년 3월
대한전립선학회 간행위원장 정태영

발간사

최근 비뇨기과학은 눈부신 의학 발전에 발맞추어 하루가 다르게 발전해가고 있습니다. 노령화 사회로 변해가면서 전립선비대증 환자 수가 나날이 증가하고 있으며, 전립선비대증에 대한 기존의 진단과 치료법이 계속 변화하는 등 새로운 지식이 수없이 발표되고 있습니다. 비록 전립선비대증이 빠른 진단과 신속한 치료를 요하는 질환은 아니지만, 오랜 기간 진행되어 삶의 질에 큰 영향을 주는 질환임은 분명하며, 앞으로도 지속적인 관심이 요구되고 있습니다.

대한전립선학회는 1997년 대한비뇨기과학회의 분과 학회로 창립된 후 전립선에 관련된 질환의 연구 및 학문 발전을 위해 활발히 활동해왔습니다. 그동안의 여러 활동 가운데 『전립선비대증』 발간 사업은 대한전립선학회에서 이미 오래전부터 계획된 일이었으며, 학회의 어떤 활동보다도 가치 있는 일이라고 생각합니다.

『전립선비대증』의 간행을 위해 처음부터 기획하고 원고를 모아주신 문우철 교수께 감사하며, 마무리할 때까지 정성을 다하여 원고를 편집하고 교정해주신 이현무 간행위원장 이하 간행위원들께도 감사합니다. 특히 바쁜 시간에도 불구하고 옥고를 작성하느라 수고해주신 저자 교수들의 노고에 지면을 통해 진심으로 감사합니다.

처음 발간되어 아직 부족하고 미비한 점이 많을 것으로 생각합니다. 이러한 점들과 의학적 발전에 따라 변화된 새로운 지식을 개정판을 통하여 계속 보완·정리할 것입니다. 끝으로 이 책이 전립선비대증 환자의 진료와 학문 발전에 많은 도움이 되기를 바랍니다.

2004년 12월
대한전립선학회 회장 김 천 일

머리말

전립선비대증의 조직학적 변화는 35세부터 시작되어 60대 남자의 60%, 80대 남자의 90%에서 유발되는데, 이 중 50%의 환자군에서 전립선비대증으로 인한 여러 가지 배뇨장애증상을 호소하며, 25~30% 정도가 치료를 받는 것으로 알려져 있습니다. 최근 노령 인구의 증가와 정보매체에 의한 관심의 고조로 전립선비대증 환자가 증가하고 있는데, 국내에서도 식생활의 서구화, 노령층의 증가, 생활 수준의 향상 및 건강에 대한 관심도 증가에 따라 그 중요성이 부각되고 있습니다. 전립선비대증 치료는 불과 10년 전까지만 해도 경요도전립선절제술 등의 수술적 치료가 주종을 이루었으나, 현재에는 의공학과 약리학의 발전에 힘입어 약물치료를 비롯하여 레이저 시술이나 열치료 등 최소 침습적 치료법 등이 소개되면서 치료 방법이 다양해졌고, 의사나 환자의 치료 선택 폭도 매우 넓어졌습니다. 이에 따라 전립선비대증에 대한 충실한 지침서 역할을 할 수 있는 교과서 간행의 필요성이 더욱 절실해지게 되었습니다.

대한전립선학회의 숙원 사업 가운데 하나인 전립선비대증 교과서 발간은 2002년 10월에 원고 마감을 할 정도로 이미 오래전에 계획된 일이었으나, 이후 간행 작업이 다소 지연되던 중 2003년 11월 새로 구성된 대한전립선학회 상임이사회에서 간행 작업에 박차를 가하기로 결정함에 따라 다시 급속도로 진행되었습니다. 이에 2003년 12월 23일 제1차 간행위원회를 개최하였는데, 여기에서 간행위원회를 10명으로 구성하고 일조각을 담당 출판사로 정하였습니다. 2002년 10월에 이미 완성, 제출된 원고들은 그 당시로서는 최고 수준의 원고였겠지만, 간행 작업이 지체되는 과정에서 시간이 경과함에 따라 어쩔 수 없이 일부 내용들이 시대에 다소 뒤떨어지는 일이 발생하게 되었습니다. 그리하여 간행위원회에서는 모든 저자들께 원고 내용에 최신 지견을 최대한 추가하여 재작성해주실 것을 부탁드렸고, 여기에 더하여 상당 부분의 원고 내용에 대해 간행위원들이 직접 새로운 최신 지견을 별도로 추가하고 편집하여 교과서에 최신 정보들을 빠짐없이 충실히 담을 수 있도록 최선의 노력을 다하였습니다. 이러한 과정을 통해 이 교과서에서는 먼저 전립선에 대한 해부학, 조직학, 분자생물학, 병리학 등 기초에 해당하는 모든 부분을 충실히 다룬 후에, 전립선비대증의 역학, 자연경과를 살펴보고, 임상 진료에서 매우 중요한 진료지침 및 다양한 검사법들에 대한 전문적 지식을 소개하였습니다. 또한 실제 환자 진료에 도움을 주기 위해 각종 약물, 수술법 및 다양하고 새로운 최소 침습적 치료법의 모든 종류들을 총망라하여 상세히 소개하였습니다.

그동안 옥고를 집필해주시고, 특히 새로운 지견을 완벽하게 추가해달라는 어려운 부탁에도 불구하고 흔쾌히 협조해주신 모든 저자들께 감사합니다. 각자의 진료 및 연구로 바쁜 와중에도 불구하고, 전립선비대증의 모든 것을 집대성한 명실상부한 교과서를 만들어보겠다는 학술적 성취감 하나만을 목표로 장기간에 걸쳐 간행 작업에 헌신해주신 모든 간행위원들의 노고에 진심으로 감사합니다. 특히 간사로서 온갖 궂은 일을 도맡아서 간행 과정의 모든 세부 작업 하나하나를 알뜰하고 성실하게 관리해가며 교과서 발간에 열과 성을 다하신 을지의대 유탁근 교수의 노고에 진심으로 감사의 말씀을 드립니다. 또한 간행위원들에게 마음으로부터 무한한 성원을 보내주신 김천일 회장님 이하 모든 회원들께 감사하는 바입니다. 교과서 간행의 모든 과정을 처음부터 끝까지 성실하게 담당해주신 일조각 김시연 사장님 이하 직원 여러분께도 감사합니다.

이 교과서가 전립선비대증을 연구하고 진료하는 의사들을 위한 충실한 지침서가 되어, 전립선비대증으로 고통받는 수많은 남성들의 건강이 증진될 수 있기를 바랍니다. 앞으로 이 책이 꾸준히 개정되어 전립선비대증에 관한 모든 것을 신속하고 체계적으로 전달해주는 명실상부한 대표적인 교과서로 자리매김할 수 있기를 바랍니다.

2004년 12월
대한전립선학회 간행위원장 이현무

간행위원회

간행위원장

정태영

중앙보훈병원 비뇨기과

부위원장

장인호

중앙의과대학 비뇨기과학교실

간행위원

(가나다순)

김윤범

중앙보훈병원 비뇨기과

조영삼

성균관의과대학 비뇨기과학교실

집필진(가나다순)

강정윤 을지의과대학 비뇨기과학교실

강택원 전남의과대학 비뇨기과학교실

곽 철 서울의과대학 비뇨기과학교실

김영식 국민건강보험일산병원 비뇨기과

김천일 계명의과대학 비뇨기과학교실

김청수 울산의과대학 비뇨기과학교실

김흥섭 건국의과대학 비뇨기과학교실

노충희 인제의과대학 비뇨기과학교실

명순철 중앙의과대학 비뇨기과학교실

문기혁 퍼펙트비뇨기과

박홍석 고려의과대학 비뇨기과학교실

서성일 성균관의과대학 비뇨기과학교실

손환철 서울특별시보라매병원 비뇨기과

유탁근 을지의과대학 비뇨기과학교실

윤석중 충북의과대학 비뇨기과학교실

윤장호 인제의과대학 비뇨기과학교실

이경섭 동국의과대학 비뇨기과학교실

이상은 서울의과대학 비뇨기과학교실

이승욱 한양의과대학 비뇨기과학교실

이승환 연세의과대학 비뇨기과학교실

이지열 가톨릭의과대학 비뇨기과학교실

이현무 성균관의과대학 비뇨기과학교실

전상현 울산의과대학 비뇨기과학교실

전황균 성균관의과대학 비뇨기과학교실

정병하 연세의과대학 비뇨기과학교실

정성진 서울의과대학 비뇨기과학교실

정재일 인제의과대학 비뇨기과학교실

조문기 원자력병원 비뇨기과

조정만 을지의과대학 비뇨기과학교실

홍준혁 울산의과대학 비뇨기과학교실

차례

제1부 전립선 기초의학

제2부 전립선비대증의 병인론

제6부 수술치료

제1장

전립선의 해부학, 조직학, 발생학

명순철

전립선prostate은 정낭seminal vesicle, 구부요도샘 bulbourethral gland, Cowper's gland, 요도샘urethral gland, Littre's gland과 함께 남성의 부성선기관을 이루며, 부성선기관 중 크기가 가장 크다. 전립선에 서 발생하는 질환으로는 크게 전립선염, 전립선비 대증, 전립선암 등이 있다. 전립선은 그 구역에 따 라 조직학적·생물학적 특성이 다르고 주위 장기 및 구조물과 밀접한 관계를 가지며 위치하므로 복잡하 고 개인차가 많다. 따라서 전립선 질환의 병태생리 를 이해하고 적절하며 새로운 치료 및 진단 전략을 개발하기 위해서는 전립선의 해부학과 조직학, 그 리고 발생학을 이해하는 것이 매우 중요하다.

Ⅰ 해부학

1. 전립선과 전립선 주위의 해부학

성인의 정상 전립선은 무게가 약 20g이고, 크기는 호두알 정도이며, 피라미드를 뒤집어놓은 모양이

다. 전립선은 위로는 방광에 접해 있는데 이 부분 을 기저부base라고 하며, 아래쪽을 첨부apex라고 한다. 이러한 난원형의 전립선은 전부, 측부, 후부 면을 가지게 되는데, 기저부는 넓고 첨부는 좁다. 기저부의 길이는 3~4cm, 위아래의 길이는 4~ 6cm, 앞뒤의 두께는 2~3cm이다.

전립선의 내부로는 전립선의 전면에 가깝게 전립 선요도가 지나가며, 뒤쪽으로 사정관이 들어와서 전립선요도로 개구한다. 전립선요도의 점막은 이 행상피transitional epithelium로 이루어져 있고, 이 요로상피는 내측으로는 종주근longitudinal muscle, 외측으로는 원형근circular muscle 형태의 평활근 smooth muscle으로 둘러싸여 있다. 전립선요도는 중간 부위, 즉 정구의 근위부에서 앞쪽으로 약 35° 각도를 이루는데, 이 각도는 사람에 따라 0~90° 로 다양하게 나타날 수 있다. 이 부위를 중심으로 전립선요도를 근위부proximal segment, preprostatic segment와 원위부distal segment, prostatic segment 로 나누며, 각각의 길이는 약 15mm이다. 근위부

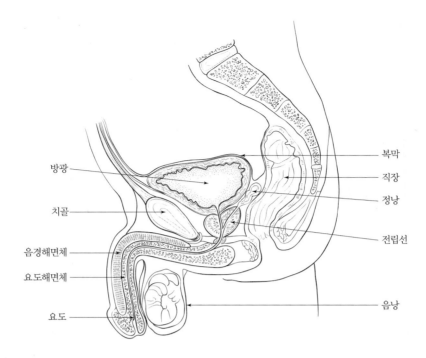

복막
직장
정낭
방광
치골
음경해면체
요도해면체
요도
전립선
음낭

[그림 1-1] 남성의 하부요로와 생식기 위치도

에서는 원형근이 두꺼워져서 불수의적 내요도조임 근, 즉 전전립선조임근preprostatic sphincter을 형성한다. 평활근으로 둘러싸이지 않은 작은 요도주위 샘periurethral gland들이 종주평활근들 사이에 뻗어 있는데, 이 샘들은 정상 전립선에서는 샘조직의 1% 미만을 차지하지만 전립선비대증이 발생하는 부위 중의 하나이므로 전립선비대증에서는 전립선 용적의 상당 부분을 차지한다. 원위부의 전립선요 도로는 주된 전립선 샘조직의 관들이 개구한다(그림 1-1).

전립선의 측부는 항문올림근levator ani muscle 중 치골미골근pubococcygeal muscle에 의해 지지되며 골반내근막endopelvic fascia에 의해 직접 덮여 있고, 음경해면체신경cavernous nerve of penis이 전립선의 후외측으로 벽측의 골반내근막 안에서 주행한다. 따라서 근치전립선절제술radical prostatectomy 시 이

신경을 보존하려면 전립선의 외측에서, 그리고 신 경혈관다발neurovascular bundle의 앞쪽에서 근막을 절개해야 한다(Walsh et al, 1983).

전립선의 첨부는 횡문요도조임근striated urethral sphincter으로 연속하여 이어지며, 조직학적으로 그 사이에 섬유근기질fibromuscular stroma이나 피막이 없이 연결된다. 전립선 기저부에서는 방광근의 외 측 종주근섬유가 전립선피막prostate capsule의 섬유 근조직과 융합하며, 가운데 층인 원형근과 내측의 종주근은 전립선요도를 따라 확장되어 전전립선조 임근을 형성한다. 전립선 첨부와 마찬가지로 기저 부에도 전립선과 방광을 분리하는 전립선피막은 존 재하지 않는다.

2. 구조

전립선은 샘조직glandular tissue과 섬유근조직

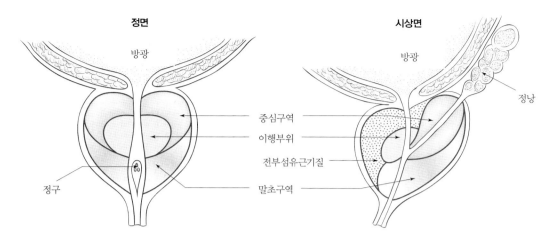

정면 　　　　　　　　　　시상면

방광　　　　　　　　　　방광

정낭

중심구역

이행부위

전부섬유근기질

말초구역

정구

[그림 1-2] **전립선의 구역해부**

*fibromuscular tissue*으로 구성된다. 샘조직은 전립선의 70%를 차지하며 주로 측부와 후부에 위치하고, 섬유근조직은 전립선의 30%를 차지하며 주로 전부에 위치한다.

전립선의 구역은 1972년에 McNeal이 해부학적·조직학적 근거에 따라 제시한 구분이 사용된다. McNeal은 구역해부*zonal anatomy*를 통해 전립선을 전부섬유근기질*anterior fibromuscular stroma*, 말초구역*peripheral zone*, 중심구역*central zone*, 이행부위*transition zone*, 전전립선 조직*preprostatic tissue*의 5개 구역으로 구분했다(그림 1-2). 즉, McNeal은 전립선을 임의적인 엽으로 구분하지 않고 각 구역이 접촉하는 전립선요도의 특정 부위에 따라 구역을 나누었으며, 각 구역은 서로 형태학적, 기능적, 병리학적으로 다르다(McNeal, 1972, 1988, 1990, 1997).

전부섬유근기질은 전체 전립선 용적의 약 30%를 차지하고, 전립선의 전부에 위치하며, 전립선피막, 전부장측근막*anterior visceral fascia*, 그리고 전전립선조임근의 앞부분과 연결된다. 전부섬유근기질은

방광경부에서는 내조임근*internal sphincter*과 방광근으로 연결되고, 첨부 쪽에서는 횡문요도조임근의 근위부와 연결되어 원위부 전립선요도의 앞쪽 부위를 따라 불완전한 조임근을 형성한다. 전부섬유근기질은 탄력소, 콜라겐*collagen*, 평활근, 횡문근으로 구성되어 있고 샘조직이 없으며, 이 부위를 암이 침범하는 경우는 드물다.

말초구역은 5구역 중 가장 큰 구역으로, 전립선 샘조직의 70%를 차지하며 전립선의 후부와 측부에 위치한다. 말초구역의 관들은 후조임근*postsphincteric* 전립선요도의 전체 부위에서 전립선동*prostatic sinus*으로 배출된다. 말초구역은 전립선암이 가장 많이 발생하는 부위로서 전립선암의 70%가 이곳에서 발생하며, 만성전립선염이 가장 많이 발생하는 부위이기도 하다.

중심구역은 전립선 샘조직의 25%를 차지하며, 사정관 주위를 둘러싸서 방광 기저부까지 원추 형태를 형성한다. 중심구역은 정구의 위쪽 끝부분에서만 요도와 접촉하게 되며, 중심구역의 관들은 사정관이 개구하는 부위의 주위로 원형을 이

루며 개구한다. 중심구역은 구조적, 면역조직학적으로 나머지 전립선 부위와는 다르며 오히려 정낭과 유사하여, 대부분의 전립선 부위는 비뇨생식동urogenital sinus으로부터 발생하는 반면, 중심구역은 중신관mesonephric duct, Wolffian duct으로부터 발생한다(McNeal, 1988; Narayan et al, 2000). 다른 구역에서 발생한 전립선암이 중심구역을 침범할수는 있지만, 중심구역에서 전립선암이 발생하는경우는 적어서 전체 전립선암의 1~5%만이 이곳에서 발생한다.

이행부위는 정상 전립선에서는 전립선 샘조직의 5~10%를 차지한다. 이행부위의 관들은 전립선요도의 근위부와 원위부가 만나는 부위에서 시작하여 전전립선조임근의 밑으로 지나가서 전전립선조임근의 측부와 후부에 위치한다. 섬유근대fibromuscular band가 이행부위를 나머지 샘조직으로부터 분리시켜주므로 경직장초음파촬영transrectal ultrasonography에서 구분이 가능하다. 대부분의 전립선비대증이 이행부위에서 발생하며, 비대된 선종이 섬유근대를 압박하여 형성된외과적 피막은 전립선비대증에서의 선종적출술enucleation 시 관찰할 수 있다. 전립선암의 20%가이행부위에서 발생한다.

전전립선 조직은 가장 작은 구역으로, 근위부 전립선요도를 둘러싸며, 샘조직과 비샘조직이 함께섞여 있는 복잡한 구조로 되어 있다. 평활근들이모여 원통 모양을 이루고 그 속에 작은 요도주위샘periurethral gland들이 존재하는데, 이 샘조직은 전립선 샘조직의 1% 미만을 차지한다. 사정 시 조임근으로 작용하여 사정액이 방광 내로 역행하는 것을 방지하는 역할을 하므로 전전립선 조직 혹은 전전립선조임근이라고 불린다.

3. 혈관과 림프관 분포

전립선의 혈관 분포를 보면, 동맥혈은 하방광동맥inferior vesical artery이 주 공급원이며, 그 외에 중직장동맥middle rectal artery과 내음부동맥internal pudendal artery이 공급을 한다. 하방광동맥은 정낭과 방광, 그리고 전립선의 기저부에 작은 분지를 형성한 후 요도동맥urethral artery과 피막동맥capsular artery으로 나뉜다. 요도동맥은 전립선과 방광 경계부의 후외측 부위(1~5시, 7~11시 방향)에서 전립선 내부로 들어가서 주로 방광경부와 요도주위샘에 혈액을 공급한다. 피막동맥은 전립선의 배측과복측으로 나뉘어 지나가면서 주로 전립선의 바깥부분에 혈액을 공급한다. 피막동맥의 대부분은 음경해면체신경과 함께 신경혈관다발을 형성하며, 전립선의 후외측으로 주행해서 골반의 비뇨생식가로막urogenital diaphragm에서 끝난다(그림 1-3).

또한 전립선 주위에는 부속 또는 이행 음부동맥accessory/aberrant pudendal artery들이 있을 수 있다. 이들은 내장골동맥internal iliac artery이나 외장골동맥external iliac artery 혹은 폐쇄동맥obturator artery 등에서 유래한다. 부속 또는 이행 음부동맥은 전체 남성 중 4~75%에서 나타나며, 음경해면체에 단독 또는 이중으로 혈액을 공급한다(Polascik et al, 1995; Droupy et al, 1999). 동맥혈의 음경해면체 공급에 주된 역할을 하는 혈관은, 골반수술 시 발기부전을 피하기 위해 보존하는 것이 중요하다(Rosen et al, 1990; Rogers et al, 2004; Secin et al, 2005; Mulhall et al, 2002). 부속 또는 이행 음부동맥은 외측 및 첨부의 2가지 유형으로 구분된다(Secin et al, 2005, 2007). 그중 외측lateral 부속 또는 이행 음부동맥들은 방광 및 전립선과 골반 외측벽 사이에 형성되는 고랑groove, 즉 근막성골반힘줄활

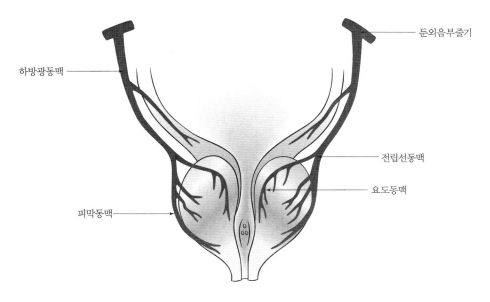

[그림 1-3] **전립선의 동맥혈관 분포**

하방광동맥

둔외음부줄기

전립선동맥

요도동맥

피막동맥

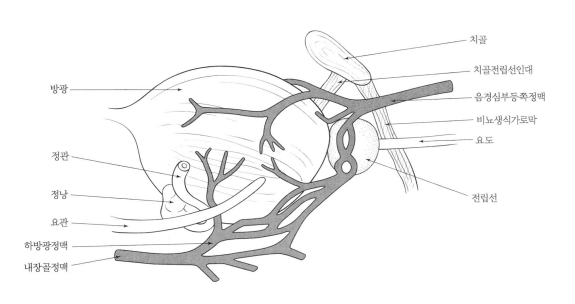

[그림 1-4] **전립선의 정맥혈관 분포**

방광

정관

정낭

요관

하방광정맥

내장골정맥

치골

치골전립선인대

음경심부등쪽정맥

비뇨생식가로막

요도

전립선

fascial tendinous arch of pelvis 부위를 따라 골반내근막 상부 또는 하부로 주행한다. 하방광동맥*inferior vesical artery*, 내장골동맥*internal iliac artery*에서 유래하는 경우는 골반내근막 상부로, 폐쇄동맥*obturator artery* 또는 외장골동맥*external iliac artery*에서 유래하는 경우에는 하부로 주행한다(Secin et al, 2005, 2007; Millin et al, 1947).

첨부 부속 음부동맥들*apical accessory pudendal arteries*은 치골방광인대/치골전립선인대*pubovesical/ puboprostatic ligament*의 하부와 측면, 전립선 첨부의 전외측*anterolateral* 근처에서 발견된다. 이들은 특징적으로 측면에서 나타나며, 인접해 있는 항문올림근을 관통하여 전립선 첨부를 연하여 지나가거나 때로는 전립선 첨부로 분지를 내지만, 최종적으로는 등쪽혈관복합체와 주행을 같이하면서 음경으로 가게 된다(Secin et al, 2005, 2007). 이들은 폐쇄동맥 또는 항문올림근 하부에 있는 음부동맥으로부터 분지하는 것으로 추정된다. 구경이 큰 첨부

부속 음부동맥들은 이상 음부동맥일 가능성이 있지만, 작은 것들은 음경해면체 혈액 공급 기여도가 매우 경미하다(Secin et al, 2007).

전립선의 정맥혈은 전립선정맥얼기를 이루고 방광정맥얼기 및 음경심부등쪽정맥*deep dorsal vein of penis*과 문합하여 Santorini 정맥얼기*Santorini plexus, dorsal vein complex*를 이룬 뒤 하방광정맥*inferior vesical vein*으로 배출된 다음 결국 내장골정맥*internal iliac vein*으로 배출된다(그림 1-4).

Santorini 정맥얼기는 전립선 및 요도 조임근의 복측에 위치하며, 간혹 하방광동맥*inferior vesical artery*으로부터 시작되는 작은 동맥들이 포함되어 있다(Benoit et al, 1999). 따라서 정확한 표현은 등쪽혈관 복합체*dorsal vascular complex*이다(Myers, 2002). 등쪽혈관복합체는 전립선 첨부의 원위부에서 조임근의 근막에 의해 요도조임근과 분리되어 있다(Graefen et al, 2006; Takenaka et al, 2005). 첨부에서, 치골방광인대/치골전립선인대에 의해 내

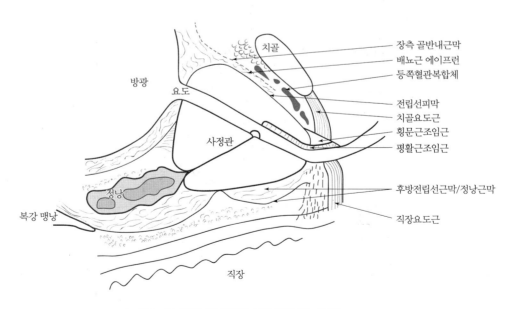

[그림 1-5] **전립선의 종단면과 전립선 주위 해부학**

측 및 외측 등쪽혈관복합체로 나뉘는 경우도 있다(Graefen et al, 2006; Myers & Villers, 2006). 등쪽혈관복합체는 장측 골반내근막*visceral endopelvic fascia*이나 배뇨근 에이프런*apron*에 의해 덮여 있다. 전립선-요도 접합부에는, 전립선과 등쪽혈관복합체 사이에 혈관이 없는 부위가 있어, 수술 시 중요한 표지점이 된다(그림 1-5)(Myers, 2002).

전립선의 림프관 분포를 보면, 주로 일차적으로 폐쇄림프절*obturator node*과 내장골림프절*internal iliac node*로 배출되며, 일부는 초기에 전천추림프절*presacral node*이나 외장골림프절*external iliac node*로 배출된다.

4. 신경 분포

전립선의 신경은 골반신경얼기*pelvic nerve plexus*로부터 나오는 신경가지로 이루어지는데, 골반신경얼기는 S2~4로부터 나오는 부교감신경과 T11~L2로부터 나오는 교감신경으로 구성된다. 교감신경은 대동맥 분지부에서 상하복신경얼기*superior hypogastric plexus*를 형성하고, 부교감신경은 S2~4로부터 나오는 골반장신경*pelvic splanchnic nerves*에서 유래한다. 두 신경은 하하복신경얼기*inferior hypogastric plexus*로 만난다. 전통적으로 하복신경은 교감신경, 즉 아드레날린성 신경섬유*adrenergic nerve fibers*이고 골반장신경은 부교감신경, 즉 콜린성 신경섬유*cholinergic nerve fibers*로 알려져 있지만, 최근 연구에 의하면 실제로는 두 종류의 섬유가 섞여 있는 것으로 알려지고 있다(그림 1-6).

따라서 하하복신경얼기와 골반신경얼기는 구분하기 어렵다. 또한 이 자율신경들은 항문올림근 상부에서 하복신경얼기와 만나고 항문올림근 중간에서 항문올림근을 관통하면서 체신경인 음부신경

*pudendal nerve*과 서로 교통한다. 그리고 원위부에서 등쪽신경*dorsal nerve*과 교통한다. 콜린성 섬유는 직장의 전면 및 전립선의 후부 및 후외측에 주로 분포하고, 아드레날린성 섬유는 전립선의 전외측에서 밀도가 높다. 근위부 정낭의 후측 및 외측에는 주로 자율신경섬유들이 위치하며, 대부분의 아드레날린성 섬유는 방광경부, 정낭, 정관 및 전립선에 분포한다. 콜린성 섬유 또한 같이 분포하면서 말단에서 발기조직에 다다르게 된다(Alsaid et al, 2011, 2009). 콜린성 섬유는 샘조직의 세엽*acini*에서 끝나게 되며 샘조직의 분비를 촉진하기도 한다.

최근에는 질소활성화신경*nitrergic nerve*이 주목받고 있다. 일산화질소합성효소*nitric oxide synthase* 양성신경이 쥐와 사람의 전립선에서 검출되었고, 개의 전립선에서도 일산화질소합성효소 양성 신경섬유가 전립선 기질 및 상피에서 확인되었다(Takeda et al, 1995; Hedlund et al, 1996). 일산화질소*nitric oxide*는 전립선기질의 자율신경의 조절물질

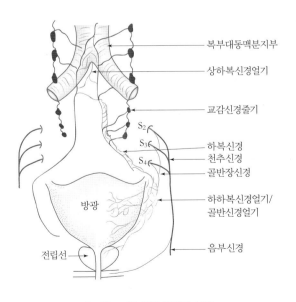

복부대동맥분지부

상하복신경얼기

교감신경줄기

S_2
S_3
S_4

하복신경
천추신경
골반장신경

하하복신경얼기/
골반신경얼기

음부신경

방광

전립선

[그림 1-6] 전립선 관련 신경

또는 공동전달체cotransmitter로 작용할 가능성이 있다(Ventura et al, 2002). 방광경부나 요도에서도 발현이 확인되어 하부요로증상에서 5형 포스포디에스테라아제억제제phosphodiesterase type 5 inhibitor 치료를 시도하는 이론적 배경이 된다(Dixon et al, 2000).

아드레날린성 섬유는 전립선피막과 기질의 평활근을 수축시키는 작용을 한다. α-차단제 또는 α-교감신경수용체차단제는 전전립선조임근, 피막, 기질내 평활근의 긴장도를 감소시켜 요도강을 확장하고 결국 요속을 증가시키게 되는데, 이는 전립선 비대증의 약물치료에서 α-차단제를 투여하는 근거가 된다(Furuya et al, 1982; Narayan et al, 2000). 전립선으로부터의 구심신경afferent neuron은 골반신경얼기를 통해 골반과 흉요추 부위의 척수 중추에 도달한다. 따라서 골반신경얼기에 국소마취제를 투여하면 전립선 부위를 마취할 수 있다.

5. 전립선의 인대와 근막
(1) 치골방광인대/치골전립선인대

전립선 근위부의 앞쪽은 외측 세로 방광근육에서 유래한 근섬유들로 덮여 있다. 이를 배뇨근 에이프런apron이라고 한다(Myers, 2001, 2002; Wimpissinger et al, 2003). 치골방광인대/치골전립선인대는 장측 골반내근막visceral endopelvic fascia의 좌우 양쪽에서 시작되어 치골에 고정되는 한 쌍의 섬유성 띠를 말한다(Myers, 2002; Takenaka et al, 2007; Walsh & Partin, 2006; Stolzenburg et al, 2007). 전립선, 요도 및 방광을 치골에 고정시키며, 요자제urinary continence 기전의 '완화(완충) 시스템'의 중요한 부분으로 생각된다(Steiner, 1994; Presti et al, 1990; Poore et al, 1998; Deliveliotis et al, 2002; Burnett & Mostwin, 1998). 어떤 저자들은 근치전립선절제술radical prostatectomy 동안 이 인대들을 보전하여 요자제의 조기 회복을 향상시킬 수 있다고 제안했지만 확정적 증거는 없다(그림 1-7)

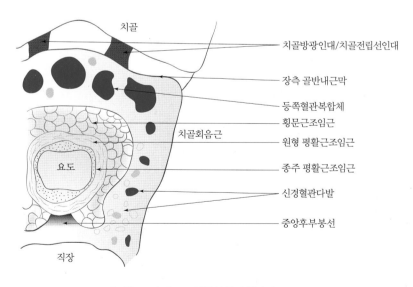

[그림 1-7] 요도조임근 부위의 횡단면

(Poore et al, 1998; Deliveliotis et al, 2002).

(2) 골반내근막

골반 장기들은 근막들로 덮여 있다(Walsh & Partin, 2006; Takenaka et al, 2005). 골반근막은 벽측*parietal* 아니면 장측*visceral* 골반근막으로 구분된다. 벽측 구성요소는 항문올림근의 내측면을 덮는 근막을 의미하며, 일부 저자들은 그것을 골반내근막*endopelvic fascia*이라고 한다(Wimpissinger et al, 2003; Myers & Villers, 2006). 또 다른 저자들은 벽측 골반내근막 및 장측 골반내근막 전부를 골반내근막이라고 간주한다(Tewari et al, 2007; Takenaka et al, 2005; Stolzenburg et al, 2008). 여기서는 벽측 골반내근막 *parietal endopelvic fascia* 및 장측 골반내근막*visceral endopelvic fascia*을 구별하기로 한다. 장측 골반내근막은 전립선, 방광 및 직장 등의 골반 조직을 덮고 있으며, 전부섬유근기질의 복측*ventral* 내측면에서 융합된다(그림 1-8)(Takenaka et al, 2005; Savera et al, 2006; Kiyoshima et al, 2004; Ayala et al, 1989).

전립선 및 방광의 외측 가장자리와 골반벽 경계를 따라 벽측 골반내근막 및 장측 골반내근막이 융합된다. 이 융합으로 선형으로 비후된 근막이 형성되는데 이를 근막성골반힘줄활*fascial tendinous arch of pelvis*이라 한다. 이것은 치골방광인대/치골전립선인대로부터 좌골결절*ischial tuberosity*까지 뻗어 있다. 후방으로는 융합되어 전립선 외측과 직장의 외측을 감싼다. 이 구조물 안쪽으로 신경과 혈관이 주로 위치한다. 어떤 수술자들은 수술 중에 이 융합부를 기준으로 내측이나 외측을 절개하여 전립선의 측면에 접근한다(Myers, 2001; Walsh & Partin, 2006; Myers & Villers, 2006). 일부 수술자들은 근치전립선절제술 시에 근막내박리*intrafascial dissection* 등을 통해 신경보존술을 시행하면서 골반내근막의 절개를 피함으로써 요자제의 조기 회복이나 수술 후 발기기능을 향상시킬 수 있다고 주장하지만, 논란이 있다(Takenaka et al, 2005; Stolzenburg et al, 2008; Gillitzer et al, 2009).

근막성골반힘줄활 외측을 절개하면 항문올림근

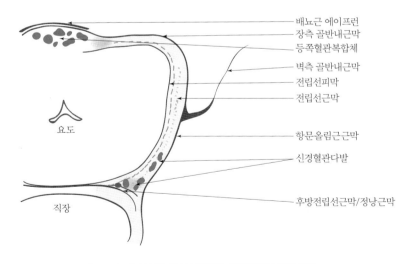

배뇨근 에이프런
장측 골반내근막
등쪽혈관복합체

벽측 골반내근막

전립선피막

전립선근막

요도

항문올림근근막

신경혈관다발

직장

후방전립선근막/정낭근막

[그림 1-8] 전립선 중간부의 횡단면과 전립선 주위의 근막

근막*levator ani muscle fascia*이 절개되며, 항문올림근의 근섬유가 노출된다. 이는 및 항문올림근근막이 전립선 쪽에 부착되어 박리된 상태이다(Myers, 2001; Walsh & Partin, 2006; Burnett & Mostwin, 1998; Costello et al, 2004). 근막성골반힘줄활 내측으로 절개해 들어가면 장측 골반내근막 안쪽으로 박리되고 결과적으로 근섬유 노출 없이 근막으로 덮인 항문올림근을 남기는 절개면, 즉 전립선근막 외측이 된다(Takenaka et al, 2005; Stolzenburg et al, 2008; Kessler et al, 2007).

(3) 전립선피막

전립선을 감싸는 구조물 중 가장 내측에 있는 구조물을 전립선피막이라고 한다. 엄밀히 말해서 전립선피막은 근막의 형태를 띠고 있지 않다(Kiyoshima et al, 2004; Ayala et al, 1989; McNeal, 1972). 전립선 기질과 유사한 형태의 평활근이 주로 포함된 조직으로 이루어져 있다. 외측으로 많은 혈관과 신경이 관통해 지나가며, 전립선의 앞쪽 면에서는 확인되지 않는다(Kiyoshima et al, 2004; Ayala et al, 1989; Takenaka et al, 2005).

(4) 전립선주위근막

전립선피막의 표층을 싸고 있는 근막은 측면골반근막*lateral pelvic fascia*, 전립선주위근막*periprostatic fascia*, *paraprostatic fascia*, 전립선근막*prostatic fascia* 등으로 불려왔다(Costello et al, 2004; Takenaka et al, 2005; Walsh & Partin, 2006; Myers & Villers, 2006; Stolzenburg et al, 2007; Tewari et al, 2004; Graefen et al, 2006; Budäus et al, 2009; Menon et al, 2005; Secin et al, 2007; Nielsen et al, 2008). 이 근막은 전립선피막 외층에 있는 별도의 단일한 층 구조가 아니다. 때로는 전립선을 감싼 불완전한 몇 겹의 층 형태로 정돈되어 있으며, 콜라겐 및 지방 조직 등으로 구성되어 있다(Savera et al, 2006; Kiyoshima et al, 2004). 그러나 이 구조물은 전립선의 부위에 따라 형태가 다르고 때로는 개인차도 있을 수 있다. 여기서는 편의상 전립선피막 표층의 모든 전립선근막이라는 의미에서 전립선주위근막*periprostatic fasica*으로 지칭하고, 전립선을 덮고 있는 위치에 따라 전면전립선주위근막*anterior periprostatic fascia*, 측면전립선주위근막*lateral periprostatic fascia*, 후방전립선근막*posterior prostatic fascia* 및 정낭근막*seminal vesicle fascia*(Denovilliers' fascia) 3부분으로 구분하기로 한다(그림 1-9).

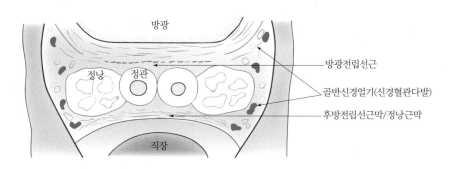

[그림 1-9] 정낭 부위의 횡단면

방광

방광전립선근

골반신경얼기(신경혈관다발)

후방전립선근막/정낭근막

정낭 정관

직장

전면전립선주위근막은 장측 골반내근막으로, 약 10시에서 11시 방향부터 1시에서 2시 방향까지 배뇨근 에이프런이나 등쪽혈관복합체가 덮고 있는 부위에서 전립선의 전부섬유근기질anterior fibromusclar stroma과 중앙에서 융합된다.

측면전립선주위근막의 표층에는 항문올림근근막이 있다. 전립선피막과 항문올림근근막 사이에서 전립선피막을 감싸는 조직을 전립선근막prostate fascia이라고 한다. 전립선근막은 불완전하지만 여러 겹의 형태로 전립선피막을 감싸는 경우도 있다(Menon et al 2007, Nielsen et al, 2008). 측면전립선주위근막은 항문올림근근막과 전립선근막으로 구성되며, 전립선의 앞면으로부터 후면 쪽으로 전립선을 감싸면서 세부 구조물 사이에 신경혈관다발을 포함하거나 융합한다(Takenaka et al, 2005; Costello et al, 2004; Kourambas et al, 1998). 전립선근막은 신경혈관다발 내측 전립선피막의 표층에 위치한다. 측면전립선주위근막의 구조는 개인차가 있으므로 현미경으로 보면 전립선피막은 있는데 전립선근막이 명쾌하지 않은 경우, 전립선근막이 전립선피막에 유착되어 있는 경우, 반대로 전립선피막이 전립선근막에 유착되어 있는 경우, 전립선근막이 두꺼우면서 전립선피막이 보이지 않는 경우 등 매우 다양하다(Walz et al, 2010). Kyoshima 등의 연구에 의하면, 52%에서 골반올림근근막과 전립선피막 사이에 유착이 없었다(Kiyoshima et al, 2004). 이 경우 전립선피막 외측 공간은 성긴 결합조직과 지방조직으로 구성되어 있었고(Graefen et al, 2006; Kiyoshima et al, 2004; Montorsi et al, 2005; Hong et al, 2003), 신경혈관다발은 특정 형태의 구조로 보이기보다는 전립선의 측면에 골고루 분포했다(Kiyoshima et al, 2004). 그러나 헤마톡실

린-에오신hematoxylin-eosin 염색으로 분석하여 전립선근막의 콜라겐 구조와 전립선피막의 평활근을 구분하지 않아 실질적으로는 전립선피막과 전립선근막을 구분하지 않고 두 구조물을 전립선피막으로 보았다는 제한점이 있다. 나머지 48%는 골반올림근근막이 전립선피막과 유착되어 있었으며, 두 구조물 사이에 성긴 결합조직 또한 발견되지 않았다(Kiyoshima et al, 2004). 그러나 이 경우에는 전립선의 후측면에서는 유착이 없고 신경혈관다발이 뚜렷하게 확인되었다(Kiyoshima et al, 2004; Ayala et al, 1989). 결국 이러한 보고들을 종합하면 육안적으로는 수술 중에 전립선피막과 전립선근막이 구분되지 않는 경우가 많고 전립선근막과 항문올림근근막, 그리고 신경혈관다발의 구조와 상호관계도 다양할 수 있어, 수술 시 박리 소견에 개인차가 존재하므로 이를 고려한 수술적 접근이 필요함을 알 수 있다.

전립선의 후면과 정낭은 후방전립선근막posterior prostatic fascia 및 정낭근막층으로 덮여 있다(Myers, 2001; Myers & Villers, 2006). 이 근막들은 태생기에 복막이 융합되어 생성되었다는 주장도 있고, 복막과 상관없이 복막 앞쪽에 생성된, 복막과 구분되는 구조물이라는 주장도 있다(Silver, 1956). 이러한 구조적 특성으로 인해 수술 시 직장과 후방전립선근막 및 정낭근막과 직장 사이에 안전한 절제면을 확보할 수 있다(Villers et al, 1993; Villers & Piechaud, 2008).

후방전립선근막 및 정낭근막은 복강 맹낭peritoneal cul-de-sac 하단부의 앞쪽에서 시작되어 전립선의 첨부까지 하방으로 연장하여 전립선요도접합부 중앙회음인대central perineal tendon와 연결된다(Myers & Villers, 2006; Villers et al, 1993). 이

는 콜라겐, 탄성섬유, 수많은 근섬유로 구성되어 있으며, 연약한 반투명층 형태부터 조밀한dense 홑겹으로 된 세포막에 이르기까지 다양하다(Lindsey et al, 2000). 후방전립선근막 및 정낭근막은 전립선 후면의 중앙에서 전립선피막과 유착되는 경우가 많다(Kiyoshima et al, 2004; Ayala et al, 1989; Villers et al, 1993). 전립선 후측 방면의 후방전립선근막 및 정낭근막은 전립선피막과 유착하지 않으며, 전립선피막과의 공간에는 성긴 조직과 지방 및 신경혈관다발이 존재한다(Kiyoshima et al, 2004; Kourambas et al, 1998; Villers et al, 1993).

6. 전립선근막과 신경혈관다발의 관계

전립선근막과 신경혈관다발의 관계에 대해서는 논란이 많다(Kourambas et al, 1998; Lindsey et al, 2000; van Ophoven et al, 1997). 몇몇 저자는 신경혈관다발이 전적으로 전립선피막과, 후방전립선근막 또는 정낭근막 중 하나 사이에 위치하며, 골반올림근근막의 측면이나 후방전립선근막 또는 정낭근막의 뒤쪽으로는 신경섬유가 발견되지 않는다고 했다(Kiyoshima et al, 2004; Ayala et al, 1989; Costello et al, 2004; Lepor et al, 1985; McNeal, 1988). 그러나 Kourambas 등은 이러한 견해에 의문을 제기했고, 후방전립선근막 또는 정낭근막이 실제로는 전립선의 횡단면axial view에서 관찰되는 H 형상의 근막 구조의 일부라고 주장했다(Kourambas et al, 1998). 'H'의 상방 가지는 좌우 측면 전립선주위근막으로 이어지고, 하방 가지는 직장주위근막pararectal fascia으로 이어진다. 'H'의 가운데 선은 후방전립선근막 또는 정낭근막이다. 이들 세 근막이 만나는 측면 모서리 교차지점에서는 후방전립선근막 또는 정낭근막이 명확하게 구분

되지 않는다. 후방전립선근막 또는 정낭근막의 외측은 중층 방사형 구조이며, 사이사이에 신경섬유가 발견된다(Kourambas et al, 1998). 이들 신경섬유는 후방전립선근막 또는 정낭근막의 앞뒤에 존재한다. 이러한 섬유층들은, 늘 명확히 관찰되는 것은 아니지만 신경혈관다발 구역을 형성하는 기능적 조직으로 생각된다(Costello et al, 2004). 즉, 후방전립선근막 또는 정낭근막이 외측에서 여러 겹으로 나뉘면서 신경혈관다발의 앞쪽과 뒤쪽으로 주행하게 되고, 골반올림근근막과 만나면서 삼각형의 구조물을 형성한다(Myers & Villers, 2006; Costello et al, 2004; Tewari et al, 2003; Kinugasa et al, 2006).

7. 신경혈관다발

남성에서 하하복신경얼기와 골반신경얼기는 발기, 사정, 요자제의 유지에 중요한 역할을 한다(Mauroy et al, 2003). 따라서 이들의 분포를 이해하는 것이 중요하다. 견고하게 얽혀 있는 신경망이 방광과 직장 사이에 위치하고 있으며, 이들의 가지는 방광과 방광경부의 외측으로 진행한다(Walsh & Donker, 1982; Costello et al, 2004; Baader & Herrmann, 2003; Tewari et al, 2006). 앞쪽 골반신경얼기 신경섬유들은 방광, 정낭, 전립선, 정관으로, 뒤쪽 하부섬유들은 음경해면체로 진행한다. 주로 방광경부, 정낭, 근위부 전립선의 외측에 분포하고 앞쪽에는 매우 적게 존재한다. 정낭의 후외측에도 신경이 분포하며 정낭의 말단을 근접해 지나간다(Lunacek et al, 2005; Schlegel & Walsh, 1987). 이 부위를 조심스럽게 박리하거나 정낭보존 근치전립선적출술을 시행하면 신경손상을 최소화하여 수술 후 요실금이나 발기부전을 감소시킬 수도 있다(Hollabaugh et al, 1998; John & Hauri, 2000;

2. 중심구역의 조직학

중심구역의 선은 크고 관강내융기intraluminal ridge 가 잘 발달되어 있다. 이 관들은 넓고, 세엽이 끝나기 전에 가지들이 많이 발달되어 있다. 기질은 빽빽하게 밀집되어 있고, 말초구역에 비해 평활근이 더 많다(그림 1-10).

상피세포의 세포질은 과립이 많고 색깔이 짙으며, 핵은 크기가 크고 기저막으로부터 다양한 위치에 존재한다. 또한 상피는 정낭의 상피와 유사하므로 중심구역은 중신관에서 기원한 것으로 생각된다(McNeal, 1988; Narayan et al, 2000).

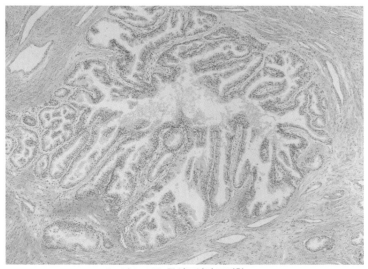

[그림 1-10] **중심구역의 조직학**

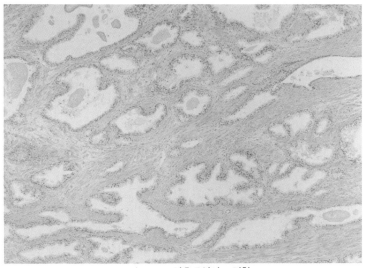

[그림 1-11] **말초구역의 조직학**

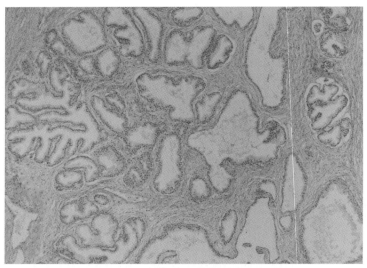

[그림 1-12] 말초구역과 이행부위의 경계 부위

3. 말초구역의 조직학

말초구역의 선은 작고 구형이며, 관강내융기가 그다지 발달되어 있지 않다. 이들의 관은 좁고 곧으며, 기질은 치밀하지 않다(그림 1-11). 상피세포의 세포질은 투명하고, 핵은 작고 색깔이 짙으며 기저막에 가까운 쪽에 균일하게 위치한다. 말초구역은 대부분의 전립선암이 발생하는 장소인데, 중심구역이나 이행부위에 비해 수분 함유량이 높으므로 컴퓨터단층촬영CT이나 자기공명영상MRI에서 비교적 쉽게 구분된다(Gevenois et al, 1990).

4. 이행부위의 조직학

이행부위의 선은 말초구역의 선과 매우 유사하지만 그 수가 적고, 기질은 말초구역에 비해 좀 더 치밀하다. 이들의 관은 가지들이 많이 발달되어 있다(그림 1-12).

Ⅲ 발생학

태생 2주에 요막allantois과 후장hindgut이 합쳐져 총배설강cloaca이 형성되고, 태생 4주경에는 요막과 후장 사이에서 발달하는 요직장중격urorectal septum에 의해 총배설강이 분리되기 시작한다. 태생 6주 말이 되면 요직장중격이 점점 성장하여 총배설강막cloacal membrane과 융합하게 되고, 총배설강과 총배설강막이 분리된다. 분리된 총배설강막의 배측은 항문막anal membrane이 되고, 복측은 비뇨생식막urogenital membrane이 되며, 총배설강의 배측은 항문직장관anorectal canal을, 복측은 원시비뇨생식동primitive urogenital sinus을 형성한다. 원시비뇨생식동의 가장 윗부분은 후에 방광을 형성하게 되고, 중간 부분인 골반부pelvic part는 전립선부와 막양부 요도를, 가장 아랫부분인 음경부phallic part는 음경부 요도를 형성한다(그림 1-13).

태생 8주에는 발생한 고환에서 안드로겐을 생산

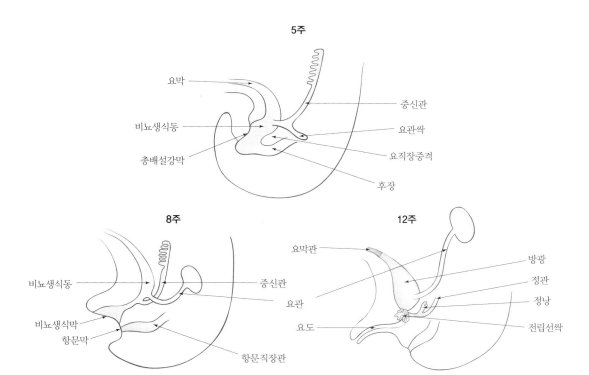

[그림 1-13] 비뇨생식동의 분화

하기 시작한다. Leydig 세포는 테스토스테론을 분비해서 중신관을 자극하여 정낭, 부고환, 정관, 사정관으로 분화시키게 되는데, 이러한 분화는 태생 13주까지 완성된다. Sertoli 세포는 밀러관억제물질*Müllerian-inhibiting substance*을 분비하여 밀러관*Müllerian duct*, *paramesonephric duct*의 발생을 억제한다.

태생 10주가 되면 비뇨생식동에 연관된 간엽조직이 디하이드로테스토스테론*dihydrotestosterone; DHT*에 반응을 시작하여 비뇨생식동에 가까운 요도상피의 성장*outgrowth*을 유도하고, 내배엽성 *endodermal* 비뇨생식동은 요도상피로부터 다수의 내배엽성 성장*endodermal outgrowth*, 즉 전립선싹 *prostatic bud*을 형성하기 시작한다. 함입된 내배엽

세포*invaginated endodermal cell*는 전립선의 샘상피 *glandular epithelium*로 분화하고, 간엽조직은 기질과 평활근섬유로 분화한다. 전립선에 대한 여러 해부학적 연구에 따르면 태생기 전립선관은 비뇨생식동의 복측, 외측, 배측 부위에서 형성된다(McNeal, 1968, 1978). 이러한 전립선싹이 주위의 밀러중배엽 *Müllerian mesoderm*으로 침투하면서 밀러중배엽은 전립선 소낭*utricle*을 형성하게 되고, 중신중배엽 *mesonephric mesoderm*은 사정관을 형성한다. 전립선싹은 전립선의 관을 형성하기 위하여 빠르게 길이가 길어지고 가지를 내고 관을 형성하여, 태생 11주 말에는 전엽, 중엽, 후엽 및 2개의 측엽의 5개 엽이 형성되기 시작하고, 태생 13주까지는 70개 정도의 전립선관이 존재하게 되며, 태생 16주 말에 이

러한 전립선관의 형성이 완료된다. 태생기에는 이러한 5개 엽이 서로 분리되어 별개의 구조를 형성하는데, 생후 2~5개월이 되면 엽들을 서로 나누어주는 격막이 소실되어 이러한 엽의 구분이 없어진다. 그러나 이 5개 엽들이 서로 섞이지는 않고 나란히 놓이게 된다.

출생 후 전립선은 사춘기에 가장 현저히 성장하게 되는데, 이때 전립선관은 광범위하게 가지를 내기 시작하고 말단부의 세엽 내에서 통로가 뚫리게 된다. 또한 세엽과 관의 상피세포가 섬모를 가진 원주세포ciliated columnar cell로 분화된다.

전립선의 대부분은 비뇨생식동의 상피와 간엽, 즉 중배엽으로부터 기원하는데, 사정관, 정구의 일부, 정관의 전립선 내 부분, 그리고 중심구역은 중신관으로부터 기원한다. 중심구역이 중신관으로부터 기원하는 이유는, 조직학적으로 중심구역은 정낭과 유사하며(McNeal, 1988; Narayan et al, 2000), 위액의 전효소proenzyme인 펩시노겐 II pepsinogen II가 중심구역과 정낭의 세포 내에는 존재하나 전립선의 다른 부위에는 존재하지 않기 때문이다(Reese et al, 1986). 이는 전립선 내 조직과 전립선 주위 조직의 발생학적 기원이 서로 다르다는 것을 의미하며, 이러한 발생학적인 차이점은 전립선의 부위에 따라 질병의 발생이 다른 점, 즉 전립선비대증은 주로 이행부위와 요도주위샘에서 발생하며, 전립선암은 주로 말초구역에서 발생하는 것을 설명해준다(Narayan et al, 2000).

전립선이 비뇨생식동으로부터 발생하는 과정에는 기질과 상피조직 사이의 밀접한 상호작용이 관여한다(Cunha, 1994; Verhoeven et al, 1992). 전립선의 발생에 관여하는 DHT는 전립선 내에 존재하는 5-α환원효소5alpha-reductase에 의해 테스토스테론으로부터 생성된다. 5-α환원효소에는 I형과 II형이 있다. I형은 피부와 성인의 두피에 존재하여 모발 형성에 관여하고, 전립선 내에서는 주로 전립선상피에 존재하며, 전립선 섬유근기질에는 소량이 존재한다. II형은 전립선 내의 주된 효소로서 주로 섬유근기질 내에 존재하며, 전립선 상피세포 중 기저세포에는 존재하지만 내강세포에는 존재하지 않는다(McConnell, 1995; Russell & Wilson, 1994; Silver et al, 1994).

DHT는 전립선 상피와 간엽 모두에서 생성되지만 상피에서 더 많은 양이 생성된다(Randall, 1994). 반면에 기질세포는 더 많은 양의 안드로겐수용체를 함유하며, 전립선 발생 동안에는 안드로겐수용체가 간엽 내에만 존재한다(Cunha et al, 1983a, 1983b). 따라서 DHT가 상피세포에서 생성되면 간엽세포의 핵에 존재하는 DHT 수용체로 확산되고, 간엽세포는 유도인자inductive factor를 생성하여 상피세포의 형태발생morphogenesis을 일으킨다. 이 과정에서 DHT에 의한 여러 성장인자들의 유도induction, 즉 표피성장인자epidermal growth factor; EGF, 각질세포성장인자keratinocyte growth factor; KGF(FGF-7), 인슐린유사성장인자insulin-like growth factor; IGF, 섬유모세포성장인자-10fibroblast growth factor-10; FGF-10, 전환성장인자-βtransforming growth factor-β; TGF-β, TGF-α 등의 유도가 일어나고, 여기에는 기질세포와 상피세포에 접촉하는 불용성 세포외기질 구성성분의 변화가 관여한다(Raghow et al, 1999; Thomson & Cunha, 1999).

이러한 스테로이드와 성장인자들의 작용을 포함하여 남성 생식계의 발생에 관여하는 과정들은 전립선의 발생에 중요할 뿐만 아니라 전립선의 병변 생성에도 관여한다. McNeal(1978)은, 전립선비대증은 성인 전립선 기질 내의 휴지기 상태에서 태생기의 성장잠재력dormant embryonic growth potential이 재각성reawakening하여 발생하며, 전립선 내 요도주위에 있는 기질 성분의 증식이 상피세포의 내성장ingrowth을 자극하여 양성 성장을 일으킨다는 기전을 제시했다. 그 후 Cunha 등(1983a, 1983b,

1994)과 Chung 등(1984)은 태생비뇨생식기간엽embryonic urogenital mesenchyme과 성체 전립선 조직의 키메라조직이식chimeric tissue implant을 이용한 동물실험에서 태아간엽fetal mesenchyme이 성체비뇨생식기세포urogenital cell의 분화와 성장을 유발할 수 있음을 증명했다.

참고문헌

Abrahamsson PA, Lilja H. Partial characterization of a thyroid-stimulating hormone-like peptide in neuroendocrine cells of the human prostate gland. Prostate 1989;14:71-81.

Abrahamsson PA. Neuroendocrine cells in tumour growth of the prostate. Endocr Relat Cancer 1999;6:503-19.

Alsaid B, Bessede T, Karam I, Abd-Alsamad I, Uhl JF, Benoît G, Droupy S, Delmas V. Coexistence of adrenergic and cholinergic nerves in the inferior hypogastric plexus: anatomical and immunohistochemical study with 3D reconstruction in human male fetus. J Anat 2009;214:645-54.

Alsaid B, Moszkowicz D, Peschaud F, Bessede T, Zaitouna M, Karam I, Droupy S, Benoit G. Autonomic-somatic communications in the human pelvis: computer-assisted anatomic dissection in male and female fetuses. J Anat 2011;219:565-73.

Ayala AG, Ro JY, Babaian R, Troncoso P, Grignon DJ. The prostatic capsule: does it exist? Its importance in the staging and treatment of prostatic carcinoma. Am J Surg Pathol 1989;13:21-7.

Baader B, Herrmann M. Topography of the pelvic autonomic nervous system and its potential impact on surgical intervention in the pelvis. Clin Anat 2003;16:119-30.

Benoit G, Droupy S, Quillard J, Paradis V, Giuliano F. Supra and infralevator neurovascular pathways to the penile corpora cavernosa. J Anat 1999;195:605-15.

Bonkhoff H, Wernert N, Dhom G, Remberger K. Relation of endocrine-paracrine cells to cell proliferation in normal, hyperplastic, and neoplastic human prostate. Prostate 1991;19:91-8.

Budäus L, Isbarn H, Schlomm T, Heinzer H, Haese A, Steuber T, et al. Current technique of open intra-fascial nerve-sparing retropubic prostatectomy. Eur Urol 2009;56:317-24.

Burnett AL, Mostwin JL. In situ anatomical study of the male urethral sphincteric complex: relevance to continence preservation following major pelvic surgery. J Urol 1998;160:1301-6.

Choi N, Zhang B, Zhang L, Ittmann M, Xin L. Adult murine prostate basal and luminal cells are self-sustained lineages that can both serve as targets for prostate cancer initiation. Cancer Cell 2012;21:253-65.

Chung LW, Matsuura J, Runner MN. Tissue interactions and prostatic growth. I. Induction of adult mouse prostatic hyperplasia by fetal urogenital sinus implants. Biol Reprod 1984a;31:155-63.

Costello AJ, Brooks M, Cole OJ. Anatomical studies of the neurovascular bundle and cavernosal nerves. BJU Int 2004;94:1071-6.

Cunha GR, Chung LW, Shannon JM, Taguchi O, Fujii H. Hormone-induced morphogenesis and growth: role of mesenchymal-epithelial interactions. Recent Prog Horm Res 1983a;39:559-98.

Cunha GR, Fujii H, Neubauer BL, Shannon JM, Sawyer L, Reese BA. Epithelial-mesenchymal interactions in prostatic development. I. Morphological observations of prostatic induction by urogenital sinus mesenchyme in epithelium of the adult rodent urinary bladder. J Cell Biol 1983b;96:1662−70.

Cunha GR. Role of mesenchymal−epithelial inter-actions in normal and abnormal development of the mammary gland and prostate. Cancer 1994;74 (Suppl 3):1030−44.

Daneshmand S, Dorff TB, Quek ML, Cai J, Pike MC, Nichols PW, et al. Ethnic differences in neuro-endocrine cell expressionin normal human prostatic tissue. Urology 2005;65:1008−12.

Deliveliotis C, Protogerou V, Alargof E, Varkarakis J. Radical prostatectomy: bladder neck preservation and puboprostatic ligament sparing−effects on continence and positive margins. Urology 2002;60: 855−8.

Di Sant'Agnese PA. Neuroendocrine differentiation in human prostatic carcinoma. Human Pathol 1992;23: 287−96.

Dixon JS, Jen PY, Gosling JA. The distribution of vesicular acetylcholine transporter in the human male genitourinary organs and its co−localization with neuropeptide Y and nitric oxide synthase. Neurourol Urodyn 2000;19:185−94.

Dorschner W, Biesold M, Schmidt F, Stolzenburg JU. The dispute about the external sphincter and the urogenital diaphragm. J Urol 1999;162:1942−5.

Dorschner W, Stolzenburg JU, Dieterich F. A new theory of micturition and urinary continence based on histomorphological studies. 2. The musculus sphincter vesicae: continence or sexual function? Urol Int 1994;52:154−8.

Dorschner W, Stolzenburg JU, Neuhaus J. Anatomic principles of urinary incontinence [in German]. Urologe A 2001;40:223−33.

Droupy S, Hessel A, Benoit G, Blanchet P, Jardin A, Giuliano F. Assessment of the functional role of accessory pudendal arteries in erection by transrectal color Doppler ultrasound. J Urol 1999;162:1987−91.

Eichelberg C, Erbersdobler A, Michl U, Schlomm T, Salomon G, Graefen M, et al. Nerve distribution along the prostatic capsule. Eur Urol 2007;51:105−11, discussion 110−1.

Epstein JI. Non−neoplastic diseases of the prostate. In: Bostwick DG, Eble JN, editors. Urologic surgical pathology. St. Louis: Mosby 1997;307−40.

Evans GS, Chandler JA. Cell proliferation studies in the rat prostate. II. The effects of castration and androgen−induced regeneration upon basal and secretory cell proliferation. Prostate 1987;11:339−51.

Exintaris B, Klemm MF, Lang RJ. Spontaneous slow wave and contractile activity of the guinea pig pro-state. J Urol 2002;168:315−22.

Franks LM. Benign nodular hyperplasia of the prostate: a review. Ann R Coll Surg 1954;14:92−106.

Furuya S, Kumamoto Y, Yokoyama E, Tsukamoto T, Izumi T, Abiko Y. Alpha−adrenergic activity and urethral pressure in prostatic zone in benign prostatic hypertrophy. J Urol 1982;128:836−9.

Ganzer R, Blana A, Gaumann A, Stolzenburg JU, Rabenalt R, Bach T, et al. Topographical anatomy of periprostatic and capsular nerves: quantification and computerised planimetry. Eur Urol 2008;54:353−61.

Garraway IP, Sun W, Tran CP, Perner S, Zhang B, Goldstein AS, et al. Human prostate sphere−forming cells represent a subset of basal epithelial cells capable of glandular regeneration in vivo. Prostate 2010;70: 491−501.

Germann M, Wetterwald A, Guzman−Ramirez N, van der Pluijm G, Culig Z, Cecchini MG, et al. Stem−like cells with luminal progenitor phenotype survive castration in human prostate cancer. Stem Cells 2012;30:1076−86.

Gevaert T, Lerut E, Joniau S, Franken J, Roskams T, De Ridder D. Characterization of subepithelial interstitial cells in normal and pathological human prostate. Histopathology. 2014. doi: 10.1111/his. 12402.

Gevenois PA, Salmon I, Stallenberg B, van Sinoy ML, van Regemorter G, Struyven J. Magnetic resonance imaging of the normal prostate at 1.5 T. Br J Radiol 1990;63:101−7.

Gillitzer R, Thuroff JW, Neisius A, Wollner J, Hampel C. Robot assisted ascending−descending laparoscopic nerve−sparing prostatectomy. BJU Int 2009;104: 128−53.

Goldstein AS, Huang J, Guo C, Garraway IP, Witte ON. Identification of a cell of origin for human prostate cancer. Science 2010;329:568−71.

Graefen M, Walz J, Huland H. Open retropubic nerve−sparing radical prostatectomy. Eur Urol 2006;49:38−48.

Gurel B, Iwata T, Koh CM, Jenkins RB, Lan F, Van Dang C, et al. Nuclear MYC protein overexpression is an early alteration in human prostate carcinogenesis. Mod Pathol 2008;21:1156–67.

Hedlund P, Larsson B, Alm P, Andersson KE. Nitric oxide synthase−containing nerves and ganglia in the dog prostate: a comparison with other transmitters. Histochem J 1996;28:635–42.

Hollabaugh RS Jr., Dmochowski RR, Kneib TG, Steiner MS. Preservation of putative continence nerves during radical retropubic prostatectomy leads to more rapid return of urinary continence. Urology 1998;51:960–7.

Hong H, Koch MO, Foster RS, Bihrle R, Gardner TA, Fyffe J, et al. Anatomic distribution of periprostatic adipose tissue: a mapping study of 100 radical prostatectomy specimens. Cancer 2003;97:1639–43.

Iwata T, Schultz D, Hicks J, Hubbard GK, Mutton LN, Lotan TL, et al. MYC overexpression induces prostatic intraepithelial neoplasia and loss of Nkx3.1 in mouse luminal epithelial cells. PLoS One 2010;5:e9427.

Jepsen JV, Bruskewitz RC. Should the seminal vesicles be resected during radical prostatectomy? Urology 1998;51:12–8.

John H, Hauri D. Seminal vesicle−sparing radical prostatectomy: a novel concept to restore early urinary continence. Urology 2000;55:820–4.

Kaiho Y, Nakagawa H, Saito H, Ito A, Ishidoya S, Saito S, et al. Nerves at the ventral prostatic capsule contribute to erectile function: initial electro-physiological assessment in humans. Eur Urol 2009;55:148–55.

Karam I, Droupy S, Abd−Alsamad I, Korbage A, Uhl JF, Benoît G, et al. The precise location and nature of the nerves to the male human urethra: histological and immunohistochemical studies with three−dimensional reconstruction. Eur Urol 2005;48:858–64.

Kessler TM, Burkhard FC, Studer UE. Nerve−sparing open radical retropubic prostatectomy. Eur Urol 2007;51:90–7.

Kinugasa Y, Murakami G, Uchimoto K, Takenaka A, Yajima T, Sugihara K. Operating behind Denonvilliers' fascia for reliable preservation of urogenital autonomic nerves in total mesorectal excision: a histologic study using cadaveric specimens, including a surgical experiment using fresh cadaveric models. Dis Colon Rectum 2006;49:1024–32.

Kiyoshima K, Yokomizo A, Yoshida T, Tomita K, Yonemasu H, Nakamura M, et al. Anatomical features of periprostatic tissue and its surroundings: a histological analysis of 79 radical retropubic prostatectomy specimens. Jpn J Clin Oncol 2004;34:463–8.

Korsten H, Ziel−van der Made A, Ma X, van der Kwast T, Trapman J. Accumulating progenitor cells in the luminal epithelial cell layer are candidate tumor initiating cells in a Pten knockout mouse prostate cancer model. PLoS One 2009;4:e5662.

Kourambas J, Angus DG, Hosking P, Chou ST. A histological study of Denonvilliers' fascia and its relationship to the neurovascular bundle. Br J Urol 1998;82:408–10.

Lawson DA, Zong Y, Memarzadeh S, Xin L, Huang J, Witte ON. Basal epithelial stem cells are efficient targets for prostate cancer initiation. Proc Natl Acad Sci USA 2010;107:2610–5.

Lee SE, Byun SS, Lee HJ, Song SH, Chang IH, Kim YJ, et al. Impact of variations in prostatic apex shape on early recovery of urinary continence after radical retropubic prostatectomy. Urology 2006;68:137–41.

Lepor H, Gregerman M, Crosby R, Mostofi FK, Walsh PC. Precise localization of the autonomic nerves from the pelvic plexus to the corpora cavernosa: a detailed anatomical study of the adult male pelvis. J Urol 1985;133:207–12.

Lindsey I, Guy RJ, Warren BF, Mortensen NJ. Anatomy of Denonvilliers' fascia and pelvic nerves, impotence, and implications for the colorectal surgeon. Br J Surg 2000;87:1288–99.

Lowsley OS. The development of the human prostate gland with reference to the development of other structures at the neck of the urinary bladder. Am J Anat 1912;13:299–346.

Lunacek A, Schwentner C, Fritsch H, Bartsch G, Strasser H. Anatomical radical retropubic prostatectomy: 'curtain dissection' of the neurovascular bundle. BJU Int 2005;95:1226–31.

Maitland NJ, Frame FM, Polson ES, Lewis JL, Collins AT. Prostate cancer stem cells: do they have a basal or luminal phenotype? Horm Cancer 2011;2:47−61.

Mauroy B, Demondion X, Drizenko A, Goullet E, Bonnal JL, Biserte J, et al. The inferior hypogastric plexus (pelvic plexus): its importance in neural preservation techniques. Surg Radiol Anat 2003;25: 6−15.

McConnell JD. Prostatic growth: new insights into hormonal regulation. Br J Urol 1995;76(Suppl 1):5−10.

McNeal JE. Normal histology of the prostate. Am J Surg Pathol 1988;12:619−33.

McNeal JE. Origin and evolution of benign prostatic enlargement. Invest Urol 1978;15:340−5.

McNeal JE. Pathology of benign prostatic hyperplasia: insight into etiology. Urol Clin North Am 1990;17: 477−86.

McNeal JE. Prostate. In: Sternberg SS, editor. Histology for pathologists. 2nd ed. Philadelphia: Lippincott−Raven 1997;997−1017.

McNeal JE. Regional morphology and pathology of the prostate. Am J Clin Pathol 1968;49:347−57.

McNeal JE. The prostate and prostatic urethra: a morphologic synthesis. J Urol 1972;107:1008−16.

Menon M, Kaul S, Bhandari A, Shrivastava A, Tewari A, Hemal A. Potency following robotic radical prostatectomy: a questionnaire based analysis of outcomes after conventional nerve sparing and prostatic fascia sparing techniques. J Urol 2005;174:2291−6, discussion 2296.

Menon M, Shrivastava A, Kaul S, Badani KK, Fumo M, Bhandari M, et al. Vattikuti Institute prostatectomy: contemporary technique and analysis of results. Eur Urol 2007;51:648−58, discussion 657−8.

Merk FB, Ofner P, Kwan PW, Leav I, Vena RL. Ultra−structural and biochemical expressions of divergent differentiation in prostates of castrated dogs treated with estrogen and androgen. Lab Invest 1982;47:437−50.

Millin T. Retropubic Urinary Surgery. Edinburgh, UK: E & S Livingstone; 1947;46.

Montorsi F, Salonia A, Suardi N, Gallina A, Zanni G, Briganti A, et al. Improving the preservation of the urethral sphincter and neurovascular bundles during open radical retropubic prostatectomy. Eur Urol 2005;48:938−45.

Mulhall JP, Slovick R, Hotaling J, Aviv N, Valenzuela R, Waters WB, et al. Erectile dysfunction after radical prostatectomy: hemodynamic profiles and their correlation with the recovery of erectile function. J Urol 2002;167:1371−5.

Myers RP, Villers A. Anatomic considerations in radical prostatectomy. In: Kirby RS, Partin AW, Feneley M, Parsons JK, editors. Prostate Cancer; Principles and Practice, Vol 1. Abingdon, UK: Taylor & Francis; 2006;701−13.

Myers RP. Detrusor apron, associated vascular plexus, and avascular plane: relevance to radical retropubic prostatectomy−anatomic and surgical commentary. Urology 2002;59:472−9.

Myers RP. Male urethral sphincteric anatomy and radical prostatectomy. Urol Clin North Am 1991;18: 211−27.

Myers RP. Practical surgical anatomy for radical prostatectomy. Urol Clin North Am 2001;28:473−90.

Narayan P, Patel M, Rice L, Furman J. Anatomy, biochemistry, and endocrinology: molecular biology, endocrinology, and physiology of the prostate and male accessory sex glands. In: Narayan P, editor. Benign prostatic hyperplasia. London: Churchill Livingstone; 2000;3−42.

Nguyen DT, Dey A, Lang RJ, Ventura S, Exintaris B. Contractility and pacemaker cells in the prostate gland. J Urol 2011;185:347−351

Nielsen ME, Schaeffer EM, Marschke P, Walsh PC. High anterior release of the levator fascia improves sexual function following open radical retropubic prostatectomy. J Urol 2008;180:2557−64, discussion 2564.

Oldridge EE, Pellacani D, Collins AT, Maitland NJ. Prostate cancer stem cells: are they androgen−responsive? Mol Cell Endocrinol 2011;360:14−24.

Partin AW, Rodriguez R. The molecular biology, endocrinology, and physiology of the prostate and seminal vesicles. In: Walsh PC, Retik AB, Vaughan ED Jr, Wein AJ, editors. Campbell's urology. 8th ed. Philadelphia: Saunders; 2002;1237−96.

Polascik TJ, Walsh PC. Radical retropubic prostatectomy: the influence of accessory pudendal arteries on the recovery of sexual function. J Urol 1995;154:150−2.

Poore RE, McCullough DL, Jarow JP. Puboprostatic ligament sparing improves urinary continence after radical retropubic prostatectomy. Urology 1998;51: 67–72.

Presti JC Jr., Schmidt RA, Narayan PA, Carroll PR, Tanagho EA. Pathophysiology of urinary incontinence after radical prostatectomy. J Urol 1990; 143:975–8.

Raghow S, Shapiro E, Steiner MS. Immunohisto-chemical localization of transforming growth factor–α and transforming growth factor–β during early human fetal prostate development. J Urol 1999;162:509–13.

Randall VA. Role of 5α–reductase in health and disease. Baillieres Clin Endocrinol Metab 1994;8: 405–31.

Reese JH, McNeal JE, Redwine EA, Samloff IM, Stamey TA. Differential distribution of pepsinogen II between the zones of the human prostate and the seminal vesicle. J Urol 1986;136:1148–52.

Rittmaster RS. Finasteride. N Engl J Med 1994;330: 120–5.

Rogers CG, Trock BP, Walsh PC. Preservation of accessory pudendal arteries during radical retropubic prostatectomy: surgical technique and results. Urology 2004;64:148–51.

Rosen MP, Greenfield AJ, Walker TG, Grant P, Guben JK, Dubrow J, et al. Arteriogenic impotence: findings in 195 impotent men examined with selective internal pudendal angiography. Young Investigator's Award. Radiology 1990;174:1043–8.

Russell DW, Wilson JD. Steroid 5α–reductase: two genes/two enzymes. Annu Rev Biochem 1994;63: 25–61.

Salido M, Vilches J, Lopez A. Neuropeptides bombesin and calcitonin induce resistance to etoposide induced apoptosis in prostate cancer cell lines. Histol Histopathol 2000;15:729–38.

Savera AT, Kaul S, Badani K, Stark AT, Shah NL, Menon M. Robotic radical prostatectomy with the 'veil of Aphrodite' technique:histologic evidence of enhanced nerve sparing. Eur Urol 2006;49:1065–74, discussion 1073–4.

Schlegel PN, Walsh PC. Neuroanatomical approach to radical cystoprostatectomy with preservation of sexual function. J Urol 1987;138:1402–6.

Secin FP, Karanikolas N, Touijer AK, Salamanca JI, Vickers AJ, Guillonneau B. Anatomy of accessory pudendal arteries in laparoscopic radical prostatectomy. J Urol 2005;174:523–6, discussion 526.

Secin FP, Serio A, Bianco FJ Jr., Karanikolas NT, Kuroiwa K, Vickers A, et al. Preoperative and intraoperative risk factors for side–specific positive surgical margins in laparoscopic radical prostatectomy for prostate cancer. Eur Urol 2007;51:764–71.

Secin FP, Touijer K, Mulhall J, Guillonneau B. Anatomy and preservation of accessory pudendal arteries in laparoscopic radical prostatectomy. Eur Urol 2007;51:1229–35.

Shafik A, Shafik I, el–Sibai O. Identification of c–kit positive cells in the human prostate: the interstitial cells of Cajal. Arch Androl 2005;51:345–51.

Sievert KD, Hennenlotter J, Laible I, Amend B, Schilling D, Anastasiadis A, et al. The periprostatic autonomic nerves–bundle or layer? Eur Urol 2008; 54:1109–16.

Silver PH. The role of the peritoneum in the formation of the septum recto–vesicale. J Anat 1956;90:538–46.

Silver RI, Wiley EL, Thigpen AE, Guileyardo JM, McConnell JD, Russell DW. Cell type specific expression of steroid 5α–reductase 2. J Urol 1994; 152:438–42.

Steiner MS. Continence–preserving anatomic radical retropubic prostatectomy. Urology 2000;55:427–35.

Steiner MS. The puboprostatic ligament and the male urethral suspensory mechanism: an anatomic study. Urology 1994;44:530–4.

Stolzenburg JU, Rabenalt R, Do M, Schwalenberg T, Winkler M, Dietel A, et al. Intrafascial nerve–sparing endoscopic extraperitoneal radical pro-statectomy. Eur Urol 2008;53:931–40.

Stolzenburg JU, Schwalenberg T, Horn LC, Neuhaus J, Constantinides C, Liatsikos EN. Anatomical landmarks of radical prostatectomy. Eur Urol 2007; 51:629–39.

Takeda M, Tang R, Shapiro E, Burnett AL, Lepor H. Effects of nitric oxide on human and canine prostates. Urology 1995;45:440–6.

Takenaka A, Hara R, Soga H, Murakami G, Fujisawa M. A novel technique for approaching the endopelvic fascia in retropubic radical prostatectomy, based on an anatomical study of fixed and fresh cadavers. BJU

Int 2005;95:766−71.

Takenaka A, Murakami G, Matsubara A, Han SH, Fujisawa M. Variation in course of cavernous nerve with special reference to details of topographic relationships near prostatic apex: histologic study using male cadavers. Urology 2005;65:136−42.

Takenaka A, Murakami G, Soga H, Han SH, Arai Y, Fujisawa M. Anatomical analysis of the neurovascular bundle supplying penile cavernous tissue to ensure a reliable nerve graft after radical prostatectomy. J Urol 2004;172:1032−5.

Takenaka A, Tewari AK, Leung RA, Bigelow K, El−Tabey N, Murakami G, et al. Preservation of the puboprostatic collar and puboperineoplasty for early recovery of urinary continence after robotic prostatectomy: anatomic basis and preliminary outcomes. Eur Urol 2007;51:433−40, discussion 440.

Terry S, Beltran H. The Many Faces of Neuroendocrine Differentiation in Prostate Cancer Progression. Front Oncol 201425;4:60.

Tewari A, Peabody JO, Fischer M, Sarle R, Vallancien G, Delmas V, et al. An operative and anatomic sudy to help in nerve sparing during laparoscopic and robotic adical prostatectomy. Eur Urol 2003;43:444−54.

Tewari A, Takenaka A, Mtui E, Horninger W, Peschel R, Bartsch G, et al. The proximal neurovascular plate and the trizonal neural architecture around the prostate gland: importance in the athermal robotic technique of nerve−sparing prostatectomy. BJU Int 2006;98:314−23.

Tewari AK, Bigelow K, Rao S, Takenaka A, El−Tabi N, Te A, et al. Anatomic restoration technique of continence mechanism and preservation of pubo-prostatic collar: a novel modification to achieve early urinary continence in men undergoing robotic prostatectomy. Urology 2007;69:726−31.

Thomson AA, Cunha GR. Prostatic growth and development are regulated by FGF−10. Development 1999;126:3693−701.

Van der Aa F, Roskams T, Blyweert W, De Ridder D. Interstitial cells in the human prostate: a new therapeutic target? Prostate 2003;56:250−5.

van Ophoven A, Roth S. The anatomy and em-bryological origins of the fascia of Denonvilliers: a medico−historical debate. J Urol 1997;157:3−9.

Ventura S, Pennefather J, Mitchelson F. Cholinergic innervation and function in the prostate gland. Pharmacol Ther 2002;94:93−112.

Verhoeven G, Swinnen K, Cailleau J, Deboel L, Rombauts L, Heyns W. The role of cell−cell inter-actions in androgen action. J Steroid Biochem Mol Biol 1992;41:487−94.

Villers A, McNeal JE, Freiha FS, Boccon−Gibod L, Stamey TA. Invasion of Denonvilliers' fascia in radical prostatectomy specimens. J Urol 1993;149:793−8.

Villers A, Piechaud T. Surgical anatomy of the prostate for radical prostatectomy. In: John H, Wiklund P, editors. Robotic Urology. New York, NY: Springer Berlin Heidelberg; 2008.

Walsh PC, Donker PJ. Impotence following radical prostatectomy: insight into etiology and prevention. J Urol 1982;128:492−7.

Walsh PC, Lepor H, Eggleston JC. Radical pro-statectomy with preservation of sexual function: anatomical and pathological considerations. Prostate 1983;4:473−85.

Walsh PC, Marschke P, Ricker D, Burnett AL. Use of intraoperative video documentation to improve sexual function after radical retropubic prostatectomy. Urology 2000;55:62−7.

Walsh PC, Partin AW. Anatomic radical retropubic prostatectomy. In: Wein AJ, Kavoussi LR, Peters CA, Novick AC, Partin AW, editors. Campbell−Walsh urology, Vol 3. Philadelphia, PA: Elsevier Health Sciences; 2006;2956−78.

Walz J, Burnett AL, Costello AJ, Eastham JA, Graefen M, Guillonneau B, et al. A critical analysis of the current knowledge of surgical anatomy related to optimization of cancer control and preservation of continence and erection in candidates for radical prostatectomy. Eur Urol 2010;57(2):179−92.

Wang S, Garcia AJ, Wu M, Lawson DA, Witte ON, Wu H. Pten deletion leads to the expansion of a prostatic stem/progenitor cell subpopulation and tumor initiation. Proc Natl Acad Sci USA 2006;103:1480−5.

Wang X, Kruithof−de Julio M, Economides KD, Walker D, Yu H, Halili MV, et al. A luminal epithelial stem cell that is a cell of origin for prostate cancer. Nature 2009;461:495–500.

Wimpissinger TF, Tschabitscher M, Feichtinger H, Stackl W. Surgical anatomy of the puboprostatic complex with special reference to radical perineal prostatectomy. BJU Int 2003;92:681–4.

Xing N, Qian J, Bostwick D, Bergstralh E, Young CY. Neuroendocrine cells in human prostate over-express the anti-apoptosis protein survivin. Prostate 2001;48:7–15.

제 2 장

전립선의 분자생물학

곽철

전립선의 성장과 분화, 항상성에 있어 주로 테스토스테론*testosterone*과 같은 안드로겐*androgen* 호르몬이 중심적 역할을 하는 것은 잘 알려진 사실이다. 하지만 안드로겐만으로는 전립선의 생리에 대해 전반적으로 설명하기가 불가능하다. 이 장에서는 전립선의 발달, 성장과 생리적 항상성 조절에 관여하는 분자생물학적 기전들에 대해 알아보고자 한다.

I 전립선 세포의 종류

사람의 전립선은 크게 기질세포*stromal cell*와 상피세포*epithelial cell*로 이루어져 있다. 상피세포는 기저세포*basal cell*, 중간세포*intermediate cell*, 신경내분비세포*neuroendocrine cell*와 내강분비세포*luminal secretory cell*들로 구성되어 있고, 전립선의 기본 구

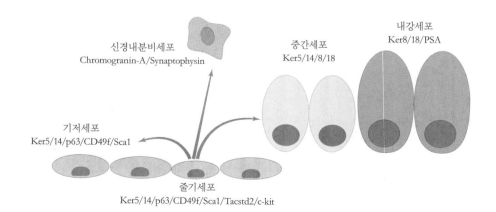

[그림 2-1] **전립선 상피세포 분화의 이론적 모형**

Data from Berman DM, Rodriquez R, Veltri RW. Development, molecular biology, and physiology of the prostate. In: Kavoussi LR, Novick AC, Partin AW, Peter CA, editors. Campbell-Walsh urology. 10th ed. Philadelphia: Saunders; 2012;2538.

조를 지탱하는 역할을 하는 기질세포는 결합조직 connective tissue, 평활근세포smooth muscle cell와 섬유모세포fibroblast로 이루어져 있다. 전립선의 상피세포들은 줄기세포에서부터 완전히 분화된 형태의 세포로 끊임없이 분화하며 재생한다고 알려져 있다(그림 2-1). 신경내분비세포, 기저세포, 내강분비세포들이 Trop2를 발현하는 전립선 상피줄기세포 전구체prostate epithelial stem cell precursor로부터 분화할 수 있다(Goldstein et al, 2008).

내강분비세포는 전립선의 '일꾼' 역할을 하며, 전립선특이항원prostate specific antigen; PSA, 산성인산분해효소acid phosphatase, 안드로겐수용체 androgen receptor; AR, 류신아미노펩티드분해효소 leucine aminopeptidase, 15-lipoxygenase-2 등의 다양한 단백질을 만들어낸다(Shappell et al, 1999; Bhatia et al, 2003). 내강분비세포는 케라틴keratin 아형 8, 18이 풍부하고(van Leenders & Schalken, 2003), 세포부착물질cell adhesion molecule을 통해 서로 연결되어 있으며, 고도로 분화되어 있고, 세포증식능력은 낮으며 세포자멸사도는 높다. 신경내분비세포는 고도로 분화된 세포로, 세로토닌 serotonin, chromogranin-A, neuron-specific enolase, synaptophpysin 등의 단백질을 발현한다. 이들은 신경자극에 반응하여 주변분비, 자가분비를 통해 전립선 상피의 성장, 분화, 분비 기능을 조절한다(Vashchenko & Abrahamsson, 2005). 기저세포는 상피세포 중 가장 크기가 작은 세포로, 10% 정도의 낮은 유사분열지수mitotic index를 보이며 일반적으로 미분화 상태로 관찰된다. 쥐를 이용한 실험연구에서 줄기세포군은 주로 전립선의 기저부, 특히 전립선세관prostatic duct의 근위부에 주로 분포하는 것이 관찰되었다. 기저세포는 내강분비세포와는 달리 케라틴 아형 5, 14를 발현한다. 중간세포는 기저세포와 내강분비세포의 중간 정도 표현형의 특징을 가진 세포로, 전립선암세포와의 유사성 때문에 전립선암 발달의 기원으로 여겨지고 있다(Verhagen et al, 1992; De Marzo et al, 1998). Issacs와 Coffey(1989)는 기저세포의 미분화 줄기세포와 잘 분화된 신경내분비세포 사이의 중간자 정도의 일시적인 분화 기저세포군을 발견하고 이를 TP/A(transiently proliferating/amplifying) 세포군이라고 명명했다. 전립선암은 이러한 중간 줄기세포의 악성 형질전환의 결과로 추정되는데, 전립선암과 중간 줄기세포가 공통적으로 안드로겐에 비의존적일 수 있고 c-met가 공통적으로 발현된다는 점이 이를 뒷받침한다(Schalken & van Leenders, 2003). 중간세포는 기저세포와 내강분비세포가 발현하는 케라틴 아형 5, 8, 14, 18을 모두 발현한다.

Ⅱ 전립선의 성장 조절

전립선의 성장은 스테로이드호르몬, 성장인자, 그리고 세포 간 또는 세포, 세포 외 물질 간의 상호작용을 포함하는 여러 단계의 과정에 의해 조절된다(그림 2-2). 과거에는 테스토스테론과 같은 안드로겐 스테로이드에 의한 작용이 전립선의 성장 기전에서 중심적 역할을 한다고 알려졌으나, 안드로겐만으로는 전립선 성장의 전반에 대해 설명하기가 불가능하다. 그동안 성장인자와 다른 수용체 간의 상호작용과 수용체를 통한 성장 조절에 대한 이해가 널리 진전되었고, 현재는 핵으로의 신호전달과, 세포내·세포외 기질을 포함하는 세포의 구조 형성에서 이러한 수용체가 담당하는 역할에 대한 연구

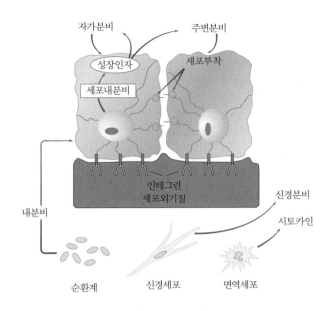

자가분비
주변분비
성장인자
세포부착
세포내분비
인테그린
세포외기질
신경분비
시토카인
내분비
순환계
신경세포
면역세포

[그림 2-2] **전립선의 성장 조절**

Data from Berman DM, Rodriquez R, Veltri RW. Development, molecular biology, and physiology of the prostate. In: Kavoussi LR, Novick AC, Partin AW, Peter CA, editors. Campbell-Walsh urology. 10th ed. Philadelphia: Saunders; 2012;2545.

가 발전적으로 진행되고 있다.

1. 안드로겐수용체

안드로겐수용체는 세포 내 스테로이드호르몬수용체 계열로, 안드로겐의 결합에 의해 활성화되고, 유전체적*gemomic* 또는 비유전체적*non-genomic* 작용을 통해 세포의 활동을 조절한다. 안드로겐수용체 유전자는 염색체 Xq11.2-q12에 위치하며, 최소 80kb의 엑손 8개로 구성되어 있고, 10.6kb의 mRNA 내에 2,757bp의 해독틀*open reading frame*을 가지고 있다(Marcelli et al, 1990). 첫 번째 엑손은 N-말단영역으로 전사 조절 영역이고, 두 번째와 세 번째 엑손은 DNA 결합영역*DNA binding domain*, 네 번째에서 여덟 번째 엑손은 C-말단영역에 있는 리간드 결합영역*ligand binding domain*이다(그림 2-3).

N-말단영역에는 CAG(글루타민) 반복서열이 나타나는데, 이 서열의 길이가 안드로겐수용체의 활성과 반비례한다. 서열의 길이가 짧을수록 안드로겐수용체의 활성도가 커지므로 전립선암의 위험도가 높아진다. 실제로 전립선암의 발생률이 가장 높은 인종인 흑인은 글루타민 반복서열의 길이가 평균 18 정도이고 백인은 21, 전립선암의 발생률이 가장 낮은 황인은 평균 23 정도이다(Gelman, 2002). 안드로겐수용체의 DNA 결합영역은 호르몬반응요소*hormone response element*라 불리는 표적 유전자의 DNA target sequence에 결합하여 해당 유전자의 발현에 관여한다. DNA 결합영역의 돌연변이*mutation*는 안드로겐에 의해 조절되는 유전자 활성화의 불가능을 초래할 수 있고(Govindan, 1990), 이는 안드로겐 내성 증후군*androgen insensitivity syndrome*과 같은 유전적 질병의 기본 원인으로 알

제3장

전립선의 생리와 내분비학

윤석중

I 내분비 조절에 의한 전립선 성장

전립선은 다른 성부속기관들처럼 특정 호르몬과
성장인자들에 의해 성장, 유지되고 분비기능이 자

극을 받는다. 고환의 Leydig 세포에서 생성된 테스
토스테론은 전립선에서 5-α환원효소에 의해 디하
이드로테스토스테론*dihydrotestosterone; DHT*으로,
또는 aromatase에 의해 에스트로겐으로 전환되며,

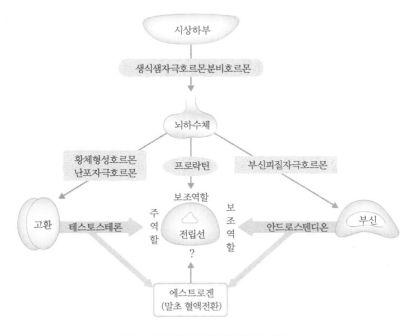

[그림 3-1] **전립선과 관련된 내분비 계통**

이는 비가역적인 반응이다. 안드로겐, 에스트로겐 및 부신스테로이드는 나이와 발달 정도에 따라 다양한 인체의 세포와 조직에서 강력한 작용을 하며, 배아 발생, 사춘기, 성숙 및 노화에 이르기까지 다양하게 작용한다. 따라서 안드로겐제거androgen ablation 또는 투여는 광범위하고 다양한 생리 반응을 나타낸다.

전반적인 전립선의 내분비 생리를 살펴보면 그림 3-1과 같다. 시상하부에서 생식샘자극호르몬분비호르몬gonadotropin-releasing hormone; GnRH이라고 불리는 황체형성호르몬분비호르몬luteinizing hormone-releasing hormone; LHRH이 분비되어 뇌하수체를 자극하고, 뇌하수체에서 황체형성호르몬luteinizing hormone; LH, 난포자극호르몬follicular stimulating hormone; FSH, 프로락틴prolactin과 부신피질자극호르몬adrenocorticotropic hormone; ACTH을 분비한다. 프로락틴은 안드로겐에 의한 전립선 성장 유도에 보조적인 역할을 하는 것으로 알려져 있다. ACTH는 부신에서 안드로스텐디온androstenedione을 분비하도록 자극하게 된다. LH는 고환의 Leydig 세포에서 인체의 주요 안드로겐인 테스토스테론을 분비하도록 자극한다. 남성의 경우 대부분의 에스트로겐은 말초에서 안드로겐이 전환되어 생성되며, 에스트로겐은 음성되먹임negative feedback 기전을 통해 고환의 테스토스테론 생산을 조절한다. 따라서 디에틸스틸베스테롤diethylstilbesterol; DES 같은 외인성 에스트로겐은 전립선에서 안드로겐의 직접적인 작용을 억제하지는 못하나 음성되먹임을 통해 간접적으로 뇌하수체 기능을 억제하게 된다. 그러므로 에스트로겐 투여는 '화학적 거세'가 효과적으로 이루어지게 한다.

부신은 약한 안드로겐인 안드로스텐디온을 분비하는데, 거세를 하면 전립선이 완전히 퇴축되므로, 약한 안드로스텐디온은 전립선의 생리에 주된 영향을 미치지 못한다. 즉, 전립선의 성장을 조절하는 데 있어 부신 안드로겐의 역할은 미미하다.

1. 고환의 안드로겐 생산

정상 남성에서 주된 혈청 안드로겐인 테스토스테론은 95% 이상이 고환의 Leydig 세포에서 생성된다. 혈장 테스토스테론의 반감기는 10~20분 정도이며, 양측단순고환절제술을 받은 남성은 수술 후 1~2시간 내에 기능적으로 거세 상태가 된다. 성인 남성의 평균 혈장 테스토스테론 농도는 약 611ng/dL(정상 범위: 300~1,000ng/dL, 10.4~34.1nmol/L)이다. 혈청 테스토스테론 정도는 25~70세 사이에서는 나이와 특별한 관련성이 없으나, 70세 이후에는 점차 감소하여 약 500ng/dL에 이른다. 혈장 테스토스테론은 일시적, 주기적으로 변동되어 생산되므로 개인에서도 매일 다양한 농도가 나타난다.

테스토스테론은 5-α환원효소에 의해 전립선에서 더 능동적인 형태인 DHT로 변환된다. 5-α환원효소는 제1형과 제2형의 2가지 아형으로 구별된다. 제2형은 인체 성부속기관에서 주로 발현되나 전립선에서는 섬유근기질층에 국한되어 나타나며, 전립선에서는 임상적으로 제2형이 중요하다. 정상 남성의 혈장 DHT 농도는 56±20ng/dL로 테스토스테론(약 611ng/dL)에 비해 낮다. 혈장 DHT는 강력한 안드로겐이나 농도가 낮고, 혈장 단백질과의 강한 결합력 때문에 혈장 안드로겐으로서 전립선과 정낭의 성장에 미치는 직접적인 중요성은 적다. 반면 DHT는 전립선 내에서는 테스토스테론의 5배 이상 존재하며, 전립선의 기능, 성장과 분화를 조절하는 데 가장 중요한 안드로겐이다.

PSA와 같으며, 단백분해작용 및 당화glycosylation 위치, 분자량과 면역조직화학 및 혈청의 특성도 동일하다고 밝혀졌다(Lilja & Abrahamsson, 1988).

그 후 PSA가 전립선과 전립선질환에 중요한 표식자라고 처음으로 보고되었다(Wang et al, 1979). PSA는 세린단백분해효소로 작용하는 당단백질glycoprotein로서, 분자량은 33kD이며 7%의 탄수화물을 보유하고 있고, 거의 대부분 전립선의 상피세포에서 만들어진다. PSA는 혈청에서 측정되며, 임상적으로 전립선암을 추적하는 데 중요하다고 알려져 있다.

Watt 등(1986)은 처음으로 PSA의 완전한 아미노산 서열을 보고했는데, 240개의 아미노산과 세린 잔기들에 부착된 O-linked 탄수화물 옆 사슬로 구성된 단일 폴리펩티드사슬polypeptide chain로 이루어져 있다. Lundwall과 Lilja(1987)는 PSA 유전자의 상보적 DNAcomplementary DNA; cDNA를 복제했고, 전립선에서 PSA의 mRNA 크기는 대략 1.5kb라고 했다.

PSA의 생물학적 역할은 사정액의 응고를 용해하는 것인데, 응고 및 용해 기전이 생식 생리에 중요한 이유는 현재 잘 알려져 있지 않다.

PSA 유전자(hKLK3)는 인간 조직 칼리크레인 유전자의 구성원으로, hKLK1, hKLK2, hKLK3, KLK-L1 등이 있다. 현재까지 전립선, 유방, 난소, 고환암에서 발현된 인체 칼리크레인 유전자들은 15종 이상이며, 이 유전자들 모두 염색체 19에 위치해 있다. PSA의 이소성 발현이 여성의 악성유방암 조직, 정상 유방, 모유, 여성의 혈청, 부신 및 신장암에서 보고되고 있는데, 임상적으로 중요한 것은 PSA는 암에 특이적인 표식자가 아니라 장기에 특이적인 표식자라는 점이다. PSA

의 한계점은 전립선의 정상 상태와 암에서의 수치가 중복된다는 것이다.

정액장액에서의 PSA 농도는 혈청에서 일반적으로 발견되는 농도의 1백만 배 이상이다. 즉, 정액장액에서의 PSA 농도는 0.5~5.0mg/mL이나, 전립선질환이 없는 50~80세 남성의 정상 혈청 PSA 농도는 1.0~4.0ng/mL이다.

PSA는 혈액 내에서 유리free, unbound형과 결합complexed, bound형으로 존재하는데, 결합 PSA는 혈청에서 내인성 세린단백분해효소억제인 α1-항키모트립신α1-antichymotrypsin; α1-ACT과 비가역적인 공유결합covalently bound을 한 상태로 존재한다. 유리 PSA에 특이적인 새로운 단클론항체들이 개발되면서 유리 PSA와 결합 PSA의 양과 그 비를 정확히 측정할 수 있게 되었으며, 전립선암 진단에서의 감수성과 특이성도 증가하게 되었다.

2. 인간 칼리크레인 2

인간 칼리크레인 2(hK2(단백질) 또는 KLK2(유전자))는 PSA와 밀접하게 관련된 전립선특이적 세린단백분해효소이다. hK2는 1992년에 인체 간 유전체은행에서 처음 소개되었으며, 아미노산 염기서열은 PSA와 약 80%의 상동성을 이룬다고 한다. 이두 개의 전립선특이적 단백질들 사이에서 두드러진 상동성은 비슷한 생리적 밀접성을 의미한다. PSA와 달리 hK2는 아르기닌 잔기들에서 선택적으로 절단되는 트립신과 유사하며 PSA보다 20,000배 이상 강력한 단백분해효소 활성을 나타낸다. 면역조직화학적 연구에서 hK2는 전립선에 국한되어 있고 정상 전립선에서부터 전이성 또는 분화도가 나쁜 전립선 상피에 이를수록 발현이 점점 증가한다고 밝혀졌다(Darson et al, 1997). 전립선암 환자의 혈청 hK2에 대한 선행 연구를 시행한 결과 hK2는 전립선암을 조기진단하는 데 임상적으로 유용하다고 보고되었다(Partin et al, 1999).

3. 인간 칼리크레인 L1

염색체 19번에서 인간 칼리크레인 유사유전자들을 찾기 위한 시도들이 진행되었는데, 인간 칼리크레인 유전자군의 다른 구성원인 KLK-L1이 발견되었다. 이는 또한 유방 조직에서도 발현되며, 호르몬에 의해 조절된다고 알려졌다. 그러나 아직까지 칼리크레인 유전자군 구성원들의 임상적 유용성이 밝혀지지 않았고 계속 연구가 진행되고 있다.

4. 인간 칼리크레인 11

인간 칼리크레인 11hK11은 hK3 또는 PSA와 유사한 세린단백분해효소이며, 단백질 구조와 뉴클레오티드에서 중요한 상동성을 가진다. hK11은 다양한 기관들의 상피세포에 분포한다고 알려졌는데, 이후 양수amniotic fluid, 수유, 뇌척수액, 난포액follicular fluid, 유방암 세포질에서도 발견되었다. hK11은 전립선 조직 추출물과 정액장액에서 가장 높은 수준으로 나타났으나, PSA보다는 300배 낮은 수준이다. 혈청 hK11은 전립선암 환자의 60%에서 상승한다. hK11과 전체 PSA의 비는 불필요한 생검을 줄일 수 있으며, 유리 PSA와 비슷한 결과를 나타냈다(Nakamura et al, 2003).

5. 인간 칼리크레인 14

인간 칼리크레인 14는 정액의 액화liquefaction에 중요하고 용량-의존적 영향을 끼친다고 알려졌다. Borgono(2003) 등은 36명의 정액에서 효소결합면역흡착측정법ELISA으로 정액장액에 포함된 인간 칼리크레인 14의 농도를 측정했는데, 그 농도는 0.6~23.6μg/L(평균 10.8μg/L, 중앙값 10.7μg/L)였다. 인간 칼리크레인 14는 난소암과 유방암에서도 유용한 생체지표로 밝혀졌다.

6. 전립선특이 트랜스글루타미나아제

인간 전립선특이 트랜스글루타미나아제 4trans-glutaminase 4; TGM4는 폴리아민과 같은 1차 아민들 또는 리신lysine들과의 반응을 통해 펩티드-결합글루타민 잔기들이 비가역적으로 교차연결된 효소군에 속한다. 트랜스글루타미나아제는 인체 전체에 분포하지만 조직특이성이 높다. 트랜스글루타미나아제 4는 전립선에 대한 트랜스글루타미나아제로서 무게는 77kD이고, 안드로겐에 의해 조절되며, 세포 밖에서 발견된다. An 등(1999)은 트랜스글루타미나아제 4가 전립선특이성을 보이며, Gleason 등급이 높거나 전이전립선암인 경우 감소하는 양상을 보인다고 보고했다. 또한 Birckbichler 등(2000)은 정량적 면역형광법quantitative immunofluorescence을 이용하여 정상 전립선이나 전립선염과 비교했을 때 전립선암에서 트랜스글루타미나아제 4가 의미 있게 감소함을 확인했다.

7. Semenogelin I, II

Semenogelin I, II는 인체 정액의 응고에 작용하는 주요 단백질들로, PSA에 의해 분해되어 다양한 생물학적 활성을 지닌 펩티드들을 형성하고 섬유결합소fibronectin와 짝을 지어 새롭게 사정된 정액을 겔처럼 응고시키게 된다. Semenogelin I과 II의 유전자 부호는 염색체 20번에 11.5kb 염기쌍의 간격을 두고 위치한다. Semenogelin의 주요한 생물학적 기능은 수정능 획득capacitation에 관여하는 것으로, 투명층zona pellucida에 도달하여 난자와 수정하기 위해 여성의 요로생식기관을 지나며 정자가 겪는 세포막 변화와 효소활성, 이온 유출 등의 일련의 과정에 관여한다.

Semenogelin I과 II는 정낭의 샘상피glandular epithelium에서 높은 농도로 생산되지만, 부고환에서는 Semenogelin I만 생성된다. 면역조직화학법에 의해 정관, 전립선, 기관trachea 같은 다른 세포에서도 Semenogelin I과 II가 강하게 발현되며, 골격근세포와 중추신경계에서도 약하게 발현될 수 있다고 알려졌다.

8. PSMA

PSMA(prostate-specific membrane antigen)에 관한 최근의 연구 결과들은 분자적·효소적 기능들을 기술하고 체내영상검사in vivo imaging와 면역치료에 대한 생체지표로서의 잠재 가능성을 이야기하고 있다. PSMA를 암호화하는 유전자는 염색체 11p11-12에 위치하며 세포내intracellular 영역(1~18개 아미노산), 막경유transmembrane 영역(19~43개 아미노산), 거대 세포외extracellular 영역(44~750개 아미노산)을 가지는 제2형 막당단백질type 2 membrane glycoprotein(분자량: ~100,000Da)을 인코딩한다.

PSMA의 기능에 대한 연구들은 PSMA(제2형 막당단백질) 이합체화가 트랜스페린transferrin수용체와 유사하고 추정 리간드ligand와 결합하는 수용체로서 기능한다고 보고했다. PSMA 효소활동들(NAALADase와 엽산염환원효소folate reductase)은 영양소 섭취에서 지속적인 역할을 하고, PSMA 펩티드분해효소 활동은 전립선 상피세포에서 신호변환에 관여하여 세포의 생존, 증식과 이동 기능

을 유발하는 연속 과정을 활성화시킨다. 이러한 여러 기능들은 수많은 생리학적 이점이 있을 뿐 아니라 전립선암을 치료하기 위한 진단적·치료적 이점들로 사용될 수 있다.

9. 전립선줄기세포항원

Reiter 등(1998)은 전립선에서 발현되는 세포표면항원cell surface antigen인 전립선줄기세포항원prostate stem cell antigen; PSCA을 발견했다. PSCA 유전자는 123개의 아미노산 당단백질을 인코딩하며 줄기세포항원 2stem cell antigen 2; Sca-2와 30%의 상동성을 가지고 있다. mRNA 제자리부합법in situ hybridization에 의하면 PSCA 발현은 정상 전립선의 기저세포 상피 및 전립선 상피의 추정 줄기세포 구역에 국한되었다. 따라서 PSCA는 전립선줄기stem/전구progenitor세포들의 표지자가 될 수 있다.

Zhigang과 Wenlv(2004)는 면역조직화학 염색과 mRNA 제자리부합법을 이용하여 양성전립선비대증, 저등급전립선상피내종양low-grade prostatic intraepithelial neoplasia; LGPIN, 고등급전립선상피내종양high-grade prostatic intraepithelial neoplasia; HGPIN 및 전립선암에 대해 연구했는데, 전립선비대증과 LGPIN에서는 PSCA 발현이 HGPIN과 전립선암에 비해 염색이 약하거나 음성이었다. 반면 HGPIN과 전립선암에서는 발현이 중간 정도로 나타났는데, HGPIN에서는 72.7%, 전립선암에서는 83.4%로 나타났다. 또한 PSCA의 발현은 높은 Gleason 등급, 고병기 및 호르몬불응성 암에서 증가했다. 이 연구로 전립선암의 예후인자로서 PSCA의 가능성이 알려지게 되었다. 아직 현실화되지는 않았지만, PSCA 단백질은 전립선 상피조직의 형

태발생*morphogenesis*에 대한 생물학적 가치와 전립선암의 진단과 치료에 관한 새로운 생체지표이자 진단과 치료를 위한 전립선 표적으로서 잠재적 유용성이 활발히 연구되고 있다.

10. 전립선산성인산분해효소

산성인산분해효소*acid phosphatase*의 활성은 다른 장기보다 전립선에서 200배 이상 풍부하다. 전립선은 농도가 높은 정액 내 산성인산분해효소를 공급한다. 인산분해효소는 일인산 에스테르*monophosphate ester*를 가수분해하여 무기인산염*inorganic phosphate*과 알코올을 생성한다.

파골세포*osteoclast*는 주석산염-비감수성 산성인산분해효소*tartrate-insensitive acid phosphatase*의 풍부한 공급원이다. 혈청 내 산성인산분해효소 농도가 적게 상승하는 것은 파제트병*Paget disease*, 골다공증, 전립선외골전이*nonprostatic bone metastasis*, 전이전립선암뿐만 아니라 골흡수가 증가하는 상태 등을 반영할 수 있다.

인체 전립선산성인산분해효소*PAP*는 분자량이 102,000 정도이고, 7% 정도의 탄수화물을 포함하고 있는 당단백질이합체*glycoprotein dimer*로서, 중성당*neutral sugar* 1mol당 15개의 잔기, 시알산*sialic acid* 1mol당 6개의 잔기, N-아세틸글루코사민*N-acetylglucosamine*의 13개 잔기로 구성되어 있다. 이 단백질은 50kD의 소단위*subunit* 2개로 분리될 수 있다. PAP의 높은 활성은 다른 종*species*의 성부속기관에서 보이지 않는데, 쥐 전립선과 비교했을 때 인체 전립선 조직은 1g당 1,000배 이상의 활성을 지닌다고 한다.

11. 전립선특이단백질 94

94개의 아미노산으로 이루어진 전립선특이단백질 94*prostate-specific protein 94; PSP-94*는 시스테인*cysteine*이 풍부하고 당화되지 않은*nonglycosylated* 16kD의 단백질로서 전립선 분비액에서 발견되었다. 전립선에서 분비되는 3가지 주요 단백질 중 하나로, PSA, PAP와 함께 정액장액에서 발견된다. PSP-94는 이전에 β-억제호르몬*β-inhibin*과 β-microseminoprotein으로 불렸다. PSP-94 유전자는 염색체 10q11.2에 위치하며, 첫 인트론 촉진자 영역에 세 개의 글루코코르티코이드 반응요소들*glucocorticoid response elements*과 한 개의 에스트로겐반응요소가 존재한다. 이러한 근거들로 볼 때 이 유전자는 인체에서 호르몬들에 의해 조절되는 것으로 보인다.

PSP-94의 중요한 생물학적 기능 중 하나는 난포자극호르몬*follicular stimulating hormone; FSH*을 억제하는 것이다. FSH는 뇌하수체에서 생성되는데, 전립선은 뇌하수체 이외의 FSH 공급원이다. 전립선에는 FSH 수용체들이 있으며, FSH를 자가분비 또는 주변분비 방식으로 조절하면서 전립선 상피의 증식에 영향을 미친다. PSP-94의 또 다른 기능은 정자의 구조와 기능에 영향을 줄 수 있는 정자세포와 직접적으로 상호작용을 하는 것이다.

전립선암 연구 결과 Gleason 등급이 증가하면 PSP-94의 발현이 현저히 감소하는 것으로 알려져 있다(Chan et al, 1999). 또한 동물모델에서 PSP-94를 증가시키면 호르몬불응성과 말기전립선암의 전이를 억제하는 것으로 보고되었다(Shukeir et al, 2003).

12. 단백 C 억제제

인체의 정액은 여러 가지 효소와 지혈응고체계 억제제들을 포함하고 있다. 인체 정액에서 PSA는 단백질 C 억제제protein C inhibitor; PCI와 분자복합물로 존재하며, 후자는 PSA 작용에 대해 일부 억제력을 지닌다.

PCI는 수정을 포함한 여러 중요한 단계의 인체 생식에도 관여하고 있음이 알려졌다. PCI는 정액장액에 풍부하게 존재하고, semenogelin, PSA, 정액 내 다른 단백질 사이의 상호작용에 핵심적인 역할을 하며, 정액의 응고와 액화에 매우 중요한 단백질-단백질 상호작용을 초래한다. 정자의 운동성과 성공적인 수정을 위해서는 정액장액응고단백, 활성효소들, 그리고 대사산물들의 균형이 필요하다(Fernandez & Heeb, 2007).

13. 류신아미노펩티드분해효소

인체 전립선에는 류신아미노펩티드분해효소Leucine aminopeptidase의 arylamidase형이 풍부하게 존재하는데, 전립선액 1mL당 30,000단위가 존재한다. 류신아미노펩티드분해효소는 전립선 상피세포에서 생산되며, 세엽들acini의 내강으로 분비된다. Rackley 등(1991)은 전립선비대증보다 전립선암 추출물에서 류신아미노펩티드분해효소의 활성이 훨씬 적다고 발표했다.

14. 젖산탈수소효소

인체 정액의 젖산탈수소효소lactate dehydrogenase; LDH 동종효소 비율isoenzyme ratio이 전립선암 환자에서 변할 수 있다고 보고되었다. LDH의 동종효소는 5가지로 분류되는데, LDH Ⅰ은 MMMM, LDH Ⅱ는 MMMH, LDH Ⅲ는 MMHH, LDH Ⅳ는 MHHH, LDH Ⅴ는 HHHH이다. 전립선암 조직에서 LDH Ⅳ와 Ⅴ의 증가가 관찰되고 LDH Ⅴ/LDH Ⅰ의 비율이 증가했다는 연구 결과들이 보고되었다(Flocks & Schmidt, 1972).

15. 면역글로불린, C3 보체 및 트랜스페린

인체 정액장액에는 면역글로불린immunoglobulins; Igs이 존재한다고 알려져 있다. 각 면역글로불린의 농도는 측정 가능하며 약 IgG 7~22mg/dL, IgA 0~26mg/dL지만, IgM은 너무 낮아 측정되지 않는다. 배출된 전립선액에 존재하는 이와 같은 항체들은 감염과 연관되었을 것으로 생각되지만, 항체들의 근원은 정확히 파악되지 않고 있다. 이들은 보통 혈액보다 정액장액에서 낮은 농도로 측정되지만, 혈액-정액장액장벽blood-seminal plasma barrier을 통과하는 확산 가능성도 있다.

배출된 전립선액에 포함된 보체complement의 C3 구성성분은 1.82mg/dL 정도인데, 전립선암 환자에서 수집된 전립선액에서는 10배 정도인 16.9mg/dL 정도로 증가한다. 또한 전립선염과 전립선비대증에서도 C3가 2배 정도 증가한다고 알려졌다.

철을 운반하는 단백질인 트랜스페린transferrin도 C3와 비슷하게 정상 전립선액에서는 5.3mg/dL이나 전립선암의 분비액에서는 42.4mg/dL로 증가한다.

16. 아연 α2-당단백질

정액장액의 아연 α2-당단백질zinc α2-glycoprotein; ZAG은 전립선 상피세포에서 합성되고 정낭액 내로 분비되며, 정낭액에 존재하는 단백질의 30%를 구성한다. 많은 체액에서 발견되는 ZAG는 염색체 7q21에 위치하고, 분자량은 41kD인데, 제1종 주조직적합성복합체class I major histocompatibility complex와 결정구조가 매우 유사하다.

ZAG는 혈액, 땀, 정낭액, 유방낭종액*breast cyst fluid*, 뇌척수액과 소변에 존재하며, 간과 위장관의 분비상피세포들에서도 발견된다. 생화학적으로 ZAG는 지방세포에서 지질변성을 촉진하고, 암, 후천성면역결핍증후군*AIDS*과 기타 말기 질환*terminal illness*이 있는 환자들에 영향을 주는 종말증*cachexia* 또는 소모증후군*wasting syndrome*에 관여하는 것으로 보인다. 인체 정액장액에서 ZAG는 프로락틴−유발 복합체*prolactin-inducible complex; PIP*와 결합되며 ZAG와 PIP의 농도는 암에서 매우 증가한다고 보고됨에 따라, 이들은 전립선암, 유방암, 구강암 및 표피암에 대한 훌륭한 생체지표로 생각된다. ZAG는 글루코코르티코이드에 의해 조절되는 단백질로서, 수정*fertilization*과 지질 이동*lipid mobilization*에 직접적 영향을 미친다.

17. 정낭 분비 단백질

Williams−Ashman(1983)은 정낭의 기능과 발달을 조절하는 특징들에 대해 연구했는데, 정낭의 분비 단백질들*seminal vesicle secretory proteins*은 사정액을 빠르게 응고시키는 데 관여하는 주된 단백질과 효소들이라고 보고했다. 주된 응고 단백질은 semenogelin이라 불린다. 응고반응 이외에 이러한 정낭 단백질들이 하는 역할은 정확히 알려지지 않았으나, 수정과 자궁 내 정자 운동성에 영향을 미치는 것으로 생각된다.

정낭에서 분비된 많은 단백질들은 안드로겐의 조절을 받는다. 연구에 의하면 정낭 분비물 내에서 엘라스타아제*elastase* 유사활성을 보이는 안드로겐−조절 단백분해효소가 확인되었다(Harvey et al, 1995). 정낭에서 풍부하게 분비되는 semenogelin Ⅰ과 Ⅱ는 응고형성 기능을 가지고 생물학적으로 활성화된 산물을 생성하기 위해 칼리크레인 유사 단백분해효소에 의해 잘린다. 이로 인해 정자의 히알루론산분해효소*hyaluronidase*를 활성화시키고, 정자의 운동성에 영향을 끼치며, 트랜스글루타미나아제에 대한 기질을 제공하고, 항균성과 아밀로이드 특성들을 가지게 된다고 추정된다.

또한 exosome과 유사한 소포*vesicle*인 단백질분해효소복합체가 인체 정액에서 분리되는데, 이는 수정에 영향을 주고 정자 운동성을 증진시키며 첨단체반응*acrosome reaction*을 안정화시키는 많은 단백질을 포함하고 있다. 수정, 세포부착*cell adhesion*, 세포자멸사, 면역력, 대사, 신호전달, 운반 및 신생혈관생성 등에 관여하는 단백질들의 구조적·기능적 다양성이 단백질분해효소복합체에서 확인되고 있으며, 생식 기전을 밝히고 질병의 새로운 생체지표를 찾는 연구에 새로운 원천을 제시하고 있다(Poliakov et al, 2009).

참고문헌

Ablin RJ, Soanes WA, Bronson P, Witebsky E. Precipitating antigens of the normal human prostate. J Reprod Fertil 1970;22:573-4.

An G, Meka CS, Bright SP, Veltri RW. Human prostate-specific transglutaminase gene: promoter cloning, tissue-specific expression, and down-regulation in metastatic prostate cancer. Urology 1999;54:1105-11.

Barrack ER, Coffey DS. Biological properties of the nuclear matrix: steroid hormone binding. Recent Prog Horm Res 1982;38:133-95.

Bedwal RS, Bahuguna A. Zinc, copper and selenium in reproduction. Experientia 1994;50:626-40.

Benten WP, Lieberherr M, Sekeris CE, Wunderlich F. Testosterone induces Ca2+ influx via non-genomic surface receptors in activated T cells. FEBS Lett 1997;407:211-4.

Birckbichler PJ, Bonner RB, Hurst RE, Bane BL, Pitha JV, Hemstreet GP 3rd. Loss of tissue transglutaminase as a biomarker for prostate adenocarcinoma. Cancer 2000;89:412-23.

Borgono CA, Grass L, Soosaipillai A, Yousef GM, Petraki CD, Howarth DH, et al. Human kallikrein 14: a new potential biomarker for ovarian and breast cancer. Cancer Res 2003;63:9032-41.

Burton RM, Westphal U. Steroid hormone-binding proteins in blood plasma. Metabolism 1972;21:253-76.

Chan PS, Chan LW, Xuan JW, Chin JL, Choi HL, Chan FL. In situ hybridization study of PSP94 (prostatic secretory protein of 94 amino acids) expression in human prostates. Prostate 1999;41:99-109.

Chaudry AA, Wahle KW, McClinton S, Moffat LE. Arachidonic acid metabolism in benign and malignant prostatic tissue in vitro: effects of fatty acids and cyclooxygenase inhibitors. Int J Cancer 1994;57:176-80.

Costello LC, Franklin RB. Prostate epithelial cells utilize glucose and aspartate as the carbon sources for net citrate production. Prostate 1989;15:335-42.

Darson MF, Pacelli A, Roche P, Rittenhouse HG, Wolfert RL, Young CY, et al. Human glandular kallikrein 2 (hK2) expression in prostatic intra-epithelial neoplasia and adenocarcinoma: a novel prostate cancer marker. Urology 1997;49:857-62.

Diamandis EP, Yousef GM. Human tissue kallikreins: a family of new cancer biomarkers. Clin Chem 2002;48:1198-205.

Escriva H, Bertrand S, Laudet V. The evolution of the nuclear receptor superfamily. Essays Biochem 2004;40:11-26.

Espana F, Navarro S, Medina P, Zorio E, Estelles A. The role of protein C inhibitor in human reproduction. Semin Thromb Hemost 2007;33:41-5.

Faber PW, van Rooij HC, Schipper HJ, Brinkmann AO, Trapman J. Two different, overlapping pathways of transcription initiation are active on the TATA-less human androgen receptor promoter. The role of Sp1. J Biol Chem 1993;268:9296-301.

Fair WR, Couch J, Wehner N. Prostatic antibacterial factor. Identity and significance. Urology 1976;7:169-77.

Fernandez JA, Heeb MJ. Role of protein C inhibitor and tissue factor in fertilization. Semin Thromb Hemost 2007;33:13-20.

Flocks RH, Schmidt JD. Lactate dehydrogenase isoenzyme patterns of prostatic cancer and hyperplasia. J Surg Oncol 1972;4:161-7.

Giovannucci E, Rimm EB, Wolk A, Ascherio A, Stampfer MJ, Colditz GA, et al. Calcium and fructose intake in relation to risk of prostate cancer. Cancer Res 1998;58:442-7.

Govindan MV. Specific region in hormone binding domain is essential for hormone binding and transactivation by human androgen receptor. Mol Endocrinol 1990;4:417-27.

Harvey S, Vrabel A, Smith S, Wieben E. Androgen regulation of an elastase-like protease activity in the seminal vesicle. Biol Reprod 1995;52:1059-65.

Husmann DA, Wilson CM, McPhaul MJ, Tilley WD, Wilson JD. Antipeptide antibodies to two distinct regions of the androgen receptor localize the receptor protein to the nuclei of target cells in the rat and human prostate. Endocrinology 1990;126:2359-68.

Kadmon D. Chemoprevention in prostate cancer: the

role of difluoromethylornithine (DFMO). J Cell Biochem Suppl 1992;16H:122−7.

Lilja H, Abrahamsson PA. Three predominant proteins secreted by the human prostate gland. Prostate 1988; 12:29−38.

Lundwall A, Lilja H. Molecular cloning of human prostate specific antigen cDNA. FEBS Lett 1987; 214:317−22.

Madhubala R, Pegg AE. Inhibition of ornithine decarboxylase and S−adenosylmethionine decarboxylase synthesis by antisense oligodeoxynucleotides. Mol Cell Biochem 1992;118:191−5.

Marcelli M, Tilley WD, Wilson CM, Griffin JE, Wilson JD, McPhaul MJ. Definition of the human androgen receptor gene structure permits the identification of mutations that cause androgen resistance: premature termination of the receptor protein at amino acid residue 588 causes complete androgen resistance. Mol Endocrinol 1990;4:1105−16.

Nakamura T, Scorilas A, Stephan C, Jung K, Soosaipillai AR, Diamandis EP. The usefulness of serum human kallikrein 11 for discriminating between prostate cancer and benign prostatic hyperplasia. Cancer Res 2003;63:6543−6.

Partin AW, Catalona WJ, Finlay JA, Darte C, Tindall DJ, Young CY, et al. Use of human glandular kallikrein 2 for the detection of prostate cancer: preliminary analysis. Urology 1999;54:839−45.

Poliakov A, Spilman M, Dokland T, Amling CL, Mobley JA. Structural heterogeneity and protein composition of exosome−like vesicles (prostasomes) in human semen. Prostate 2009;69:159−67.

Poulos A, Voglmayr JK, White IG. Phospholipid changes in spermatozoa during passage through the genital tract of the bull. Biochim Biophys Acta 1973;306:194−202.

Pucar D, Shukla−Dave A, Hricak H, Moskowitz CS, Kuroiwa K, Olgac S, et al. Prostate cancer: correlation of MR imaging and MR spectroscopy with pathologic findings after radiation therapy−initial experience. Radiology 2005;236:545−53.

Rackley RR, Yang B, Pretlow TG, Abdul−Karim FW,

Lewis TJ, McNamara N, et al. Differences in the leucine aminopeptidase activity in extracts from human prostatic carcinoma and benign prostatic hyperplasia. Cancer 1991;68:587−93.

Reiter RE, Gu Z, Watabe T, Thomas G, Szigeti K, Davis E, et al. Prostate stem cell antigen: a cell surface marker overexpressed in prostate cancer. Proc Natl Acad Sci U S A 1998;95:1735−40.

Shaffer PL, Jivan A, Dollins DE, Claessens F, Gewirth DT. Structural basis of androgen receptor binding to selective androgen response elements. Proc Natl Acad Sci U S A 2004;101:4758−63.

Shukeir N, Arakelian A, Kadhim S, Garde S, Rabbani SA. Prostate secretory protein PSP−94 decreases tumor growth and hypercalcemia of malignancy in a syngenic in vivo model of prostate cancer. Cancer Res 2003;63:2072−8.

Silver RI, Wiley EL, Thigpen AE, Guileyardo JM, McConnell JD, Russell DW. Cell type specific expression of steroid 5 alpha−reductase 2. J Urol 1994;152:438−42.

Smith DF. Chaperones in progesterone receptor complexes. Semin Cell Dev Biol 2000;11:45−52.

Wang MC, Valenzuela LA, Murphy GP, Chu TM. Purification of a human prostate specific antigen. Invest Urol 1979;17:159−63.

Watt KW, Lee PJ, M'Timkulu T, Chan WP, Loor R. Human prostate−specific antigen: structural and functional similarity with serine proteases. Proc Natl Acad Sci U S A 1986;83:3166−70.

Williams−Ashman HG. Regulatory features of seminal vesicle development and function. Curr Top Cell Regul 1983;22:201−75.

Zaneveld LJ, Tauber PF. Contribution of prostatic fluid components to the ejaculate. Prog Clin Biol Res 1981;75A:265−77.

Zhigang Z, Wenlv S. Prostate stem cell antigen (PSCA) expression in human prostate cancer tissues and its potential role in prostate carcinogenesis and progression of prostate cancer. World J Surg Oncol 2004;2:13.

전립선비대증의 병인론

배 높다고 보고하여 전립선비대증의 유전적 소인을 증명했다. 쌍둥이를 이용한 또 다른 연구에서도 일란성 쌍둥이가 이란성 쌍둥이보다 높은 상관관계를 나타냈다.

7. 그 밖의 병인

그 밖에 동물실험에서 프로락틴*prolactin*의 역할도 연구되었으며, 사람의 전립선에서도 프로락틴에 대한 수용체가 발견되었으나 그 역할은 미지수이다.

Ⅲ 결론

전립선비대증의 발생 원인에 대한 많은 연구에도 불구하고 정확한 기전은 아직 밝혀지지 않은 상태이다. 여러 원인이 복합적으로 작용하여 전립선비대증을 유발하는 것으로 생각된다. 따라서 이에 관하여 앞으로도 많은 연구가 이루어져야 각각의 발생 원인들을 통한 전립선비대증의 예방과 치료가 가능할 것이다.

참고문헌

Anglin IE, Glassman DT, Kyprianou N. Induction of prostate apoptosis by alpha−1−adrenoceptor antagonists: mechanistic significance of the quinazoline component. Prostate Cancer Prostatic Dis 2002;5:88−95.

Blotnick S, Peoples GE, Freeman MR, Eberlein TJ, Klagsbrun M. T lymphocytes synthesize and export heparin−binding epidermal growth factor−like growth factor and basic fibroblast growth factor, mitogens for vascular cells and fibroblasts: differential production and release by CD4+ and CD8+ T cells. Proc Natl Acad Sci USA 1994;91:2890−4.

Bruchovsky N, Lesser B, van Doorn E, Craven S. Hormonal effects on cell proliferation in rat prostate. Vitam Horm 1975;33:61−102.

Bruchovsky N, Lesser B, van Doorn E, Craven S. Hormonal effects on cell proliferation in rat prostate. Vitam Horm 1975;33:61−102.

Camps JL, Chang SM, Hsu TC, Freeman MR, Hong SJ, Zhau HE, et al. Fibroblast−mediated acceleration of human epithelial tumor growth in vivo. Proc Natl Acad Sci USA 1990;87:75−9.

Chatterjee B. The role of the androgen receptor in the development of prostatic hyperplasia and prostate cancer. Mol Cell Biochem 2003;253:89−101.

Chung LW, Chang SM, Bell C, Zhau HE, Ro JY, von Eschenbach AC. Co−inoculation of tumorigenic rat prostate mesenchymal cells with non−tumorigenic epithelial cells results in the development of carcinosarcoma in syngeneic and athymic animals. Int J Cancer 1989;43:1179−87.

Claus S, Berges R, Senge T, Shulze H. Cell kinetic in epithelium and stroma of benign prostatic hyperplasia. J Urol 1997;158:217−21.

Cunha GR, Chung LW, Shannon JM, Taguchi O, Fujii H. Hormone−induced morphogenesis and growth: role of mesenchymal−epithelial interactions. Recent Prog Horm Res 1983;39:559−98.

Cunha GR, Fujii H, Neubauer BL, Shannon JM, Sawyer L, Reese BA. Epithelial−mesenchymal interactions in prostatic development. I. Morphological observations of prostatic induction by urogenital sinus mesenchyme in epithelium of the adult rodent urinary bladder. J Cell Biol 1983;96:1662−70.

Cunha GR, Hayward SW, Dahiya R, Foster BA. Smooth muscle−epithelial interactions in normal and neo−plastic prostatic development. Acta Anat 1996;155: 63−72.

Farnsworth WE. Estrogen in the etiopathogenesis of BPH. Prostate 1999;41:263−74.

Freeman MR, Schneck FX, Gagnon ML, Corless C, Soker S, Niknejad K, et al. Peripheral blood T lymphocytes and lymphocytes infiltrating human cancers express vascular endothelial growth factor: a potential role for T cells in angiogenesis. Cancer Res 1995;55:4140−5.

Isaacs JT, Coffee DS. Etiology and disease process of benign prostatic hyperplasia. Prostate Suppl 1989;2: 33−50.

Isaacs JT. Antagonistic effect of androgen on prostatic cell death. Prostate 1984;5:545−57.

Kyprianou N, Tu H, Jacobs SC. Apoptotic versus proliferative activities in human benign prostatic hyperplasia. Hum Pathol 1996;27:668−75.

Lee C. Cellular interactions in prostate cancer. Br J Urol 1997;79(suppl 1):21−7.

McConnell JD. Prostatic growth: new insights into hormonal regulation. Br J Urol 1995;76(suppl 1):5−10.

McKeenhan WL, Adams PS, Rosser MP. Direct mitogenic effects of insulin, epidermal growth factor, glucocorticoid, cholera toxin, unknown pituitary factors and possibly prolactin, but not androgen, on normal rat prostate epithelial cells in serum−free primary cell culture. Cancer Res 1984;44:1998−2010.

Nassis L, Frauman AG, Ohishi M, Zhuo J, Casley DJ, Johnston CI, et al. Localization of angiotensin−converting enzyme in the human prostate: pathological expression in benign prostatic hyperplasia. J Pathol 2001;195:571−9.

Partin AW, Oesterling JE, Epstein JI, Horton R, Walsh PC. Influence of age and endocrine factors on the volume of benign prostatic hyperplasia. J Urol 1991; 145:405−9.

Partin AW, Page WF, Lee BR, Sanda MG, Miller RN, Walsh PC. Concordance rates for benign prostatic disease among twins suggest hereditary influence. Urology 1994;44:646−50.

Partin JV, Anglin IE, Kyprianou N. Quinazoline−based alpha 1−adrenoceptor antagonists induce prostate cancer cell apoptosis via TGF−beta signalling and I kappa B alpha induction. Br J Cancer 2003;88:1615−21.

Peters CA, Walsh PC. The effect of nafarelin acetate, a luteinizing hormone−releasing hormone agonist, on benign prostatic hyperplasia. N Engl J Med 1987;317: 599−604.

Roberts RO, Jacobson DJ, Rhodes T, Klee GG, Leiber MM, Jacobsen SJ. Serum sex hormones and measures of benign prostatic hyperplasia. Prostate 2004; 61:124−31.

Roehrborn CG. Pathology of benign prostatic hyperplasia. Int J Impot Res 2008;20[Suppl. 3]:S11−8.

Sanda MG, Beaty TH, Stutzman RE, Childs B, Walsh PC. Genetic susceptibility of benign prostatic hyperplasia. J Urol 1994;152:115−9.

Theyer G, Kramer G, Assmann I, Sherwood E, Prein-falk W, Marberger M, et al. Phenotypic characterization of infiltrating leukocytes in benign prostatic hyperplasia. Lab Invest 1992;66:96−107.

Timme TL, Truong LD, Merz VW, Krebs T, Kadmon D, Flanders KC, et al. Mesenchymal−epithelial interactions and transforming growth factor−beta expression during mouse prostate morphogenesis. Endocrinology 1994;134:1039−45.

Wu JP, GU FL. The prostate 41−65 years post castration. An analysis of 26 eunuchs. Chin ed J(Engl) 1987;100:271−2.

제 5 장

전립선비대증의 병태생리학

강정윤

조직병리학적으로 전립선비대증은 상피세포와 기질세포의 수가 증가하는 것이다. 그러므로 비대*hypertrophy*보다는 증식*hyperplasia*이라는 용어가 더 부합하지만, 거시적 관점에서는 전립선의 크기가 커진 것이니 전립선비대증이라는 용어도 적절하다고 할 수 있다. 세포 수의 증가는 상피세포와 기질세포의 증식*proliferation*과 더불어 세포자멸사*apoptosis*가 감소하여 초래될 수 있지만, 사람의 전립선비대증에서는 활발한*active* 세포증식 과정*process*에 대한 직접적 증거는 아직 미약하다. 안드로겐, 에스트로겐, 기질−상피 상호작용*stromal-epithelial interaction*, 성장인자, 신경전달물질 등 여러 내·외부 인자들이 복합적으로 작용하여 증식을 초래한다고 생각되고 있다.

남성이 나이가 들어감에 따라 나타나는 하부요로증상*LUTS*은 전립선비대증으로 인한 방광의 변화를 비롯하여 노화에 의한 방광의 기능장애*dysfunction*, 야간다뇨, 수면장애 등 다양한 원인들로 인해 발생할 수 있다.

전립선비대증이 일으키는 하부요로폐색으로 인한 방광의 변화는 크게 두 가지로 나타나는데, 배뇨근 불안정*instability*이 초래되어 빈뇨*urinary frequency*나 요절박*urgency* 등이 발생하고, 배뇨근의 수축력 감소가 초래되어 요속감소, 소변주저*hesitancy*, 단속뇨*intermittency*, 잔뇨증가 등이 발생한다.

I 전립선비대증의 병리학

1. 해부학적 관점

1978년 McNeal은 63예의 부검 연구를 통해 전립선비대증의 기원이 정구*verumontanum*의 근위부와 방광경부를 둘러싸는 원통형의 조임근 근위부임을 밝혔다. 그리고 이 구역을 이행부위*transition zone*로 명명하며 새로운 개념의 구역해부학*zonal anatomy*을 제시했다.

전립선비대증은 병리학적으로 결절성 증식

nodular hyperplasia을 보이는데, 수술로 적출된 전립선의 육안적 절단면을 보면 다양한 크기의 탄력있는 결절이 튀어나온 것을 관찰할 수 있다. 결절의 현미경적 소견은, 다양하게 분포하는 상피세포와 섬유성 결합조직connective tissue과 평활근smooth muscle으로 이루어진 기질로 구성되어 있다.

일반적으로 이행부위의 결절이 먼저 발생하고 주로 샘조직으로 이루어져 있으며 크기가 큰 반면, 전전립선조임근 내의 결절은 뒤늦게 발생하고 섬유근조직으로 이루어져 있으며 크기가 작고 수가 적은 특징을 보인다. 즉, 전립선비대증의 초기 병변은 기질 성분의 결절이 아니라 이행부위에서 샘조직이 분지하여 형성된 결절이다. 이러한 현상은 태생기의 전립선 샘조직의 발달 단계와 흡사하며, 이 과정은 태생기의 성장잠재력의 재각성reawakening으로 해석되었다.

2. 조직학적 특징과 결절

전립선비대증에 관여하는 조직은 형태학적으로 이행부위의 샘조직과 요도주위의 기질조직으로 구분할 수 있다. 이는 전전립선조임근preprostatic sphincter을 경계로 구분한 것으로, 이행부위 샘조직은 전전립선조임근 외측에 위치하며, 전립선 요도주위의 샘조직은 전전립선조임근 내에 존재하는데, 이행부위 샘조직에 비해 양이 훨씬 적다. 대체로 요도주위에서 발생하는 전립선비대증은 크기가 작고 기질조직이 훨씬 많거나 기질조직으로만 구성된 결절인 반면, 이행부위의 전립선비대증은 조직학적으로도 샘조직 성분이 많고 결절의 크기가 커져 종괴를 형성한 후 증상을 유발하는 경향이 있다.

요도주위의 작은 결절들은 근위부 요도 분절을 따라 균일하게 발생하며, 요도내강의 외측뿐만 아니라 등쪽dorsal과 복측ventral에서 모두 같은 빈도로 발생한다. 이 작은 결절들의 조직학적 특징은, 거의 기질조직으로 구성되어 있고 모세혈관이 뚜렷하게 증식하며, 미성숙한 태아의 기질조직과 유사한 점액성 조직으로 구성되어 있는 것이다(그림 5-1). 이러한 기질조직을 구성하는 세포들은 방추형의 큰 섬유모세포이며, 일부 세포들이 섬유화나 근 분화differentiation를 보이기도 한다. 거의 대부분이 작은 결절 형태를 보이나, 방광의 경부에는 예외적으로 크게 돌출되어 나타날 수도 있다.

이행부위결절은 요도주위의 전전립선조임근 내에 발생하는 기질결절과는 양상이 대조적이다. 즉, 가장 초기의 결절은 소수의 증식된 샘조직이 밀집되어 있으며 상대적으로 기질 성분이 적고 주변부가 뚜렷하지 않은 것이 특징이며, 이때 기질 성분은 정상 이행부위의 기질 성분처럼 평활근성 소견을 보인다. 이러한 초기의 결절은 점차 융합되어 큰 결절을 형성하게 되는데, 이때 샘조직에서는 기존의 큰 관 혹은 새로 형성되어 분지된 세관들이 주변 기질 내로 침윤하고 이러한 작용이 반복된다. 결절 내에 있는 샘조직은 2개 이상의 서로 다른 기존의 세엽acinus에서 분지를 내기도 하는데, 이 경우 증식된 세엽들이 한곳에서 만나게 되어 얇은 섬유막이 형성된다. 이렇게 초기에 증식한 샘조직은 주변의 상피세포에 비해 크기와 높이가 모두 큰 비후현상을 보이며, 세엽의 내강 내에 유두모양으로 돌출되어 나타난다.

또 다른 특징은 주변부의 기시점으로 생각되는 큰 주관의 형태학적 특징으로, 결절을 향한 면에서 여러 개의 분지를 내는 반면, 그 면과 반대되는 곳에서는 전혀 분지를 내지 않는 것이 관찰된다(그림 5-2). 간혹 요도주위에서도 큰 결절이 관찰되는데,

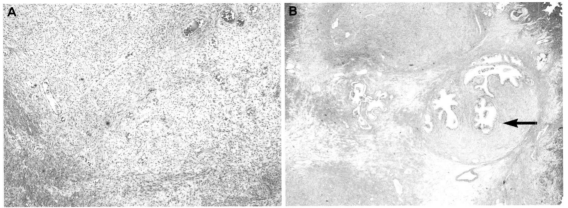

[그림 5-1] **전전립선조임근에서 기원하는 기질결절의 병리소견** A. 불규칙한 주변부를 보이는 결절 내부가 대부분 점액성 기질 조직으로 구성되어 있으며 샘조직은 관찰되지 않는다. B. 간혹 기질결절 내로 샘조직이 섞이기도 하며 때로는 융합형으로 나타난다(화살표).

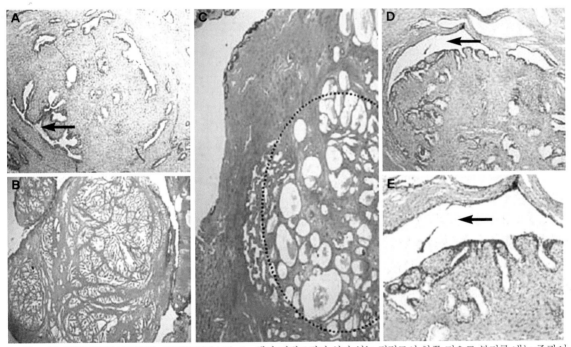

[그림 5-2] **이행부위에서 기원하는 결절의 병리소견** A. 샘과 기질조직이 섞여 있는 결절로서 한쪽 면으로 분지를 내는 주관이 결절의 주변부에 존재한다(화살표). B. 결절들의 융합반응으로 큰 결절이 형성된다. C. 때로는 원위부 요도주위의 전전립선 조임근 외측에 이행부위가 존재하며, 이곳에서 전형적인 샘조직의 결절이 관찰된다(원 내부). D. 한쪽 면으로 분지를 내는 주관(화살표)의 형태학적 소견. E. D의 확대 사진. 작은 분지들끼리의 융합 소견이 관찰된다.

이 경우에는 샘조직이 발견되며, 이 샘조직이 기질의 결절 내에 침윤되어 크기가 커지게 된다. 요도주위의 큰 결절들은 방광경부의 요도 등쪽에 존재하며 정중엽median lobe이라고 한다. 이와 같이 이행부위와 전전립선조임근의 결절이 형태학적으로 서로 다른 이유는 기전이 다르기 때문이다. 즉, 전전립선조임근 내의 결절은 소수의 작은 기질조직이 주성분인 결절로 시작하여 주변 샘들의 유입과 함께 점차 증가하는 반면, 이행부위의 결절은 샘조직 결절로 시작한 다음 차츰 융합하여 큰 결절을 형성한다.

일반적으로 수술로 얻는 환자의 조직 양상은 전립선비대증의 정도에 따라 달라진다. 크기가 작은 전립선비대증의 절제조직은 주로 근섬유의 기질이 주를 이루는 반면, 큰 전립선에서 적출술enucleation로 제거된 조직은 주로 샘조직의 결절로 이루어져 있다.

Ⅱ 전립선 평활근의 역할

전립선의 평활근은 공간적 배열이 수축으로 힘을 발생시키기에 최적화되어 있지 않지만, 전립선비대증의 병태생리에 주요한 역할을 할 것이라는 것은 의심의 여지가 없다. 기질에 분포하는 전립선 평활근은 정상 전립선의 역할에 중심적인 역할을 할 뿐 아니라 병적인 상태인 전립선비대증에서도 샘상피세포의 증식을 유도한다.

1. α-수용체와 전립선 평활근

전립선에서 평활근의 수축에 의한 능동적 긴장도 active tone와 수동적 긴장도가 요도압에 영향을 줄

수 있는데, α-수용체 자극으로 전립선요도의 압력이 상승하고, α-차단제로 압력이 저하된다. 그러나 α-수용체를 차단해도 전립선 요도부위의 수동적passive 긴장도는 저하되지 않으며, 이것의 조절에 대하여는 잘 알려져 있지 않다. 수동적 긴장도는 기질과 상피세포의 탄성조직과 더불어 세포외기질extracellular matrix이 가장 중요한 역할을 하는데, 평활근의 능동적 수축과는 독립적이다.

α-수용체 중 α_{1A} 아형이 사람의 전립선에 가장 풍부하고 전립선 평활근의 능동적 긴장도 조절에 주요하게 관여한다고 알려져왔다. 그러나 Kojima 등(2006)은 실시간real-time RT-PCR 기법을 이용하여 전립선비대증 환자에서 α_{1A} 수용체의 발현이 우세한 경우와 α_{1D} 수용체의 발현이 우세한 경우로 나눌 수 있다고 보고했다.

2. 전립선 평활근에 영향을 미치는 다른 인자들

사람의 전립선에서는 포스포디에스테라아제phosphodiesterase 동종효소isoenzyme 4형 및 5형을 비롯한 여러 동종효소가 발현된다. 그중 임상적으로 관심의 대상인 5형 포스포디에스테라아제는 이행부위에서도 분포함이 실험적으로 증명되었고, 전립선 근절편 실험에서 수축력이 5형 포스포디에스테라아제억제제에 의해 농도의존적으로 감소했다. 그리고 많은 생체외실험과 생체내실험을 통하여 cGMP 전달체계가 전립선 평활근을 조절하는 데 의미 있는 역할을 할 것임이 드러났다.

최근에는 위약대조군연구를 비롯한 다양한 임상시험에서 5형 포스포디에스테라아제억제제가 전립선비대증과 연관된 하부요로증상에서 효과적임이 증명되었다. 이에 따라 미국 식품의약국FDA을 비롯하여 국내에서도 5형 포스포디에스테라아제억제제

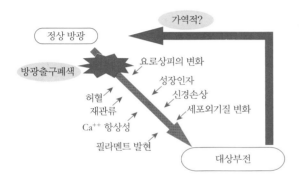

[그림 5-3] **방광의 대상부전을 초래하는 인자들의 모식도**

제 중 하나인 tadalafil이 전립선비대증에 의한 하부요로증상의 치료 적응증을 인정받았다.

이외에도 엔도텔린endothelin; ET, 칼리크레인-키닌kallikrein-kinin 시스템도 사람의 전립선에 존재한다고 밝혀졌다. 엔도텔린 중 ET-1이 전립선을 포함한 요도, 정관, 방광 등 요로생식계의 수축에 관여하는데, 주로 샘상피세포에 존재하고 비아드레날린성·비콜린성 수축에 관여한다. 브라디키닌 bradykinin을 비롯한 칼리크레인kallikrein은 전립선 평활근을 수축시키는 역할을 하는데, 전립선특이 항원prostate specific antigen; PSA과 아미노산 순서 sequence의 상동성homology이 높다. Srinivasan과 Kosaka(2004)의 연구에 의하면 사람의 전립선 기질세포에서 브라디키닌 B2 수용체를 통해 전립선 기질세포의 증식을 활성화시킬 수 있다고 한다.

Ⅲ 전립선비대증에서의 폐색과 방광의 변화

전립선비대증으로 인한 하부요로증상은 방광출구 폐색bladder outlet obstruction의 직접적인 결과보다

는 폐색에 의한 방광의 이차적 변화와 연관된 경우가 많다. 방광의 변화는 폐색이 발생한 시기와 기간, 폐색의 정도, 폐색의 형태 등에 따라 다르므로 그 변화를 정확히 예견하기 어렵다. 출구폐색에 의한 방광의 대상부전decompensation은 미세혈류, 세포외기질, 신경, 평활근 등 다양한 인자들의 영향을 받는다(그림 5-3).

1. 방광출구폐색으로 인한 방광기능부전의 인체 모델

만성적인 출구폐색으로 인한 방광기능부전의 좋은 모델은 후부요도판막증을 가진 환아들에 대한 연구이다. 이들은 요도판막에 의해 지속적으로 상승된 방광내압으로 인한 신장과 방광의 기능부전을 나타낸다. 요도판막을 제거한 후 지속적인 배뇨 곤란을 호소하는 환아들에 대한 요역동학검사 결과, 배뇨근 과활동성, 근부전myogenic failure, 높은 배뇨압, 작은 방광 용적, 비정상적인 순응도com-pliance 등의 이상 소견을 보였다

전립선비대증으로 인한 방광출구폐색에 대한 연구에서는 각 환자의 특성, 폐색의 기간, 폐색의 정도가 매우 다양하다. 요역동학검사 소견은 낮은 요속과 높은 배뇨압이 특징이며, 그 외에 배뇨근불안정과 저수축력 등이 나타난다.

방광의 수축력이 전혀 없는 대상부전방광de-compensated bladder은 방광출구폐색의 최종 단계이며, 수술로 폐색을 치료해도 효과가 매우 낮다.

2. 방광출구폐색으로 인한 방광기능부전의 기전

(1) 허혈

방광출구폐색 후 일어나는 방광의 비대, 보상 compensation 상태, 그리고 궁극적으로는 대상부전으로 특징지을 수 있는 일련의 변화에서는 허혈

*ischemia*이 주된 인자이다. 방광을 약간 팽창시키면 배뇨근 혈류가 감소하며, 레이저 도플러로 혈류를 측정하면 비대된 방광근에서 충만기*filling phase*에 혈류 감소가 관찰된다. 방광출구폐색 시에는 혈류 감소와 더불어 방광내압의 상승으로 인한 산소요구량이 증가하여 정상 방광과 비교할 때 상대적인 허혈이 발생한다.

(2) 성장인자의 역할

폐색 후에는 성장인자 발현의 변화가 일어난다. 토끼에서는 급성폐색 이후 bFGF 발현 증가와 TGF-β1 발현 감소가 나타나며, 방광의 폐색을 제거한 후에는 반대의 현상이 나타난다. 또한 수컷 쥐에서는 중증 폐색 후 TGF-β1이 배뇨근과 요중에서 증가하고, bFGF는 배뇨근에서 점진적으로 증가한다. 폐색 후의 증식과 비대 과정에서는 전암유전자*proto-oncogene*인 c-myc, c-fos, Ha-ras의 전사가 증가한다.

(3) 세포외기질의 변화

동물모델에서 방광출구부분폐색에 대해 가장 재현성이 높은 반응은 방광 무게의 빠른 증가이며, 폐색의 정도나 동물의 종류에 따라 최대 8배까지 증가한다. 대부분의 동물실험에서 근육다발 사이와 근육 내에 축적된 콜라겐을 관찰할 수 있다.

콜라겐은 주위의 평활근세포에서 생산되는 것으로 생각된다. 콜라겐의 양은 폐색 후에 증가하지만, 밀도는 평활근의 과다한 증식 때문에 감소한다. 콜라겐의 양보다는 콜라겐의 아형이나 콜라겐 섬유의 배열이 방광기능에 더 큰 영향을 미치는 것으로 추정된다. 실제로 Kim 등(1991)은 방광출구폐색이 있는 사산 태아의 방광에서 좀 더 잘 늘어나는 Ⅲ형 콜라겐보다는 Ⅰ형 콜라겐이 더 증가했다고 보고했다.

Damaser 등(1996)에 의하면, 쥐에서 방광폐색 후 6주가 지나면 콜라겐 구조나 아형의 변화로 인해 방광벽의 경직도*stiffness*가 급격히 증가한다고 한다.

(4) 평활근의 변화

방광이 폐색된 쥐와 토끼의 DNA 양과 H-티미딘*H-thymidine* 결합능을 측정한 결과, 폐색 직후에는 결합조직의 증식 외에 요로상피와 평활근의 증식이 관찰된다. 특히 폐색 후 평활근이 비대해져 방광 무게가 빠르게 증가하게 된다. 방광출구폐색의 태아 모델에서도 세포외기질의 침착보다 평활근비대가 더 분명하게 나타난다.

초미세구조를 관찰해보면 세포가 전기적, 기계적으로 연결되어 있는데, 이런 연결은 폐색으로 인해 바뀔 수 있다. 틈새이음*gap junction*을 구성하는 단백질인 코넥신*connexin*에 관해 다양한 연구들이 시행되었는데, Haefliger 등(2002)은 쥐의 폐색방광에서 코넥신 43은 배뇨근에서, 코넥신 26은 요로상피에서 각각 의미 있게 증가했으며, 이들이 방광압과 탄성도를 조절한다고 보고했다. John 등(2009)은 사람의 배뇨근에서는 코넥신 45의 발현이 더 뚜렷하고 방광출구폐색으로 인해 코넥신 45의 단백질 패턴이 국소적으로 변화하는데, 이것은 리소좀성 분해*lysosomal degradation*의 증가와 연관 있을 것이라고 주장했다.

3. 수축력장애를 일으키는 미세 기전
(1) 단백질의 변화

방광출구폐색 후 일어나는 방광기능의 장애는 세

포수축과 관련된 단백질들의 변화와 관련 있다. 정상적으로는 MLC(myosin light chain)와 MHC (myosin heavy chain)의 아형으로 구성되는 미오신 *myosin*이 액틴*actin*과 상호작용하여 근육수축을 중재한다.

MHC에서 carboxy 말단*terminal*이 다른 SM1, SM2의 두 동형*isoform*이 있는데, 출구폐색 후에 총 MHC 표현형은 줄고 MHC의 SM1 비율은 증가한다. 또한 MHC의 아미노*amino* 말단이 다른 SM-A, SM-B의 아형의 경우는 출구폐색 이후 A 아형이 증가한다.

이와 유사하게 가는 필라멘트*thin filament*인 액틴 아형, caldesmon과 calponin 아형의 변형도 출구폐색 후에 관찰된다. Caldesmon은 액틴, 미오신, 칼모듈린*calmodulin* 등 주요한 필라멘트들과 결합하여 수축의 브레이크*brake* 역할을 한다고 여겨진다.

세포막에 위치한 이음부 복합체*junction complex*의 일종인 sarcoglycan의 변화들도 발표되고 있다.

이처럼 폐색 후의 수축력 저하는 결국 수축력과 관련된 시스템들이 전체적으로 교란되어 발생한다.

(2) 평활근 대사

방광출구폐색에 따른 배뇨근비대는 평활근세포 대사의 변화를 동반한다. 포도당의 유산소적 대사는 배뇨근의 수축기능에 필수적인 ATP의 주된 공급원이다. 정상 방광의 효과적인 수축은 포도당 공급에 의존하며, 포도당이 제거되면 수축력이 급격히 떨어진다.

폐색 후에는 세포 단위지역당 힘이 빠르게 소실되는데, 이는 아마도 폐색방광이 무산소대사로 전환하여 평활근세포의 ATP 이용이 감소하기 때문으로 추측된다. Kato 등(1990a)은 경도의 폐색에서는 ATP가 변화하지 않으나 산소대사는 감소한다고 했다. 또한 심한 폐색이나 허혈이 발생한 경우에는 미토콘드리아의 기능부전으로 인해 ATP 생산이 감소한다.

(3) 칼슘 이동의 역할

ATP가 적절히 공급되더라도 칼모듈린*calmodulin*과 함께 키나아제*kinase*와 작용하여 MLC를 인산화하는 칼슘이 없면 액틴과 미오신 간의 의미 있는 상호작용이 일어날 수 없다. 콜린성 수축에 선행되어야 하는 세포 내 칼슘 증가는 세포 밖에서의 유입과 세포 내에 저장된 칼슘의 방출을 통해 이루어진다. 방광출구폐색으로 유도되는 수축기능의 변화는, 세포 내에 저장된 칼슘 방출을 방해할 때 나타나는 소견과 동일하다. 즉, 전기자극에 대한 최대수축력의 감소는 선택적 탈신경에 의해 나타나지만, 최대긴장력에 이르기까지 걸리는 시간이나 긴장소멸률 등 수축역학의 변화는 근형질세망 *sarcoplasmic reticulum*에 의해 이루어지는 칼슘 이동이 부적절하기 때문에 나타난다.

Ⅳ 폐색 제거의 효과

폐색방광에 대한 치료는 방광을 치료하는 것보다는 폐색을 제거하는 것이기 때문에 폐색 제거 후에 나타나는 어떤 변화들이 가역적인지를 아는 것이 중요하다. 환자의 대부분은 경요도전립선절제술 후 증상이 많이 개선되지만, 약 30%는 수술 후에도 요절박이 지속된다. 그리고 방광의 수축력 회복이 가능하다는 간접적인 증거는 있지만, 수축력이 심하게 저하된 환자는 출구폐색 제거 후에도 배뇨증상이 개선되지 않는다.

동물실험의 경우 조직학적 소견인 배뇨근비대가 나타난 쥐에서 폐색을 제거하면 완전하지는 않더라도 분명 가역적인 변화가 나타나며, 4주 정도면 방광의 무게가 정상으로 돌아온다. 폐색을 6주간 유지시켰다가 폐색을 제거한 지 6주가 지나면 평활근 세포들은 불규칙한 모양을 보이지만 세포 내 손상은 일어나지 않으며 평활근의 비대도 반전되고 콜라겐의 양도 다시 감소한다. 또한 쥐에서 폐색에 동반된 신경비대는 폐색 제거 이후 감소하며, NGF도 감소한다.

수축력과 관계 있는 총 MHC의 양이나 SM1/SM2의 비율, 그리고 액틴 아형의 변이도 모두 폐색 전 수치로 돌아온다. Na-K 막펌프의 활동성 증가도 거의 회복된다.

일반적으로 6주 이하 동안 폐색이 진행되었던 동물 표본에서 폐색을 제거하면, 이후 다양한 시점에서 대부분의 요역동학검사치들이 정상으로 되돌아온다. 배뇨근불안정은 쥐와 일부 돼지 모델에서는 완전히 소실되었으며, 다른 연구에서는 일부 지속되기도 했다. 전립선절제술 후 약 25%에서는 배뇨근 과활동성이 계속 존재하며, 이는 수술 후의 요절박을 설명해준다.

장기간의 폐색 이후 방광 배출능이 회복되는 정도는 일정하거나 확실하지 않다. 장기간의 폐색은 다양한 병리학적 결과를 가져오며, 특히 조밀한 세포외기질의 침착과 평활근의 해체*disorganization* 등을 일으키기 때문에, 이와 같은 대상부전방광은 폐색 제거 이후에도 회복 정도가 낮다.

V 결론

남성의 경우 나이가 들어감에 따라 증가하는 전립선비대증은 조직병리학적으로 결절성 증식을 보이는데, 조직학적으로는 발생 과정과 발생 부위에 따라 매우 다양한 소견이 복합적으로 나타나므로, 형태학적 소견을 관찰하면 기전을 유추하는 데 도움이 될 것이다.

전립선의 평활근은 전립선비대증의 병태생리에 주요한 역할을 하는데, α-수용체에 의해 능동적 긴장도가 변화하지만 수동적 긴장도의 조절에 대해서는 아직 잘 알려져 있지 않으며, α-수용체 외의 다른 기전들도 관여한다고 알려져 있다.

전립선비대증으로 인한 출구폐색이 초래하는 방광의 이차적 변화는 폐색의 발생 시기, 기간, 정도, 형태 등 다양한 요인에 따라 다르다. 출구폐색에 의한 방광의 변화는 미세혈류, 성장인자, 세포외기질, 평활근 등 다양한 인자들의 변화에 의해 분자생물학적 변형이 초래되어 발생하는데, 이 분야는 아직 많은 연구가 필요하다.

제3부

전립선비대증의 역학

제 6 장

전립선비대증의 역학

박홍석

전립선비대증은 노화 및 안드로겐의 존재와 밀접한 관련이 있고 대부분 고령에서 발생하는 질환으로, 생명을 위협하기보다는 하부요로증상LUTS을 일으켜 삶의 질을 떨어뜨리는 질환이다. 하부요로증상을 노화에 따른 자연적 현상으로 받아들이거나 성과 관련된 질환으로 오해하는 사회적 분위기 때문에 전립선비대증은 그간 고혈압, 당뇨병과 같은 성인병에 비해 개인적·국가적 관심을 받지 못하여 정확한 역학조사가 미비한 실정이다.

미국의 경우 50세 이상의 남성 대부분이 전립선비대증에 기인한 요로증상을 갖고 있으며, 매년 약 390만 명이 전립선비대증으로 인해 비뇨기과를 방문하고, 1년에 37만 명이 입원하며, 17만 명이 경요도전립선절제술transurethral prostatectomy을 시행받고 있다. 또한 전립선비대증에 대한 의료비용으로 매년 20억 달러 이상이 소요되고 있다.

우리나라의 경우 1996년 의료보험연합회의 통계에 따르면 1995년 한 해 동안 전립선비대증 외래 진료 건수는 약 69,800건으로 전체 외래 진료의 0.6%에 불과했다. 그러나 최근 건강보험심사평가원의 자료에 따르면 전립선비대증 환자 숫자는 2007년 70만 5,507명에서 2011년에는 106만 6,441명으로 약 1.5배 증가했다.

전립선비대증국제자문회의International Consultation on BPH의 역학과 자연사 분과위원회Epidemiology and Natural History Committee는 하부요로장애lower urinary tract dysfunction에 대한 역학적 연구의 중요성을 강조했고, 이러한 취지에서 전 세계적으로 많은 역학조사가 활발히 진행되어왔다. 이 위원회는 대륙별, 인종별로 연령별 하부요로증상, 전립선 용적과 요속을 지속적으로 연구하도록 권고하고 있다.

전립선비대증은 우리나라에서도 50세 이상 남성에서 흔한 질환임에도 불구하고 이에 대한 기초 통계자료가 부족하다. 현재 50세 이상 연령층의 전립선비대증 유병률과 하부요로증상에 대한 자료는 진료를 받기 위해 자발적으로 내원한 환자들로부터 추출된 자료와 제한적인 역학조사 결과뿐이다.

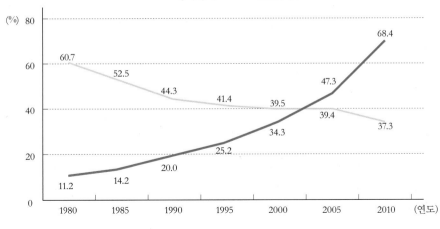

총 부양비　　노령화지수

[그림 6-1] **우리나라의 총 부양비와 노령화지수**(통계청)

현재 우리나라도 노령화지수가 급속히 높아지고 보건복지에 대한 관심 또한 커지고 있으므로 전립선비대증은 앞으로 큰 비중을 가진 사회복지 문제로 대두될 것으로 보이며, 서양처럼 이에 관한 사회적 비용도 증가할 것으로 예상된다(그림 6-1). 향후 고령화 사회의 보건복지 수준에 필요한 사회적 비용을 효과적으로 분배하기 위해서는 전립선비대증에 대한 체계적인 역학연구와 이에 대한 정부의 정책적 지원이 필요하다.

I 전립선비대증 역학연구의 문제점과 한계

특정 질환을 이해하는 데에는 병리학적·생리학적 정보 외에 자연경과, 유병률, 이환율 등 역학적 정보도 필수적이다. 역학조사에서는 무엇보다도 조사 대상 질환의 정의가 명확해야 한다. 현재 사용하는 전립선비대증이라는 용어는 benign prostatic hypertrophy를 번역한 것인데, 이제는 benign prostatic hyperplasia란 용어로 대치되었으므로 우리나라에서도 '양성전립선증식증'이라는 용어를 사용해야 할 것이다. 전립선비대증이라는 용어는 전립선 촉진 또는 경직장초음파촬영*transrectal ultrasonography; TRUS*에서 전립선의 크기가 증가한 것으로 나오는 이른바 양성전립선비대*benign prostatic enlargement*를 일컫는다.

질환의 정의가 명확하고 동일 질환에 대해 조사하더라도 조사 대상 집단에 따라 결과가 다를 수 있다. 그동안의 역학적 연구는 주로 전립선비대증을 치료하기 위해 내원한 환자 또는 건강검진을 받은 환자를 대상으로 한 것이 많다.

전립선비대증은 삶의 질과 관련된 질환이다. 따라서 치료 여부를 결정하거나 치료법을 선택할 때는 증상뿐 아니라 여러 요소들이 어떻게 영향을 미치는가를 규명하는 것이 중요하다. 또한 전립선비대증의 자연경과는 점진적으로 악화되는 것이 아니라 조사 시점에 따라 동일 개체에서도 증상이 변화한다. 따라서 전립선비대증의 역학적 연구 결과를 해석하고 적용할 때는 이런 점을 고려해야 한다.

Ⅱ 전립선비대증의 정의

전립선비대증은 병리학자, 방사선과 의사, 비뇨기과 의사, 환자 각자가 서로 다른 의미로 받아들인다. 병리학자는 전립선의 기질이나 상피조직세포의 증식과 같은 병리소견을 전립선비대증의 진단 기준으로 삼는다. Abrams(1994)는 다른 특별한 질환이 없는 방광하부폐색 환자의 요역동학검사 *urodynamic study*에서 방광내압 증가와 배뇨 속도 감소가 동시에 나타나는 것이 전립선비대증의 특징이라고 했다. 실제로 환자 진료를 담당하는 임상 비뇨기과 의사들은 전립선비대증을 연령의 증가와 전립선 성장과 관련하여 남성들에서 나타나는 여러 복합적인 배뇨증상군으로 정의하고 있다. 환자들은 전립선비대증으로 인한 생활의 불편, 즉 삶의 질에 가장 중점을 두고 이 질환을 이해한다.

전립선비대증이라고 정할 수 있는 전립선의 크기는 아직 명확히 정해져 있지 않다. 사춘기 이전의 전립선은 크기와 기능이 미성숙 상태이며, 사춘기 때에 기능적으로 완전히 성숙한 상태가 된다. 병리학적 전립선비대증은 30세 전후에 시작된다. 전립선의 성장은 일생에 두 번 일어나는데, 사춘기의 빠른 성장기와 이후의 완만한 성장기로 나눌 수 있다(그림 6-2). 성인의 평균 전립선 무게는 20g이나, 전립선비대증 환자에서는 평균 33g으로 증가한다. 국내 연구에서 50~80세 남성의 평균 전립선 무게는 25g인 것으로 나타났으며, 연령 증가에 따라 평균 크기도 증가했다.

Ⅲ 전립선비대증의 역학

전립선비대증은 임상형태가 매우 다양하여 하부요로증상, 요폐색*urinary obstruction*, 배뇨근의 불안

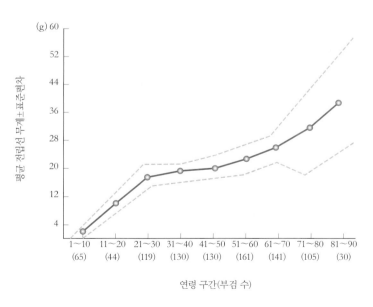

[그림 6-2] 나이에 따른 전립선의 평균 무게

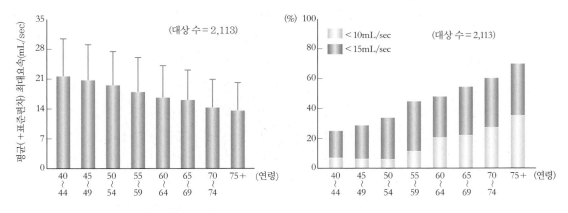

[그림 6-3] 미국 Olmsted 카운티 성인 남성의 나이에 따른 최대요속

정성 등을 포함하는 포괄적 의미의 질환이다.

미국인을 대상으로 한 조사에서 55세 남자의 25%가 자신의 요속이 감소한 것으로 생각했다. 전립선비대증 증상을 객관적으로 수식화할 수 있는 기준들이 많이 제시되어왔는데, 이 중 국제전립선증상점수International Prostate Symptom Score; IPSS가 전 세계적으로 많이 사용되고 있다. 이 증상점수는 피검자 자신이 직접 작성하도록 함으로써 검사자의 편견을 제거했다. 국제전립선증상점수는 전립선 진단, 치료효과 판정, 환자의 경과관찰 등에 이용된다. 그러나 연령, 성별, 요속과 유의한 상관관계가 없어 국제전립선증상점수의 효용성과 한계성에 대한 연구도 계속되고 있다. 국제전립선증상점수는 전립선비대증에 대해 특이도가 낮으나, 하부요로증상을 가진 환자의 증상을 정량화하여 측정할 수 있으므로 임상적으로 유용하다. 국제전립선증상점수는 전립선의 병적 상태를 정확하게 나타내기보다 배뇨근의 노화, 생리적 요 생산의 변화 등을 반영한다. 국내의 한 보고에 따르면 국제전립선증상점수는 연령(r = 0.29)과 최대요속(r = -0.298)과는 상관관계를 보였으나, 전립선 용적(r = 0.09)과는

상관관계가 없었다고 한다. 그러므로 국제전립선증상점수는 전립선비대증에서 폐색 정도를 예측할 수 있는 지표로 사용할 수 있다.

국제전립선증상점수와 최대요속은 상관관계가 없다는 보고도 있다. 최대요속은 나이에 비례하여 감소하는데, 평균 요속의 경우 매 10년마다 2mL/sec씩 감소한다(그림 6-3). 50세 이상의 국내 노인 625명을 대상으로 최대요속을 측정한 연구에서는 15mL/sec 이하가 373명(59.7%)으로 높게 나타났다. Kim 등(1999)은 최대요속이 15mL/sec 이상인 군과 15mL/sec 미만인 군 간에는 평균 연령, 배뇨량, 전립선특이항원치, 삶의 질, 국제전립선증상점수 등에 차이가 있으며, 최대요속이 전립선비대증 환자의 평가와 추적검사에서 중요한 지표지만, 두 군 사이의 전립선 용적 차이와는 연관성이 없어 전립선 용적 자체가 환자의 배뇨 상태를 결정짓지는 않는다고 보고했다. Girman 등(1995)의 연구에 따르면 최대요속은 나이에 의존적이며 매 10년마다 2mL/sec씩 감소하여, 40~44세의 경우 20.3mL/sec인데 75~79세의 경우는 11.5mL/sec로 감소한다. 최대요속이 10mL/sec 이하일 때는 하부요로

폐색이 의심되고, 6~8mL/sec 이하로 요속이 낮은 경우 수술치료가 필요한 지표가 될 수 있다.

나이에 따른 전립선특이항원치의 변화를 보면, 1,278명을 대상으로 한 연구 결과에서 연령별 전립선특이항원 참고치age-specific PSA reference는 40대 0.24~1.30ng/mL, 50대 0.27~2.68ng/mL, 60대 0.25~4.00ng/mL, 70대 0.29~4.55ng/mL, 80대 0.31~6.18ng/mL였고, 연령 증가에 따라 연령별상한치가 증가했다. Collins 등(1993)은 전립선암이 없는 40~79세 남성에서 연령 증가에 따른 전립선 크기의 증가, 전립선 크기 증가에 따른 혈청 전립선특이항원치의 증가율을 분석했다. 연구 결과 전립선이 1g 증가하면 전립선특이항원치는 4% 증가하고 연령 증가에 따라 전립선특이항원밀도가 1.6% 증가하기 때문에 전립선특이항원치의 증가가 단순히 전립선의 크기에 비례하는 것은 아니라고 보고했다. 국내에서 발표된 문헌들의 평균 연령별 전립선특이항원 참고치는 각 연령군별로 40대는 1.99ng/mL, 50대는 2.52ng/mL, 60대는 3.90ng/mL, 그리고 70대는 5.39ng/mL였다.

Ⅳ 전립선비대증의 유병률

임상에서 전립선비대증은 전립선의 비대, 폐색, 하부요로증상(국제전립선증상점수)의 조합을 통해 진단된다. 이 세 가지를 간단히 도식화하면 그림 6-4와 같다.

나이가 듦에 따라 국제전립선증상점수가 높아지며, 이러한 국제전립선증상점수의 증가는 삶의 질을 저하시킨다. 국내 연구를 종합해보면 50세 이상 남성의 절반 정도가 중등도 이상의 배뇨기능장애

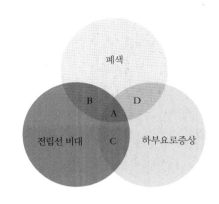

[그림 6-4] **전립선비대증의 발현 양상** A. 전형적 전립선비대증, B. 무증상 전립선비대증, C. 비폐색 전립선비대증, D. 방광출구폐색

증상이 있다. 국내외의 중등도 이상 하부요로증상의 유병률 결과를 비교하면 〈표 6-1〉과 같다.

〈표 6-1〉을 보면 한국인의 하부요로증상의 비율이 다른 국가와 비교하여 유사하거나 다소 높다. 이는 설문지의 영문과 국문 번역 내용 간의 문화적·언어적 차이 때문일 수도 있으나, 실제로 우리나라 사람의 하부요로증상 발현 정도가 다른 국가보다 높기 때문일 수도 있다. 향후 더 많은 역학조사가 이루어지면 한국인의 하부요로증상에 대한 정확한 통계가 나올 것이다.

국제전립선증상점수의 개별 항목에 대한 결과

[표 6-1] **각 지역사회 남성의 중등도 이상 하부요로증상 유병률**
국제전립선증상점수 8 이상 유병률(%)

분류	50~59세	60~69세	70~79세
한국	37	49	70
캐나다	15	27	31
미국	33	45	46
프랑스	8	14	27
네덜란드	26	30	36
일본	29	31	56

를 살펴보면, 서구인은 야뇨증nocturnal enuresis을 주로 호소하나, 국내 조사에서는 약한요류weak urinary stream와 야간뇨nocturia를 많이 호소한다. 국내의 한 보고에 따르면 국제전립선증상점수 8점 이상, 즉 중등도 이상의 전립선비대증은 50대, 60대, 70대에서 각각 32%, 54%, 64%로 나타나 나이가 들수록 증상이 심해졌다.

Guess 등(1990)에 따르면 60대 남성의 69%가 임상적 전립선비대증을 진단받았고, 이 연령대 남성들의 부검을 통해 진단한 현미경적 전립선비대증의 비율이 70.7%이므로, 연령별 전립선비대증 유병률은 임상적인 경우와 부검을 통한 경우가 비슷했다.

Garraway 등(1991)은 임상적 전립선비대증의 정의를 전립선 크기가 20g 이상이고 최대요속이 15mL/sec 미만인 경우 또는 전립선 크기가 20g 이상이고 증상점수가 증가한 경우로 정하고 40~79세 남성들의 유병률을 조사한 결과, 40대, 50대, 60대, 70대에서 각각 13.8%, 23.7%, 43.0%, 40.0%로 나타나 나이가 들수록 유병률이 증가한다고 보고했다. Bosch 등(1995)은 진단기준을 전립선 크기 30g 이상, 국제전립선증상점수 8점 이상으로 정한 경우 유병률이 19%인 반면, 최대요속 10mL/sec 이하, 잔뇨 50mL 이상을 추가할 경우 유병률이 4.3%로, 진단 기준에 따라 유병률의 차이가 매우 크다고 보고했다.

국내에서는 40~89세 남성을 대상으로 전립선비대증의 진단기준을 전립선 크기 20g 이상, 국제전립선증상점수 8점 이상으로 정한 경우 유병률이 27.8%였으며, 여기에 최대요속 10mL/sec 이하를 추가한 경우 7.6%로 나타나 외국의 보고와 유사했다. 또한 전립선 크기 25g 이상, 국제전립선증상점수 8점 이상, 최대요속 15mL/sec 이하로 기준을 삼을 경우 50대, 60대, 70대에서 전립선비대증의 유병률은 각각 14.6%, 24.6%, 36.2%였으며, 전립선 크기 30g 이상, 국제전립선증상점수 8점 이상을 기준으로 한 경우 50대, 60대, 70대, 80대 이상에서 유병률은 각각 11.6%, 18.1%, 30.8%, 50.8%였다.

이와 같이 각 나라마다 전립선비대증 유병률이 기준에 따라 다르며, 같은 기준을 적용하더라도 차이가 나타난다. 따라서 각 나라와 지역 간의 사회적·문화적 배경과 전립선의 해부학적 크기의 차이를 고려한 국가별, 인종별 혹은 지역별 전립선비대증의 정의에 대해 합의한 후, 그것을 기준으로 유병률을 산정하여 질환의 역학조사와 자연경과에 이용하는 것이 바람직하다.

V 전립선비대증의 위험인자

전립선비대증의 원인으로 확인된 것은 기능이 정상인 고환의 존재와 연령이다. 사춘기 이전에 거세되면 전립선비대증은 생기지 않으며, 사춘기 이후에 거세된 경우에는 발생빈도가 매우 낮다. 또한 표현형이 XX인 남성과 테스토스테론 수치가 거세 수준인 남성에서도 발생하는 경우가 매우 드물다. 5-α환원효소 결핍 상태인 남성 가성반음양pseudohermaphroditism 환자에서도 전립선비대증이 생기지 않는다. 이러한 사실을 이용하여 finasteride를 사용하면 전립선 용적이 감소하고, 요속이 증가하며, 국제전립선증상점수가 개선된다.

α-아드레날린성 및 콜린성 수용체들은 전립선평활근, 전립선피막, 방광경부에 분포되어 있다. 전립선 α-아드레날린수용체들 중 α_1 수용체가 전립선 수축에 관여하며, 그중에서도 특히 α_{1A} 수용체가

전립선에 특이적이다. 실제로 α-아드레날린수용체 차단제를 투여하면 요속과 증상점수가 개선된다.

Morrison(1992)은 흡연이 수술치료의 위험도를 낮추지는 않으나 약한 역관련성을 보인다고 보고했는데, 반면 Seitter와 Barrett-Connor(1992)는 수술적으로 치료받은 환자에서 전립선비대증과 흡연의 관련성은 없다고 보고했다. Daniell(1993)도 수술치료를 받은 환자 중 흡연자의 비율이 낮으며 약물치료의 빈도는 비흡연자와 비슷하다고 했다. 따라서 흡연은 전립선비대증 발생과 관련성이 없거나, 있어도 약한 역관련성을 보인다고 생각된다.

신체질량지수*body mass index; BMI*는 전립선의 수술치료와 역관련성을 보이는 것으로 나타났다. 경요도전립선절제술을 시행한 경우 비만 환자에서 절제한 전립선 조직의 양이 다른 환자들보다 더 많았다는 보고도 있었다.

간경화와 음주는 혈청 내 테스토스테론의 감소와 에스트로겐의 증가를 일으켜 전립선 용적 증가와 역관계이다.

전립선비대증은 유전 가능성이 있다. Sanda 등(1994)에 따르면 전립선비대증으로 수술을 받은 환자들의 자손이 전립선비대증으로 수술을 받을 확률은 같은 연령의 대조군에 비해 4.2배였다. Partin 등(1994)은 쌍둥이 연구에서 이란성 쌍둥이에 비해 일란성 쌍둥이에서 전립선비대증의 상관관계가 더 높았다고 보고했다.

Isaacs와 Coffey(1989)는 부검을 통해 병리학적 측면과 임상적 측면의 연구, 즉 이상*biphasic*연구를 시행했는데, 대상 모두가 현미경적 전립선비대증을 보였고, 그중 50%는 임상적으로 치료를 받았던 전립선비대증이었다. 조직학적으로 증명된 전립선비대증의 유병률은 인종적·지역적 차이를 보이지 않았지만, 임상적으로 진단된 전립선비대증의 유병률은 보고에 따라 차이가 컸다. 이는 전립선비대증의 진단기준이 전 세계적으로 같지 않기 때문이다. 이로 인해 지역, 인종 간에 전립선비대증으로 인한 수술치료율이 다르다. 미국에서 연구된 인종 간 유병률을 비교해볼 때 수술치료가 필요한 전립선비대증은 상대위험도가 1.0으로 백인과 흑인이 비슷하나, 전립선암은 흑인의 상대위험도가 1.8로 높게 나타났다.

Ⅵ 결론

전립선비대증은 노령 인구의 증가, 진단 방법의 발달, 경제 성장, 삶의 질 향상에 대한 욕구, 의식의 전환 등 많은 의료·경제·사회적 변화로 인해 그 중요성과 빈도가 다른 만성질환에 비해 빠르게 높아지고 있다.

전립선비대증은 이제 어떤 특정 질환이라기보다, 다소 과장되기는 하지만 남성에서 노화와 동반되어 나타나는 노령기의 필연적 변화이다. 다른 만성질환과 마찬가지로 전립선비대증의 발생에는 여러 복합적 요소가 원인과 위험인자로 작용한다. 더욱이 인종 또는 개개인에 따라 발병 시점과 질환의 진행도가 매우 다양하고, 유병률, 자연경과 등과 같은 역학도 다른 만성질환에 비해 명확히 밝혀진 것이 많지 않다.

배뇨증상의 객관화를 위해 각 나라별로 번역해서 사용하는 국제전립선증상점수는 여러 조사에서 어느 정도 그 객관성이 인정되고 있으며, 최대요속은 연령의 증가에 따라 감소한다. 그러나 여러 나라에서 질환의 유병률에 관해 시행된 역학조사 결과는 조사 방법이 달라 정확히 비교하기 어렵다. 또한 동양인의 전립선이 서양인보다 작고, 배뇨증상에 대한 환자 개개인의 감수성은 동·서양 간에 큰 차이가 없다.

우리나라에서도 전립선비대증에 대한 여러 역학조사 결과가 발표되었으나 아직 서구의 자료에 비해 미비한 점이 많다. 한국인의 전립선비대증 발생 빈도는 고령화, 생활수준 향상으로 인해 점점 높아져 병원을 방문하는 환자 수가 증가할 것으로 보인다. 이에 대한 적절한 처치나 대응안을 강구하기 위해서는 향후 전국 규모의 다기관 공동연구를 통한 체계적인 역학조사가 필요하다.

참고문헌

Abrams P. In support of pressure−flow studies for evaluating men with lower urinary symptoms. Urology 1994;44:153−5.

Alarid ET, Rubin JS, Young P, Chedid M, Ron D, Aaronson SA, et al. Keratinocyte growth factor functions in epithelial induction during seminal vesicle development. Proc Natl Acad Sci USA 1994;91: 1074−8.

Arrighi HM, Guess HA, Metter EJ. Symptoms and signs of prostatism as risk factors for prostatectomy. Prostate 1990;16:253−61.

Barry MJ, Fowler FJ Jr, O'Leary MP, Bruskewitz RC, Holtgrewe HL, Mebust WK, et al. The American Urological Association symptom index for benign prostatic hyperplasia. The Measurement Committee of the American Urological Association. J Urol 1992;148:1549−57.

Berry SJ, Coffey DS, Walsh PC, Ewing LL. The development of human benign prostatic hyperplasia with age. J Urol 1984;132:474−9.

Bosch JL, Hop WC, Kirkels WJ, Schroder FH. The International Prostate Symptom Score in a community−based sample of men between 55 and 74 years of age: prevalence and correlation of symptoms with age, prostate volume, flow rate and residual urine volume. Br J Urol 1995;75:622−30.

Chancellor MB, Rivas DA, Keeley FX, Lotfi MA, Gomella LG. Similarity of the American Urological Association Symptom Index among men with benign prostate hyperplasia (BPH), urethral obstruction not due to BPH and detrusor hyperreflexia without outlet obstruction. Br J Urol 1994;74:200−3.

Choi YD, Hong SJ, Rha KH, Kim BH, Cha KB, Song JS, et al. Age−Specific Reference Ranges for Serum Prostate−Specific Antigen: Community−based Survey in Namhae Region. Korean J Urol 2001;42:834−9.

Chung MK, Lee SD, Choi EH, Soe HK, Yoon JB. Prevalence of benign prostatic hyperplasia and prostatism in Korean men: a community−based study. In: Chatelain C, Denis L, Foo KT, Khoury S, McConnell J, editors. Benign prostatic hyperplasia. 5th ed. Plymouth: Health Publication 2001;25−38.

Chung TG, Chung J, Lee MS, Ahn H. Prevalence of benign prostatic hyperplasia in Jeong−Eup Area: community−based study. Korean J Urol 1999;40:52−8.

Chute CG, Panser LA, Girman CJ, Oesterling JE, Guess HA, Jacobsen SJ, et al. The prevalence of prostatism: a population−based survey of urinary symptoms. J Urol 1993;150:85−9.

Collins GN, Lee RJ, McKelvie GB, Rogers AC, Hehir M. Relationship between prostate specific antigen, prostate volume and age in the benign prostate. Br J Urol 1993;71:445−50.

Daniell HW. More stage A prostatic cancers, less surgery for benign hypertrophy in smokers. J Urol 1993;149:68−72.

Garraway WM, Collins GN, Lee RJ. High prevalence of benign prostatic hypertrophy in the community. Lancet 1991;338:469−71.

Girman CJ, Jacobsen SJ, Guess HA, Oesterling JE, Chute CG, Panser LA, et al. Natural history of prostatism: relationship among symptoms, prostate volume and peak urinary flow rate. J Urol 1995;153: 1510–5.

Glynn RJ, Campion EW, Bouchard GR, Silbert JE. The development of benign prostatic hyperplasia among volunteers in the Normative Aging Study. Am J Epidemiol 1985;121:78–90.

Guess HA, Arrighi HM, Metter EJ, Fozard JL. Cumulative prevalence of prostatism matches the autopsy prevalence of benign prostatic hyperplasia. Prostate 1990;17:241–6.

Holtgrewe HL, Mebust WK, Dowd JB. Cockett AT, Peters PC, Proctor C. Transurethral prostatectomy: practice aspects of the dominant operation in American urology. J Urol 1989;141:248–53.

Huh JS, Kim YJ, Kim SD. Prevalence of Benign Prostatic Hyperplasia on Jeju Island: Analysis from a Cross–sectional Community–based Survey. World J Mens Health 2012;30:131–7.

Isaacs JT, Coffey DS. Etiology and disease process of benign prostatic hyperplasia. Prostate Suppl 1989;2: 33–50.

Kim HG, Park JY, Jung SM, Lee SH, Lee SY. Benign Prostatic Hyperplasia: Its Feature and Impact on the Quality of Life in Rural Area of Kangwon Province. Korean J Urol 1999;40: 446–52.

Lee ES, Lee C, Kim Y, Shin Y. Estimation of Benign Prostatic Hyperplasia Prevalence in Korea: An Epidemiological Survey Using International Prostatic Symptom Score(IPSS) in Yonchon County. Korean J Urol 1995;36:1345–52.

Lee ES, Yoo KY, Kim Y, Shin Y, Lee C. Prevalence of lower urinary tract symptoms in Korean men in a community–based study. Eur Urol 1998;33:17–21.

Lee H, Hwa JS, Choi BS, Choi CW, Kim JT, Jung SH, et al. Correlation between Age, Prostatic Volume and Voiding Symptoms in Randomly Selected Korean over Age 60. Korean J Urol 1994;35:1208–13.

Lee HL, Seo JW, Kim WJ. The Prevalence of Benign Prostatic Hyperplasia: Community–based Study in Chungbuk Province. Korean J Urol 1999;40:1500–5.

Lee MW, Lee KS. The Prevalence of Benign Prostatic Hyperplasia in Self–Referral Populations Over Age 50. Korean J Urol 1996;37:263–7.

Moon TD, Brannan W, Stone NN, Ercole C, Crawford ED, Chodak G, et al. Effect of age, educational

status, ethnicity and geographic location on prostate symptom scores. J Urol 1994;152:1498–500.

Morrison AS. Risk factors for surgery for prostatic hypertrophy. Am J Epidemiol 1992;135:974–80.

Norman RW, Nickel JC, Fish D, Pickett SN. "Prostate–related symptoms" in Canadian men 50 years of age or older: prevalence and relationships among symptoms. Br J Urol 1994;74:542–50.

Park HK, Park H, Cho SY, Bae J, Jeong SJ, Hong SK, et al. The Prevalence of Benign Prostatic Hyperplasia in Elderly Men in Korea: A Community–Based Study. Korean J Urol 2009;50:843–7.

Partin AW, Page WF, Lee BR, Sanda MG, Miller RN, Walsh PC. Concordance rates for benign prostatic disease among twins suggest hereditary influence. Urology 1994;44:646–50.

Rhew HY, Koo JH, Cho SS, Kang JS, Lee CK, Kim JC, et al. The prevalence of BPH in Busan city over age 40. Korean J Urol 2001;42:223–7.

Roberts RO, Jacobsen SJ, Rhodes T, Guess HA, Girman CJ, Panser LA, et al. Cigarette smoking and prostatism: a biphasic association? Urology 1994;43:797–801.

Sagnier PP, MacFarlane G, Richard F, Botto H, Teillac P, Boyle P. Results of an epidemiological survey using a modified American Urological Association symptom index for benign prostatic hyperplasia in France. J Urol 1994;151:1266–70.

Sanda MG, Beaty TH, Stutzman RE, Childs B, Walsh PC. Genetic susceptibility of benign prostatic hyperplasia. J Urol 1994;152:115–9.

Seitter WR, Barrett–Connor E. Cigarette smoking, obesity, and benign prostatic hypertrophy: a prospective population–based study. Am J Epidemiol 1992;135:500–3.

Shapiro E, Lepor H. Pathophysiology of clinical benign prostatic hyperplasia. Urol Clin North Am 1995;22: 285–90.

Story MT, Livingston B, Baeten L, Swartz SJ, Jacobs SC, Begun FP, et al. Cultured human prostate–derived fibroblasts produce a factor that stimulates their growth with properties indistinguishable from basic fibroblast growth factor. Prostate 1989;15:355–65.

Theyer G, Kramer G, Assman I, Sherwood E, Preinfalk

W, Marberger M, et al. Phenotypic characterization of infiltrating leukocytes in benign prostate hyperplasia. Lab Invest 1992;66:96−107.

Tsukamoto T, Kumamoto Y, Masumori N, Miyake H, Rhodes T, Girman CJ, et al. Prevalence of prostatism in Japanese men in a community−based study with comparison to a similar American study. J Urol 1995;154:391−5.

Tutrone RF Jr, Ball RA, Ornitz DM, Leder P, Richie JP. Benign prostatic hyperplasia in a transgenic mouse: a new hormonally sensitive investigatory model. J Urol 1993;149:633−9.

Wilding G, Valverius E, Knabbe C, Gelmann EP. Role of transforming growth factor−α in human prostate cancer cell growth. Prostate 1989;15:1−12.

제 7 장

전립선비대증의 자연경과

이경섭

어떤 질병의 '자연경과*natural history*'란 오랜 기간이 경과함에 따라 진행되는 질병의 예후를 의미하며, 오랜 연구가 필요하기 때문에 잘 알려져 있지 않는 경우가 많다. 전립선비대증의 자연경과에 대한 연구는, 아무런 치료를 하지 않을 때 일어날 결과를 알 수 있고, 어떤 치료법이 얼마나 효과가 있는지를 비교할 수 있어서, 의사가 환자의 치료 방법을 결정하는 데 객관적 자료가 되므로 매우 중요하다.

전립선비대증의 자연경과는 장기간의 대규모 전향적 코호트연구를 통해서만 정확하게 알 수 있으나 현재까지 이러한 연구는 매우 드물다. 자연경과에 대한 연구들은 대부분 후향적 연구이므로 환자 선택에 편견이 개입되기 쉬우며, 계획적이고 조직적인 추적관찰이 부족한 경우가 많다. 위약연구도 치료하지 않은 질병의 자연경과에 대한 정보를 주긴 하지만 선택에서의 편견과 위약효과*placebo effect*의 영향을 받게 된다. 전립선비대증의 자연경과에 대한 연구는 전립선비대증과 관련된 임상적 요소를 다양하게 추적관찰할 수 있는데, 국제전립선증상 점수*IPSS*의 변화, 전립선 용적과 최대요속의 변화 등 주로 사용되는 인자뿐 아니라 급성요저류*acute urinary retention* 발생으로 인한 수술 등의 침습적인 치료법 시행 등도 포함되어야 한다. 자연경과는 나이와 증상 정도에 따라 각 개인의 예후를 예측할 수 있을 정도로 세분화되어야 한다.

전립선비대증은 빠른 진단과 신속한 치료가 필요한 질환은 아니지만, 서서히 진행되어 삶의 질에 큰 영향을 주는 중요한 질환 중 하나이다. 전립선비대증의 자연경과에 대한 이해는 치료법을 선택할 때 좀 더 객관적이고도 신뢰성 있는 결정을 내릴 수 있도록 한다.

I 전립선비대증의 자연경과에 대한 연구 방법

자연경과에 대한 연구 방법에는 대기관찰요법연구, 대조군연구, 종적 지역사회연구의 3가지가 있다. 각

[표 7-1] 첫 번째 검사와 두 번째 검사 시 미국비뇨기과학회증상점수의 평균±표준편차와 범위

군		평균±표준편차	범위	t-검정	환자 수
전체	첫 번째 검사	12.1±8.8	0~32	0.133	145
	두 번째 검사	11.7±9.0	0~32		
첫 번째 검사 8 이상	첫 번째 검사	17.8±6.5	9~32	0.035	88
	두 번째 검사	16.8±7.7	0~32		
첫 번째 검사 11 이상	첫 번째 검사	19.9±5.6	11~32	0.036	70
	두 번째 검사	18.9±6.9	0~32		
첫 번째 검사 16 이상	첫 번째 검사	22.0±4.6	16~32	0.026	54
	두 번째 검사	20.6±6.6	0~32		

연구 방법에는 특유의 문제점이 있다.

대기관찰요법연구의 경우 이 방법이 윤리적으로 타당한지의 문제가 있으며, 연구 진행 중 환자가 다른 의사와 접촉함으로써 다른 결과가 나올 수 있다는 단점이 있다. 전립선비대증으로 진단된 경우에도 증상이 점점 심해져 결국 치료를 받게 되어 더 이상 연구에 참여할 수 없게 되는 경우도 있다. 또한 대상 및 제외 규정에 따른 오류도 생각해볼 수 있는데, 일반적으로 증상이 좀 더 심한 사람들이 선택되고, 추적검사를 반복하는 동안 동일한 추적검사를 시행하지 않게 될 가능성이 생겨 한쪽 방향으로만 결과를 유도하게 될 수 있다. 예를 들면, 위약연구 지원자들을 대상으로 1개월에 2번씩 증상점수와 최대요속을 측정한 결과, 평균 국제전립선증상점수는 12.1점과 11.7점, 최대요속 17.7mL/sec 혹은 17.4mL/sec로 큰 변화가 없었으나, 증상점수가 7점 이상, 10점 이상 혹은 15점 이상, 최대요속이 15mL/sec 이하, 12mL/sec 이하, 10mL/sec 이하 등 증상이 심할수록 두 번째 측정에서 증상점수가 호전된 것처럼 나타났다(〈표 7-1〉)(Sech et al, 1996). 즉, 대상 규정에 따라 추적검사 시에는 처음보다 좋은 결과가 나올 수 있다.

대조군연구에서도 비치료군no treatment, 위약군 혹은 위장치료군placebo or sham treatment을 실제 치료를 받는 군과 비교하면 위약 투여에 따른 위약효과에 의해서도 영향을 받을 수 있다. 이런 위약효과는 전립선 크기와 같은 객관적인 요소에 대한 영향은 적지만 증상점수와 같은 주관적인 요소에는 상대적으로 크게 작용할 수 있다.

대기관찰요법연구에서도 추적기간 동안 다른 의사들을 만나거나, 환자 자신이 덜 효과적인 치료를 받고 있을지도 모른다는 생각으로 인해 실제 치료로 전환하거나, 연구에 참가했다는 의무감 때문에 조사가 끝날 때까지 참고 치료를 연기하는 경우 등이 생긴다.

종적 지역사회연구는 질환과 관련된 다양한 임상 정보를 완전하게 얻기 어렵다는 단점이 있으나, 장기간 추적검사가 이루어질 경우 질환과 관련된 자연경과를 선택오차 없이 관찰할 수 있는 가장 좋은 방법이다. 참가자들의 대상 및 제외 규정이 없으므로 편견이 가장 적다. 또한 참가자들이 전립선비대증이라는 진단도 받지 않기 때문에 자연경과에 가장 가깝게 진행된다. 그러나 설문을 통한 질문과 여러 검사 및 시술을 계속 하게 되며, 전립선비대증의 정의에 대한 논란 등으로 인해 이 연구 역시 어느 정도의 편견을 피할 수 없다.

associated with benign prostatic hyperplasia. PLESS Study Group. Proscar Long-Term Efficacy and Safety Study. Urology 1999;54:670-8.

Bushman W. Etiology, epidemiology, and natural history. Urol Clin N Am 2009;36:403-15.

Clarke R. The prostate and the endocrines: a control series. Br J Urol 1937;9:254-71.

Craigen AA, Hickling JB, Saunders CR, Carpenter RG. Natural history of prostatic obstruction. A prospective survey. J R Coll Gen Pract 1969;18:226-32.

Crawford ED, Wilson SS, McConnell JD, Slawin KM, Lieber MC, Smith JA, et al; MTOPS RESEARCH Group. Baseline factors as predictors of clinical progression of benign prostatic hyperplasia in men treated with placebo. J Urol 2006;175:1422-6;discussion 1426-7.

de la Rosette JJ, de Wildt MJ, Alivizatos G, Froelling FM, Debruyne FM. Transurethral microwave thermotherapy (TUMT) in benign prostatic hyperplasia: placebo versus TUMT. Urology 1994;44: 58-63.

Eddy DM, Hasselblad V. FAST*PRO: software for meta-analysis by the confidence profile method. San Diego: Academic Press; 1992.

Eddy DM. Comparing benefits and harms: the balance sheet. JAMA 1990;263:2493.

Flanigan RC, Reda DJ, Wasson JH, Anderson RJ, Abdellatif M, Bruskewitz RC. 5-year outcome of surgical resection and watchful waiting for men with moderately symptomatic benign prostatic hyperplasia: a Department of Veterans Affairs cooperative study. J Urol 1998;160:12-6.

Garraway WM, Collins GN, Lee RJ. High prevalence of benign prostatic hypertrophy in the community. Lancet 1991;338:469-71.

Girman CJ, Panser LA, Chute CG, Oesterling JE, Barrett DM, Chen CC, et al. Natural history of prostatism: urinary flow rates in a community-based study. J Urol 1993;150:887-92.

Glynn RJ, Campion EW, Bouchard GR, Silbert JE. The development of benign prostatic hyperplasia among volunteers in the Normative Aging Study. Am J Epidemiol 1985;121:78-90.

Gormley GJ, Stoner E, Bruskewitz RC, Imperato-McGinley J, Walsh PC, McConnell JD, et al. The effect of finasteride in men with benign prostatic hyperplasia. The Finasteride Study Group. N Engl J Med 1992;327:1185-91.

Guess HA, Arrighi HM, Metter EJ, Fozard JL. Cumulative prevalence of prostatism matches the autopsy prevalence of benign prostatic hyperplasia. Prostate 1990;17:241-6.

Issacs JT, Coffey DS. Etiology and disease process of benign prostatic hyperplasia. Prostate Suppl 1989;2: 33-50.

Jacobsen SJ, Girman CJ, Guess HA, Rhodes T, Oesterling JE, Lieber MM. Natural history of prostatism: longitudinal changes in voiding symptoms in community dwelling men. J Urol 1996;155:595-600.

Jacobsen SJ, Girman CJ, Lieber MM. Natural history of benign prostatic hyperplasia. Urology 2001;58:5-16.

Jimenez-Cruz JF, Quecedo-Gutierrez L, Del Llano-Senaris J. Finasteride: 10 years of clinical use. Systematic review of the literature. Actas Urologicas Espanolas 2003;27:202-15.

McConnell JD, Barry MJ, Bruskewitz RC, Bueschen AJ, Denton SE, Holtgrewe HL, et al. Benign prostatic hyperplasia: diagnosis and treatment. Clinical Practice Guideline No 8 (AHCPR Publication No 94-0582). Rockville, Maryland: Agency for Health Care Policy and Research, Public Health Service, US Dept. of Health and Human Services 1994.

McConnell JD, Bruskewitz R, Walsh P, Andriole G, Lieber M, Holtgrewe HL, et al. The effect of finasteride on the risk of acute urinary retention and the need for surgical treatment among men with benign prostatic hyperplasia. Finasteride Long-Term Efficacy and Safety Study Group. N Engl J Med 1998;338:557-63.

McConnell JD, Roehrborn CG, Bautista OM, Andriole GL Jr, Dixon CM, Kusek JW, et al; Medical Therapy of Prostatic Symptoms (MTOPS) Research Group. The long-term effect of doxazosin, finasteride, and combination therapy on the clinical progression of benign prostatic hyperplasia. N Engl J Med 2003;18; 349:2387-98.

Ogden CW, Reddy P, Johnson H, Ramsay JW, Carter SS. Sham versus transurethral microwave thermotherapy in patients with symptoms of benign prostatic bladder outflow obstruction. Lancet 1993;341:14-7.

Rhodes T, Girman CJ, Jacobsen SJ, Roberts RO, Guess HA, Lieber MM. Longitudinal prostate growth rates during 5 years in randomly selected community men 40 to 79 years old. J Urol 1999;161:1174−9.

Roberts RO, Jacobsen SJ, Jacobson DJ, Rhodes T, Girman CJ, Lieber MM. Longitudinal changes in peak urinary flow rates in a community based cohort. J Urol 2000;163:107−13.

Roehrborn CG, Boyle P, Bergner D, Gray T, Gittelman M, Shown T, et al. Serum prostate−specific antigen and prostate volume predict long−term changes in symptoms and flow rate: results of a four−year, randomized trial comparing finasteride versus placebo. PLESS Study Group. Urology 1999a;54:662−9.

Roehrborn CG, Boyle P, Gould AL, Waldsteicher J. Serum prostate−specific antigen as a predictor of prostate volume in men with benign prostatic hyperplasia. Urology 1999b;53:581−9.

Roehrborn CG, McConnell JD, Lieber M, Kaplan S, Geller J, Malek GH, et al. Serum prostate−specific antigen concentration is a powerful predictor of acute urinary retention and need for surgery in men with clinical prostatic hyperplasia. PLESS Study Group. Urology 1999c;53:473−80.

Roehrborn CG, Oesterling JE, Auerbach S, Kaplan SA, Lloyd LK, Milam DE, et al. The Hytrin Community Assessment Trial Study: a one−year study of terazosin versus placebo in the treatment of men with symptomatic benign prostatic hyperplasia. Urology 1996;47:159−68.

Sarma AV, Wei JT, Jacobson DJ, Dunn RL, Roberts RO, Girman CJ, et al; Olmsted County Study of Urinary Symptoms and Health Status; Flint Men's Health Study. Comparison of lower urinary tract symptom severity and associated bother between community−dwelling black and white men: the Olmsted County Study of Urinary Symptoms and Health Status and the Flint Men's Health Study. Urology 2003;61:1086−91.

Sech SM, Montoya JD, Bernier PA, Barnboym E, Brown S, Gregory A, et al. The so−called "placebo effect" in benign prostatic hyperplasia treatment trials represents partially a conditional regression to the mean induced by censoring. Urology 1996;51:242−50.

Wasson JH, Reda DJ, Bruskewitz RC, Elinson J, Keller AM, Henderson WG. A comparison of transurethral surgery with watchful waiting for moderate symptoms of benign prostatic hyperplasia. The Veterans Affairs Cooperative Study Group on Transurethral Resection of the Prostate. N Engl J Med 1995;332:75−9.

Wiygul J, Babayan RK. Watchful waiting in benign prostatic hyperplasia. Curr Opin Urol 2009;19:3−6.

전립선비대증의 진단

제 8 장

전립선비대증의 증상 및 징후

전황균

I 전립선비대증의 증상 및 징후

전립선비대증으로 인한 배뇨증상을 통틀어 하부요로증상lower urinary tract symptoms; LUTS이라고 한다. 이 하부요로증상은 일상적인 생활을 방해하고, 신체적·정신적 활동성의 감소와 함께 삶의 질을 떨어뜨린다.

국제요실금학회가 발표한 하부요로기능에 대한 용어 정의에 따르면 하부요로증상은 저장증상storage symptoms, 배뇨증상voiding symptoms, 그리고 배뇨후증상post micturition symptoms으로 분류할 수 있다(《표 8–1》).

전립선비대증에 의한 저장증상으로는 주간에 소변을 자주 보며 불편함을 호소하는 주간빈뇨increased daytime frequency, 취침 중에 소변을 보기 위하여 잠에서 깨어나서 배뇨하는 야간뇨nocturia, 소변이 갑자기 마려우면 참기 어려운 요절박urgency, 소변이 새는 요실금urinary incontinence 등이 있다. 배뇨증상으로는 이전에 비해 요류가 약

한 증상인 약한요류slow stream, 소변이 갈라져 나오는 증상splitting, spraying, 배뇨 중 소변 줄기가 이어지지 못하고 중간중간에 끊어지며 나오는 단속뇨intermittency, intermittent stream, 소변을 보려고 할 때 배뇨가 바로 시작되지 않고 지연되는 소변주저hesitancy, 배뇨 시작 혹은 유지가 잘되지 않아 복근을 이용하게 되는 힘주기straining, 배뇨가 끝날 때 소변이 줄기를 이루지 못하고 방울방울 떨어지는 배뇨말점적terminal dribbling 등이 있다. 배뇨 직후 나타나는 증상으로는 소변을 본 후 방광에 소변이 남아 있는 느낌이 드는 잔뇨감feeling of incomplete emptying, 배뇨가 종료된 후 본인도 모

[표 8-1] 하부요로증상의 분류 및 각 증상

분류	증상
저장증상	주간빈뇨, 야간뇨, 요절박, 요실금
배뇨증상	약한요류, 소변이 갈라져 나오는 증상, 단속뇨, 소변주저, 힘주기, 배뇨말점적
배뇨후증상	잔뇨감, 배뇨후점적

르게 소변이 흘러내리는 배뇨후점적post micturition dribbling 등이 있다.

또한 전립선비대증으로 인하여 소변 줄기가 약하고 가늘어지는 약한요류weak urinary stream, 방광 내의 요를 자력으로 배출할 수 없는 상태인 요저류 urinary retention 증상이 나타날 수 있다. 요저류는 증상 발현의 완급에 따라 급성요저류acute urinary retention와 만성요저류chronic urinary retention로 나눌 수 있다.

Ⅱ 전립선비대증과 과민성방광

국제요실금학회의 정의에 의하면 과민성방광 overactive bladder은 요로감염이 없고 다른 명백한 질환이 없으면서 절박요실금(소변이 마려우면 참지 못하고 새는 증상) 유무와 관계없이 요절박이 있으면서 야간뇨가 동반되는 경우이다. 정상적으로 방광은 소변이 가득 찰 때까지 수축하지 않고 있어야 하는데, 과민성방광은 방광이 차지 않았는데도 수축하여 환자가 강하고 갑작스런 요의를 느끼고 소변이 마려우며 참을 수 없는 요절박이 주요 증상으로 나타난다. 대개 빈뇨urinary frequency(하루 8번 이상)와 야간뇨 증상을 보이며, 절박요실금이 함께 나타날 수도 있다. 상기 증상으로 인해 소변 횟수가 잦아지면서 업무 능력 저하가 초래될 수 있고, 정신적으로 수치심 및 우울증을 유발하여 다양한 형태로 일상생활에 많은 지장을 줄 수 있다.

과민성방광의 원인은 명확하지 않지만 지금까지 알려진 바에 의하면 요로감염, 신경계장애, 약물 부작용, 과도한 수분 섭취, 골반저근장애, 특히 남성의 경우 전립선비대증으로 인해 2차적으로 방광

의 기능에 변화가 생겨 과민성방광 증상이 발생할 수도 있으며, 방광 내 결석 등의 이물이 있는 경우에도 증상이 발생할 수 있다.

Ⅲ 남성 요실금

남성에서 가장 일반적으로 나타나는 요실금의 형태는 여성과 달리 지속적인 요실금 증상이다. 이 증상은 주로 전립선비대로 인하여 배뇨 시 소변이 충분히 배출되지 못하기 때문에 방광에 많은 양의 소변이 남아 있게 되어 발생한다. 또한 전립선비대로 인하여 갑자기 요절박 증상과 동반되는 요실금이 나타날 수 있다. 남성 요실금의 주원인으로는 신체적 거동 장애로 인하여 화장실에 갈 수 없는 경우, 정신질환, 뇌신경계와 척추신경계에 영향을 주는 질병, 약물, 요로감염, 전립선비대증, 그리고 전립선암 수술 등이 있다.

Ⅳ 전립선과 야간뇨

야간뇨는 반드시 배뇨 전후에 수면이 동반되어야 하며, 자다가 깨어나서 배뇨하는 것을 말한다. 국제요실금학회는 수면 중간에 1회 이상 일어나는 것으로 야간뇨를 정의했다. 야간뇨는 2회 미만의 경우 크게 괴로움을 호소하지 않으나, 2~3회 이상으로 많아질수록 괴로움이나 연관 증상도 심각해진다. 야간뇨는 하부요로증상 중 가장 빈도가 높으며, 생활에 불편감을 가장 많이 유발하는 증상으로 알려져 있다. 고령의 남성은 72% 이상이 수면 중에 적어도 1회 이상의 야간뇨를 경험하고, 이 중

해할 수 있는 다른 질문을 원할 수도 있다. 이 평가법은 매우 유용하고 과학적이지만, 증상에 대한 환자와의 면담을 대치할 수는 없다.

국제전립선증상점수표와 다른 전립선비대증검사 소견이 완전히 일치하는 것은 아니지만, 치료에 대한 반응이나 추적관찰 중의 증상 악화를 판단하는 데 가장 중요한 요소이다. 그러나 증상점수만으로 환자가 느끼는 문제의 정도를 전적으로 판단할 수는 없다. 하부요로증상의 빈도나 정도, 증상으로 인한 생활 불편도, 일상생활의 장애 정도, 요실금, 성기능장애, 건강과 관련된 일반적인 생활의 질 또는 특정 질환으로 인한 생활의 질을 측정하는 다른 유용한 평가 방법도 도움이 될 수 있다. 예를 들어 ICS-mQ(International Continence Society male Questionnaire)와 DAN-PSS(Danish Prostatic Symptoms Score)는 증상의 빈도와 정도를 측정하는 것이고, BPH Impact Index는 증상이 일상생활에 미치는 정도와 방해 정도를 측정한다. 또한 IPSS 생활만족도는 전립선비대증으로 인한 삶의 질을 측정한다.

Ⅲ 신체검사

1. 직장손가락검사

직장손가락검사*digital rectal examination; DRE*를 시행하는 목적 가운데 가장 중요한 것은 전립선암 진단이다(그림 9-2). 그러나 전립선특이항원*PSA*이 임상에 도입된 이후 전립선암의 조기진단은 주로 전립선특이항원 측정을 통해 이루어지고 있다. 전립선에서 결절이 만져지는 상태는 전립선암이 이미 진행된 경우가 많으나, 결절이 만져지더라도 전립선암으로 진단되지 않는 경우도 있다.

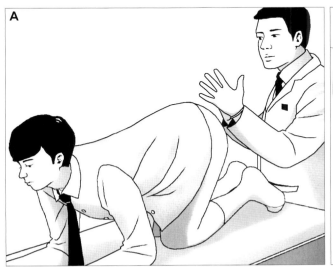
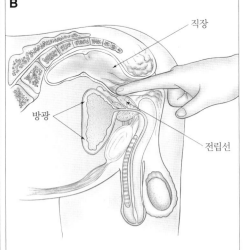

[그림 9-2] **직장손가락검사**

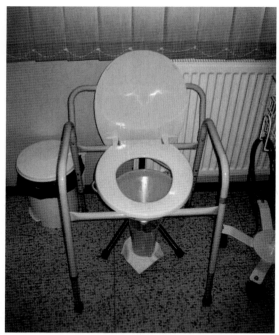

[그림 9-3] **요속검사 기구**

2. 신경학적 검사

신경학적 검사에는 항문조임근의 긴장도, 회음의 감각과 음경해면체근반사 측정이 포함되는데, 이를 통해 특정 신경학적 질환을 정확히 진단하기는 어려우나, 직장손가락검사와 동시에 시행할 수 있고 비침습적이며 시간도 적게 걸리므로 모든 환자에게 시행하는 것이 바람직하다.

Ⅳ 요속검사 및 잔뇨 측정

요속검사*uroflowmetry*는 하부요로증상이 있는 환자의 검사에서 표준 검사로 추천되며, 수술치료 이전에 필수적으로 시행된다. 요속 측정 기구는 배뇨량, 최대요속*Qmax*, 평균요속*Qave*, 최대요속까지의 시간을 제공하며, 이 정보는 검사자에 의해 오

차를 제외하고 해석된다(그림 9-3). 150mL 이상의 배뇨량을 기준으로 적어도 2번 이상 검사를 시행하는 것이 권장된다. 그러나 절박뇨 등의 저장증상이 있는 경우 강한 요의가 있을 때는 150mL 이하에서도 의미가 있다. 정상 최대요속은 논란의 여지가 있으나 일반적으로 20~25mL/sec이다. 최대요속은 배뇨량에 따라 변하며, 나이가 증가함에 따라 감소한다. 최대요속이 15mL/sec 이하면 방광출구폐색을 의심할 수 있다. 최대요속이 10mL/sec 이하면 방광출구폐색이 있을 확률이 더 높으며, 수술에 의해 호전될 가능성도 높다. 또한 최대요속이 경계 부위인 15~20mL/sec 사이에서는 IPSS 증상에 따라 치료 여부를 결정할 수 있다. 정상 최대요속을 보이나 하부요로증상을 호소하는 남성은 증상의 원인이 전립선비대증이 아닐 가능성이 높다.

배뇨 후의 잔뇨량 측정도 표준 검사로 추천된다. 배뇨 후 잔뇨량이 많은 경우(>200~300mL)는 방광기능부전의 가능성을 시사하는데, 이는 치료에 대한 반응이 적을 것을 의미한다. 잔뇨가 남는 경우 대기요법 혹은 약물요법의 절대적 금기증은 아니다. 재검사 시 가변성이 크고 이와 관련된 연구가 부족하므로 배뇨 후의 잔뇨량 측정으로만 치료 결정을 위한 기준점을 설정하는 것은 불합리하다.

Ⅴ 경직장초음파촬영

전립선의 크기 측정에 있어 경직장초음파촬영 *transrectal ultrasonography; TRUS*의 정확성에 대하여 많은 연구가 시행되었다.

경직장초음파전립선검사는 방광요도경검사 *cystourethroscopy*, 배설성요로조영술*excretory uro-*

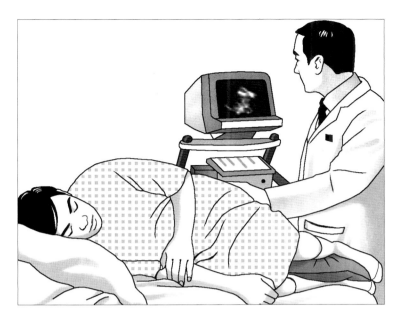

[그림 9-4] **경직장초음파검사**

graphy, 직장손가락검사 또는 요도압력검사보다 정확성이 현저히 높다. 환자에게 불편감을 주기는 하나 비교적 덜 침습적인 검사로 생각되며, 비용도 컴퓨터단층촬영술computed tomography; CT이나 자기공명영상magnetic resonance imaging; MRI에 비해 저렴하다(그림 9-4). 경직장초음파검사로 측정한 전립선의 크기는 환자의 하부요로증상이나 삶의 질의 정도, 요의 흐름, 잔뇨량과 관련이 없으며, 수술 후의 결과를 예측하는 데도 제한적이다. 그러나 수술 전에 전립선의 정확한 크기를 알아야 할 필요가 있거나 전립선암이 의심될 때, 또는 초음파유도하의 전립선생검prostate biopsy이 필요할 때에는 시행하는 것이 권장된다. 직장손가락검사, 방광요도경을 이용하여 전립선 크기를 측정하면, 40mL 이상인 전립선의 경우 과소 측정된다고 알려져 있다. 또한 경직장초음파검사는 개복전립선절제술open prostatectomy과 경요도전립선절제술, α-차단제

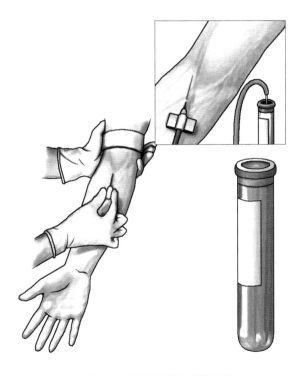

[그림 9-5] **혈청전립선특이항원검사**

α-blocker 치료, 5-α환원효소억제제5alpha-reductase inhibitor; 5-ARI 치료 전에 시행할 것을 권고한다.

Ⅵ 혈청전립선특이항원

전립선 구조에 손상이 발생하면 전립선특이항원이 순환계로 유출된다. 이러한 순환계 유출은 전립선 암에서 일어날 뿐만 아니라 양성전립선비대, 전립선염과 요저류 시에도 발생할 수 있다. 이는 혈청전립선특이항원치가 암 특이성을 가진다기보다는 장기 특이성을 가지는 이유이다(그림 9-5). 혈청전립선특이항원치가 상승하는 또 다른 원인은 전립선조직검사와 사정이다. 또한 직장손가락검사에 의해서도 소량이고 임상적으로 무의미하지만 변화가 일어날 수 있다. 일반적으로 직장손가락검사, 경직장초음파검사, 정액 사정의 경우 약 20% 정도의 혈청전립선특이항원치 상승을 유발할 수 있으나 대부분 24시간 이내에 초기 수준으로 회복한다.

전립선의 염증은 혈청전립선특이항원치 상승의 주요 원인이 된다. 세균성전립선염에서는 발병 5~7일 사이에 혈청전립선특이항원치가 최고도에 도달하고 8주간에 걸쳐 서서히 감소한다. 급성요저류는 초기에 비교적 급격한 혈청전립선특이항원치 상승을 초래한다. 급성요저류에 의한 혈청전립선특이항원치 상승의 원인은 전립선 미세혈관이 경색되어 혈액 속으로 혈청전립선특이항원이 유출되기 때문으로 추정할 수 있다. 이 경우 대부분 3개월 내에 정상화되나, 전립선이 60cc 이상으로 크거나 지속적인 배뇨장애증상(특히 전립선염을 동반한 경우)이 나타나면 정상으로 감소하지 않을 수도 있다.

전립선조직검사 시 전립선특이항원이 유출되면 혈청전립선특이항원치가 상승하며, 정상으로 돌아오는 데는 약 4주 이상이 필요하다.

하부요로증상을 호소하는 남성의 혈청전립선특이항원치를 해석할 때 고려해야 하는 점은 나이와 인종이다. 흑인종은 전립선암이 없어도 40대 이후에 혈청전립선특이항원치가 상승하는 경향을 보이므로 연령별 범위를 인종이나 민족에 따라 다르게 적용해야 한다.

Stamey 등은 처음으로 혈청전립선특이항원치와 전립선 크기의 연관성을 보고했다. 1980년대 후반에 보고된 연구 결과에서 그는 전립선비대 조직 1g당 혈청전립선특이항원치는 0.3ng/mL의 상관관계를 보이고, 전립선암 조직의 경우에는 3.5ng/mL의 상관관계를 보인다고 했다. Roehrborn 등도 혈청전립선특이항원치는 나이와 함께 전립선의 크기와 로그선형관계를 보이고, 혈청전립선특이항원치가 전립선의 크기를 예측할 수 있는 인자라고 보고했다. Vesely 등(2003)도 전립선 크기와 혈청전립선특이항원치가 양의 상관관계를 보이며, 두 인자 모두 연령이 높아짐에 따라 증가함을 보고했다. 최근에는 plasma volume을 고려한 혈청전립선특이항원의 mass와 혈청전립선특이항원 중 어느 것이 전립선 크기 예측에 더 유용한지에 대한 연구도 진행되었으며, 혈청전립선특이항원이 전립선 용적 측정에 더 유용한 표지자marker임이 보고되었다.

혈청전립선특이항원치는 전립선암의 강력한 예측인자이다. 이제까지 4ng/mL까지가 혈청전립선특이항원치의 정상 수치로 여겨져왔으나, 최근에는 젊은 남성에서 혈청전립선특이항원치의 정상 범위를 낮추어 전립선조직검사를 시행하면 전립선암의 예측인자로서의 유용성이 높아진다고 보고되었다.

국내 연구에서도 전립선특이항원 절단치를 3ng/mL로 낮추어야 한다는 보고가 있다. 그러나 전립선특이항원 절단치를 낮추는 것은 경제적 비용을 증가시키므로 신중을 기해야 한다는 보고도 있다.

그동안 수많은 연구자들이 다양한 전립선암 예측 노모그램normogram을 개발해왔다. 이 노모그램들은 나이, 인종, 가족력, 직장손가락검사, 혈청전립선특이항원치, 전립선특이항원 밀도와 경직장초음파검사 결과 등에 기초하여 고안되었다.

Roehrborn 등은 혈청전립선특이항원치와 전립선 크기는 향후의 수술의 필요성 및 급성요저류의 위험성에 관한 예측인자가 될 수 있다고 보고했다. 또한 두 가지 인자로 장기간의 전립선증상점수와 요속의 변화를 예측할 수 있음을 보고했다. 최근의 역학연구에서는 총 전립선특이항원치보다는 유리 전립선특이항원치가 전립선비대증의 예후 예측에 더 유용하다고 보고되기도 했다. 결론적으로, 전립선비대증 환자에서 전립선특이항원치 측정은 전립선암의 진단 유무가 향후 치료법을 결정하는 데 영향을 주기 때문에 권장된다.

VII 혈청크레아티닌 측정

전립선비대증으로 인한 방광출구폐색은 수신증 hydronephrosis과 신부전을 유발할 수 있다. 따라서 혈청크레아티닌serum creatinine치를 측정하는 것이 권장되며, 상승이 나타난 환자에서는 신장초음파검사를 시행하는 것이 유용하다.

혈청크레아티닌치 측정은 치료의 대상인 환자에게 적절한 치료를 시행할 수 있도록 해주고, 결국 치료하지 않을 경우에 발생할 수 있는 장기간에 걸친 신기능저하와 수술 후 합병증으로 인한 비용 증가를 예방할 수 있다.

VIII 소변검사

하부요로증상은 전립선비대증 환자 외에 요로감염이 있는 남성도 호소하며, 방광암 환자의 약 25%도 호소한다. 그러므로 요침전물현미경검사를 포함한 소변검사는 필수적이다. 그러나 요침전물현미경검사는 아직까지 악성종양을 포함한 비뇨기계 질환의 선별검사로 채택되지 않았다. 이는 높은 특이도에 비해 낮은 민감도로 인하여 많은 환자에서 불필요한 검사를 유발할 수 있기 때문이다.

결론적으로, 현재까지는 특별한 장비가 필요하지 않고 저렴한 소변검사는 하부요로증상을 호소하는 환자에 대한 표준 검사에 포함되어야 한다.

IX 배뇨일지 작성

배뇨일지voiding diary는 객관적인 임상 정보를 제공한다. 공인된 표준 배뇨일지는 아직 제시되지 않았다. 그러나 최근에는 24시간 배뇨일지로 충분하며, 더 오랜 기간 동안 배뇨일지를 작성해도 추가적인 정보는 제공하지 않는다고 보고되기도 했다. 배뇨일지로 알 수 있는 빈뇨와 야간뇨의 정도는 전립선증상점수로 알 수 있는 하부요로증상과 유의한 상관관계가 있다. 또한 배뇨일지로 야간뇨의 흔한 원인 중 하나인 야간다뇨를 진단할 수 있다.

24시간 배뇨일지 기록은 전립선비대증 환자의 초기 검사로서 기본 검사에 포함된다. 배뇨일지는 비침습적이며, 비용이 저렴하고, 하부요로증상 평가에 중요한 정보를 제공한다.

X 결론

하부요로증상으로 인해 내원한 환자에게 시행하는 필수 검사는, 전립선비대증을 진단하고 하부요로증상을 보이는 다른 질환을 배제하며 증상의 정도를 판단함으로써 치료 방향을 선택하는 데 도움을 주기 위한 것이다. 필수 검사는 외래에서 시간과 경비를 적게 소비하면서 환자의 불편함을 최소한으로 줄이는 것이 바람직하며, 각 병원마다 검사와 치료의 가능성에 따라 조금씩 달라질 수 있다. 현재까지의 지침에 따르면, 병력청취와 직장손가락검사를 포함한 신체검사, 소변검사, 전립선특이항원 측정, 혈청크레아티닌 측정, 요류검사, 배뇨일지가 필수 검사에 포함된다. 이 검사들에서 요로감염이나 혈뇨, 방광결석bladder stone, 신기능저하, 재발하는 요저류, 전립선특이항원이 증가한 경우, 직장손가락검사상 이상 소견 등이 발견되거나 약물치료에 실패한 경우에는 추가 검사들을 고려해야 한다.

참고문헌

Aarnink RG, Beerlage HP, De La Rosette JJ, Debruyne FM, Wijkstra H. Transrectal ultrasound of the prostate: Innovations and future applications. J Urol 1998;159:1568−79.

Aarnink RG, Beerlage HP, De La Rosette JJ, Debruyne FM, Wijkstra H. Reproductility of prostate volume measurements from transrectal ultrasonography by an automated and a manual technique. Br J Urol 1996;78:219−23.

Abrams P, Klevmark B. Frequency volume charts: an indispensable part of lower urinary tract assessment. Scand J Urol Nephrol Suppl 1996;179:47−53.

Aus G, Skude G. Effect of ultrasound−guided core biopsy of prostate on serum concentration of prostate− specific antigen and acid phosphatase activity. Scand J Urol Nephrol 1993;26:21.

Bae US, Lee HC, Park JS, Kim GB. pressure/flow study in BPH. Korean J Urol 1994;35:1086−91.

Barry MJ, Fowler FJ Jr., O'Leary MP, Bruskewitz RC, Holtgrewe HL, Mebust WK, et al. The American Urological Association symptom index for benign prostatic hyperplasia. J Urol 1992;148:1549−57.

Barry MJ, Fowler FJ Jr., O'Leary MP, Bruskewitz RC, Holtgrewe HL, Mebust WK. Measuring disease− specific health status in men with benign prostatic hyperplasia. Measurement Committee of The American Urologic Association. Med Care 1995;33:AS145.

Barry MJ. Clinical practice. Prostate−specific−antigen testing for early diagnosis of prostate cancer. N Engl J Med 2001;344:1373−7.

Cho JS, Kim JW, Lee SK, Jeong HH, Choi NG, Kim HY, et al. Correlation Between Actual and Estimated Prostate Weight by Transrectal Ultrasonography with 14 Separate Methods of Volume Estimation in Patients with Benign Prostate Hyperplasia. Korean J Urol 1995;36:917−22.

Cho JS, Kim SI, Kim SJ, Kim YS, Kim CI, Kim HS, et al. Lowering prostate−specific antigen threshold for prostate biopsy in Korean men: impact on the number needing biopsy. Korean J Urol 2008;49:118− 21.

Choi HR, Chung WS, Shim BS, Kwon SW, Hong SJ, Chung BH, et al. Translation validity and reliability of I−PSS Korean Version. Korean J Urol 1996;37: 659−65.

Deliveliotis C, Alivizatos G, Stavropoulos NJ, Makry− choritis K, Koutsokalis G, Kiriakakis Z, et al. Influence of digital examination, cystoscopy, trans−

rectal ultrasonography and needle biopsy on the concentration of prostate−specific antigen. Urol Int 1994;53:186−90.

Donovan JL, Kay HE, Peters TJ, Abrams P, Coast J, Matos−Ferreira, et al. Using the ICSQoL to measure the impact of lower urinary tract symptoms on quality of life: evidence from the ICS 'BPH' Study. International Continence Society Benign Prostatic Hyperplasia. Br J Urol 1999;88:712.

Eastham JA, Sartor O, Richey W, Moparty B, Sullivan J. Racial variation in prostate specific antigen in a large cohort of men without prostate cancer. J La State Med Soc 2001;153:184−9.

Garzotto M, Hudson RG, Peters L, Hsieh YC, Barrera E, Mori M, et al. Predictive modelling for the presence of prostate carcinoma using clinical, laboratory, and ultrasound parameters in patients with prostate specific antigen levels < or = 10ng/mL. Cancer 2003;98:1417−22.

Gisolf KW, van Venrooij GE, Eckhardt MD, Boon TA. Analysis and reliability of data from 24−hour frequency−volume charts in men with lower urinary tract symptoms due to benign prostatic hyperplasia. Eur Urol 2000;38:45−52.

Grino PB, Bruskewitz R, Blaivas JG, Siroky MB, Andersen JT, Cook T, et al. Maximum urinary flow rate by uroflowmetry: automatic or visual interpretation. J Urol 1993;149:339−41.

Hald T, Nordling J, Anderson JT, Bilde T, Meyhoff HH, Walter S. A patient weighted symptom score symptom in the evaluation of umcomplicated benign prostatic hyperplasia. Scand J Urol Nephrol 1991; 138(suppl):59.

Herschman JD, Smith DS, Catalona WJ. Effect of ejaculation on serum total and free prostatespecific antigen concentrations. Urology 1997;50:239−43.

Im JD, Lee SK. Effects of benign prostatic diseases on the level of serum prostate specific antigen. Korean J Urol 2001;42:1175−9.

Im YJ, Hong SJ, Chung BH. Clinical application of free to total PSA ratio in detection of prostate cancer in Korean men: lower cut−off value. Korean J Urol 2004;45:753−7.

Kalra P, Togami J, Bansal BSG, Partin AW, Brawer MK, Babaian RJ, et al. A neurocomputational model for

prostate carcinoma detection. Cancer 2003;98:1849−54.

Klomp ML, Hendrikx AJ, Keyzer JJ. The effect of transrectal ultrasonography (TRUS) including digital rectal examination (DRE) of the prostate on the level of prostate specific antigen (PSA). Brit J Urol 1994;73:71−4.

Koch WF, Ezz El Din K, de Wildt MJ, Debruyne FM, de la Rosette JJ. The outcome of renal ultrasound in the assessment of 556 consecutive patients with benign prostatic hyperplasia. J Urol 1996;155:186−9.

Laguna P, Alivizatos G. Prostate specific antigen and benign prostatic hyperplasia. Curr Opin Urol 2000; 10:3−8.

Mebust WK, Bosch R, Donovan J, Okada K, O'Leary MA, Villers A, et al. Symptom evaluation, quality of life and sexuality. In: Cockett ATK, Khoury S, Aso Y, Chatelaine C, Denis L, Griffiths K, Murphy G. editors. Proceedings of the 2nd Internaltional Consulatation on benign prostatic hyperplasia (BPH). Channel Islands: SCI, 1993;131−8.

Meigs JB, Mohr B, Barry MJ, Collins MM, McKinlay JB. Risk factors for clinical benign prostatic hyperplasia in a community−based population of healthy aging men. J Clin Epidemiol 2001;54:935−44.

Nathan MS, Seenivasagam K, Mei Q, Wickham JE, Miller RA. Transrectal ultrasonography: why are estimates of prostate volume and dimension so inaccurate? Br J Urol 1996;77:401−7.

Neal DC Jr., Clejan S, Sarma D, Moon TD. Prostate specific antigen and prostatitis I. Effect of prostate on serum PSA in the human and nonhuman primate. Prostate 1992;20:105−11.

Oesterling JE, Jacobsen SJ, Chute CG, Guess HA, Girman CJ, Panser LA, et al. Serum prostate specific antigen in a community−based population of healthy men. Establishment of age−specific reference ranges. JAMA 1993;270:860−4.

Oesterling JE, Rice DC, Glenski WJ, Bergstralh EJ. Effect of cystoscopy, prostate biopsy, and transurethral resection of prostate on serum prostate−specific antigen concentration. Urology 1993;42:276−82.

Park HK, Hong SK, Byun SS, Lee SE. Comparison of the rate of detectiing prostate cancer and the pathologic characteristics of the patients with a serum

PSA level in the range of 3.0 to 4.0ng/mL and the patients with a serum PSA level in the range 4.1 to 10.0ng/mL. Korean J Urol 2006;47:358−61.

Park TY, Chae JY, Kim JW, Kim JW, Oh MM, Yoon CY, Moon DG. Prostate−Specific Antigen Mass and Free Prostate−Specific Antigen Mass for Predicting the Prostate Volume of Korean Men With Biopsy−Proven Benign Prostatic Hyperplasia. Korean J Urol 2013;54:609−614.

Punglia RS, D'Amico AV, Catalona WJ, Roehl KA, Kuntz KM. Effect of verification bias on screening for prostate cancer by measurement of prostate−specific antigen. N Engl J Med 2003;349:335−42.

Resnick M, Ackerman R, Bosch J, Cidre J, Foo K, Frand I. Fifth international consultation on BPH. In: Chatelain C, Denis L, Foo S, Khoury S, McConnell J, editors. Benign Prostatic Hyperplasia. Plymbridge Distributions; 2000;169−188.

Reynard JM, Yang Q, Donovan JL, Peters TL, Schafer W, de la Rosette JJ, et al. The ICS− 'BPH' study: uroflowmetry, lower urinary tract symptoms and bladder outlet obstruction. Br J Urol 1998;82:619−23.

Roehrborn CG, Boyle P, Gould AL, Waldstreicher J. Serum prostate−specific antigen as a predictor of prostate volume in men with benign prostatic hyperplasia. Urology 1999;53:581−9.

Roehrborn CG, McConnell JD, Saltzman B, Bergner D, Gray T, Narayan P, et al; PLESS Study Group. Proscar Long−term Efficacy and Safety Study. Storage (irritative) and voiding (obstructive) symptoms as predictors of benign prostatic hyperplasia progression and related outcomes. Eur Urol 2002;42:1−6.

Roehrborn CG, Sech S, Montoya J, Rhodes T, Girman CJ. Interexaminer reliability and validity of a three−dimensional model to assess prostate volume by digital rectal examination. Urology 2001;57:1087−92.

Roehrborn CG. Accurate determination of prostate size via digital rectal examination and transrectal ultrasound. Urology 1998;51(4A Suppl):19−22.

Rowan D, James ED, Kramer AE, Sterling AM, Suhel PF. Urodynamic equipment: technical aspects. Produced by the International Continence Society Working Party on Urodynamic Equipment. J Med Eng Technol 1987;11:57−6.

Sacks SH, Aparicio SA, Bevan A, Oliver DO, Will EJ, Davison AM. Late renal failure due to prostatic outflow obstruction: a preventable disease. Br Med J 1989;298:156−9.

Stamey TA, Yang N, Hay AR, McNeal JE, Freiha FS, Redwine E. Prostate specific antigen as a serum marker for adenocarcinoma of the prostate. N Engl J Med 1987;317:909−16.

Tchetgen MB, Song JT, Strawderman M, Jacobsen SJ, Oesterling JE. Ejaculation increases the serum prostate−specific antigen concentration. Urology 1996;47:511−6.

The Korean Prostate Society. Practice Guideline of Benign Prostatic Hyperplasia. 1st ed. Seoul: MEDRANG LTD.;2010:78−86.

Vesely S, Knutson T, Damber JE, Dicuio M, Dahlstrand C. Relationship between age, prostate volume, prostate−specific antigen, symptom score and uroflowmetry in men with lower urinary tract symptoms. Scand J Urol Nephrol 2003;37(4):322−8.

Weissfeld JL, Fagerstrom RM, O'Brien B; Prostate, Lung, Colorectal and Ovarian Cancer Screening Trial Project Team. Quality control of cancer screening examination procedures in the prostate, lung, colorectal and ovarian (PLCO) cancer screening trial. Control Clin Trials 2000;21(6 Suppl):390S−9S.

Witjes WP, de la Rosette JJ, Zerbib M, Vignoli GC, Geffriaud C, Debruyne FM, et al. Computerized artiefact detection and correction of uroflow curves: towards a more consistent quantitative assessment of maximum flow. Eur Urol 1998;33:54−63.

Yang JJ, Kim SJ, Shin KY, Park HY, Kim HS, Lee TY. A Study of Correlations among International Prostate Symptom Score (IPSS), Volume of Total and Transition Zone of Prostate Measured by Transrectal Ultrasonography, Serum PSA Level in Benign Prostatic Hyperplasia. Korean J Urol 1997;38:731−7.

of prostatism to commonly used physiological and anatomical measures of the severity of benign prostatic hyperplasia. J Urol 1993;150:351−8.

Berge V, Eri LM, Tveter KJ. Complications of invasive, urodynamic examinations and prostate biopsies in patients with benign prostatic hyperplasia. Scand J Urol Nephrol Suppl 1995;172:95−8.

el Din KE, de Wildt MJ, Rosier PF, Wijkstra H, Debruyne FM, de la Rosette JJ. The correlation between urodynamic and cystoscopic findings in elderly men with voiding complaints. J Urol 1996;155:1018−22.

Eri LM, Wessel N, Berge V. Test−retest variation of pressure flow parameters in men with bladder outlet obstruction. J Urol 2001;165:1188−92.

Griffiths D, Höfner K, van Mastrigt R, Rollema HJ, Spångberg A, Gleason D. Standardization of terminology of lower urinary tract function: pressure−flow studies of voiding, urethral resistance and urethral obstruction. International Continence Society Subcommittee on Standardization of Terminology of Pressure−Flow Studies. Neurourol Urodyn 1997;16:1−18.

Hansen F, Olsen L, Atan A, Nordling J. Pressure−flow studies: Short−time repeatability. Neurourol Urodyn 1999;18:205−14.

Hatelain C, Denis L, Foo KT, Khoury S, McConnell J, editors. Proceedings of the Fifth International Consultation on BPH, Paris, July 2000. Plymouth: Health Publications; 2001;68.

Homma Y, Gotoh M, Takei M, Kawabe K, Yamaguchi T. Predictability of conventional tests for the assessment of bladder outlet obstruction in benign prostatic hyperplasia. Int J Urol 1998;5:61−6.

Kojima M, Inui E, Ochiai A, Naya Y, Ukimura O, Watanabe H. Noninvasive quantitative estimation of infravesical obstruction using ultrasonic measurement of bladder weight. J Urol 1997;157:476−9.

Kortmann BB, Sonke GS, Wijkstra H, Nordling J, Kallestrup E, Holm NR, et al. Intra− and inter−investigator variation in the analysis of pressure−flow studies in men with lower urinary tract symptoms. Neurourol Urodyn 2000;19:221−32.

Larsen EH, Bruskewitz RC. Urodynamic evaluation of male outflow obstruction. In: Krane RJ, Siroky MB, editors. 2nd ed. Clinical neurourology. Boston: Little, Brown & Co. 1991;26:427−43.

Manieri C, Carter SS, Romano G, Trucchi A, Valenti M, Tubaro A. The diagnosis of bladder outlet obstruction in men by ultrasound measurement of bladder wall thickness. J Urol 1998;159:761−5.

Nitti VW, Combs AJ. Uodynamics: when, why and how. In: Nite VW, editor. Practical urodynamics. Philadelphia: Saunders; 1998;15−26.

Rollema HJ, van Mastrigt R. Improved indication and followup in transurethral resection of the prostate using the computer program CLIM: a prospective study. J Urol 1992;148:111−5.

Rowan D, James ED, Kramer AE, Sterling AM, Suhel PF. Urodynamic equipment: technical aspects. Produced by the International Continence Society Working Party on Urodynamic Equipment. J Med Eng Technol 1987;11:57−64.

Schäfer W. A new concept for simple but specific grading of bladder outflow condition independent from detrusor function. J Urol 1993;149:574.

Scheckowitz EM, Resnick MI. Imaging of the prostate. Benign prostatic hyperplasia. Urol Clin North Am 1995;22:321−32.

Shoukry Ⅰ, Susset JG, Elhilali MM, Dutartre D. Role of uroflowmetry in the assessment of lower urinary tract obstruction in adult males. Br J Urol 1975;47:559−66.

Simonsen O, Møller−Madsen B, Dørflinger T, Nørgåard JP, Jørgensen HS, Lundhus E. The significance of age on symptoms and urodynamic− and cystoscopic findings in benign prostatic hypertrophy. Urol Res 1987;15:355−8.

Sonke GS, Kortmann BB, Verbeek AL, Kiemeney LA, Debruyne FM, de La Rossette JJ. Variability of pressure−flow studies in men with lower urinary tract symptoms. Neurourol Urodyn 2000;19:637−51.

The Korean Prostate Society. Practice Guideline of Benign Prostatic Hyperplasia. 1st ed. Seoul: MEDRANG LTD.;2010:78−86.

제11장

감별진단

조문기

전립선비대증과 감별해야 하는 질환은 전립선암 *prostate cancer*, 전립선염증후군*prostatitis syndrome*, 방광경부구축*bladder neck contracture*, 요도협착 *urethral stricture*, 요로결석*urinary stone*, 방광종양 *bladder tumor*, 신경인성방광*neurogenic bladder* 등이 있다. 이 중 전립선암과 전립선염, 방광종양 등은 진단 과정에서 발견되는 경우가 많고, 다른 질환들은 대개 전립선비대증과 유사한 하부요로증상*lower urinary tract symptoms: LUTS*을 나타낸다. 감별진단에 가장 중요한 것은 병력청취이며, 증상점수표 등의 설문지, 배뇨일지, 신체검사, 소변검사, 요세포검사*urine cytology*, 요속검사를 비롯한 요역동학검사, 경직장초음파 등 초음파촬영술, 정맥신우조영술*intravenous pyelography; IVP*, 방광경검사 *cystoscopy* 등으로 감별진단할 수 있다.

I 전립선암

전립선암은 직장손가락검사*digital rectal examination; DRE*에서 단단한 결절이 만져지거나 혈청전립선특이항원*serum PSA*이 증가된 소견을 보이는 경우 의심할 수 있으며, 전립선생검*prostate biopsy*으로 확진이 가능하다. 방사선검사로 경직장초음파촬영술 *transrectal ultrasonography; TRUS*이나 자기공명영상*magnetic resonance imaging; MRI*을 이용할 수 있다. 전립선암은 말초구역*peripheral zone*에서 주로 발생하기 때문에 직장손가락검사가 전립선암 진단에 도움이 될 수 있다. 그러나 직장손가락검사 단독으로는 진단율이 낮다. 그래서 전립선특이항원 검사가 병행되는데, 전립선특이항원 수치가 3ng/mL 이상인 경우에는 33~83%, 3ng/mL 미만인 경우에는 4~11%의 양성예측률*positive predictive value*을 보인다. 전립선특이항원검사법은 민감도가 매우 높지만 특이도가 낮은 검사여서 위양성의 가능성이 높다. 실제로 전립선특이항원 수치가 10ng/mL 이상이고 직장손가락검사에서 결절이 만져지는 경우에도 31~76%의 암 발견율cancer detection rate이 나타난다. 전립선특이항원의 민감도를 향상시키거나 낮은 특이도를 보완하기 위하여 PSA 유도체derivative와 molecular form을 이용하기도 한다. 여기에는 나이보정 전립선특이항원 수치age-adjusted PSA level, 전립선특이항원 속도PSA velocity, 유리전립선특이항원 백분율percent free PSA, 전립선특이항원 밀도PSA density, 다양한 전립선특이항원 동형PSA isoforms(complexed PSA, PSA-ACT, PSA-API, PSA-A2M, free PSA)이 이용되기도 한다. 전립선특이항원은 전립선비대증에서도 과도하게 증가하는 경우가 있고, 전립선염에서도 증가하며, 그 밖에 사정, 직장손가락검사, 전립선생검, 방광경검사 등으로도 증가할 수 있다. 반면 전립선비대증에 사용되는 5-α환원효소억제제5α-reductase inhibitor; 5-ARI(finasteride, dutasteride)의 경우 사용 시 전립선특이항원 수치가 감소하므로 주의해야 한다. 12개월 이상 사용한 경우에는 일반적으로 전립선특이항원 수치를 2배로 계산해서 평가해야 한다(finasteride는 2년간 사용하면 2.3배, 7년 정도 사용하면 2.5배를 곱한다). 방사선검사 중 경직장초음파촬영은 말초구역에 저반향성hypoechoic으로 전립선암이 보이기도 하나 약 38%에서 동일에코isoechoic로 관찰되며 때로는 고반향성hyperechoic으로 보이기도 하므로 위음성의 가능성이 높다. 경직장초음파촬영의 진단율을 높이기 위하여 최근에는 CE-TRUS(contrast-enhanced TRUS), Doppler/MVI(micro-vascular imaging), sonoelastography, C-TRUS(computer-aided TRUS), 3D-TRUS, TRUS with THE(true echo harmonics) 등의 첨단기술로 개발된 초음파

를 사용하기도 한다. 자기공명영상은 전립선 내의 전립선암을 진단하는 목적으로 사용되지는 않았으나, 역시 최근에는 기술 발달로 인해 전립선암 자체를 진단하기도 한다. 그러나 이러한 방사선검사는 주로 전립선암의 생검을 위하여 보조적으로 사용하거나 병기 진단을 위해 이용한다.

II 전립선염증후군

미국의 통계에 의하면 전립선염은 50세 미만에서 가장 흔한 비뇨기질환이고, 50세 이상에서는 전립선비대증, 전립선암에 이어 세 번째로 흔한 비뇨기질환이다. 전립선염은 전립선 실질parenchyma 내에 염증세포가 증가하는 질환이다. 그러나 단순한 염증세포의 증가는 전립선비대증이나 전립선암에서도 관찰된다. 심지어 부검에서도 44%의 성인 남성에서 발견된다는 보고도 있다. 그러나 호발 연령대가 50세 이하인 경우가 많고, 50세 이상에서는 발병률이 낮아지다가 70세 이상에서 다시 증가한다고 한다. 국가마다 차이가 있지만 20~50세 사이 남성의 5% 정도에서 발병한다고 알려져 있다(최대 15% 정도). 미국 미네소타 주 Olmsted 카운티의 남성들을 대상으로 한 코호트연구에서는 약 9%의 발병률을 보인다고 보고되었다. 임상적으로는 빈뇨, 급박뇨, 배뇨통 등 저장성 배뇨증상이 전립선비대증과 약간 다른 양상을 보이나, 소변주저, 단속뇨, 요저류urinary retention 등의 증상도 나타날 수 있으므로 감별이 어려울 수도 있다. 전립선염증후군 중 1군(급성세균성전립선염)의 경우 하복부 불편감이 있을 수 있고, 직장손가락검사 시 회음통증, 괄약근경련 등도 발생할 수 있다. 검사 시 전립선의 열감,

압통 등이 흔히 관찰된다. 전립선염 진단 시에는 전통적으로 4-시험관 검사4 glass test를 시행하여 요로감염과 감별진단하기도 한다.

Ⅲ 방광종양

방광종양의 주관적인 증상으로는 육안적혈뇨gross hematuria가 흔하며, 하부요로증상은 일반적으로 유발되지 않는다. 그러나 비근육침윤성방광암이 방광경부에 위치하여 정상적인 배뇨를 방해하거나 근육침윤성방광암의 침윤 정도가 심하여 배뇨근 수축이 정상적으로 이루어지지 않으면 하부요로증상이 나타날 수 있다. 소변검사에서 현미경적혈뇨가 관찰되거나 요세포검사에서 암세포가 발견되면 방광경검사로 감별진단할 수 있다.

Ⅳ 요로결석

요로결석은 일반적으로 심한 측복부통증을 일으키지만, 고환통증과 동반된 하부요로증상을 유발할 수도 있다. 요로결석 중 방광결석은 배뇨증상인 단속뇨intermittency나 배뇨통dysuria 등을 일으키거나, 저장증상인 빈뇨urinary frequency, 야간뇨nocturia, 요절박urgency 등을 일으킬 수 있다. 일반적으로 이 경우는 하부요로증상과 더불어 측복부통증을 호소하므로 감별이 가능하고, 소변검사, 정맥신우조영술, 컴퓨터단층촬영CT으로 감별진단이 가능하다.

Ⅴ 요도협착

원발성 원인으로 인한 요도협착은 그리 흔하지 않다. 드물게 선천성요도협착은 후부요도판막과 같은 원인으로 발생하는데, 대개 신생아나 소아에서 발견되기 때문에 감별진단에 어려움은 없다.

일반적인 요도협착은 전부요도에서 발생하는데, 요도해면체corpus spongiosum의 반흔 과정에서 발생한다. 반흔이 수축하면서 요도내경이 좁아지면 이로 인하여 요속이 감소하고 소변줄기가 가늘어져 약한요류weak stream, 소변주저hesitancy, 힘주기straining 등의 증상이 발생한다. 심한 경우에는 요저류도 발생할 수 있다.

가장 흔한 원인은 외상trauma 특히 기마손상straddle injury이다. 가장 흔한 발생 부위는 구부요도bulbous urethra이다. 다른 흔한 원인은 요도경·방광경·요관경 검사 시 발생하는 의인외상iatrogenic trauma이다. 드물게는 Foley 도뇨관 삽입 등으로도 발생할 수 있다. 과거에는 임질gonorrhea 감염에 의한 경우도 많았으나 최근에는 흔하지 않다.

진단은 요도경검사urethroscopy이나 역행성요도조영술retrograde urethrography로 쉽게 할 수 있다.

Ⅵ 방광경부구축

방광경부구축은 주로 외과적 수술 후 발생한다. 경요도전립선절제술이나 전립선적출술 후 많이 발생한다. 요도협착과 유사하게 요속감소, 소변굵기감소 등을 보인다. 역시 방광경검사와 역행성요도조영술로 감별이 가능하다.

Ⅶ 신경인성방광

신경인성방광의 원인은 다양하다. 뇌혈관사고 cerebrovascular accident, 뇌종양brain tumor, 뇌성마비cerebral palsy, 파킨슨병Parkinson's disease, 다발계통위축multiple system atrophy, 다발경화증 multiple sclerosis, 척수손상spinal cord injury, 자율신경반사항진autonomic hyperreflexia, 척수형성이상myelodysplasia, 척수매독tabes dorsalis, 악성빈혈 pernicious anemia, 원반질환disc disease, 척추관협착spinal stenosis, 골반수술radical pelvic surgery, 헤르페스바이러스 감염herpesvirus infection, 당뇨병 diabetes mellitus 등을 들 수 있다. 그 외에 교감신경, 부교감신경에 작용하는 약물에 의해서도 이런 증상이 발생할 수 있다.

이러한 질병들은 중추신경이나 척수신경에 영향을 주어 배뇨근 활동, 순응도, 조임근(smooth sphincter, striated sphincter) 등에 손상을 입혀 다양한 형태의 증상을 유발할 수 있으며, 전립선비대증에서 발생하는 하부요로증상과 유사한 증상을 일으킬 수도 있다. 신경인성방광은 요역동학검사나 신경학적 검사를 통해 감별이 가능하다.

Ⅷ 요로결핵

2008년 세계보건기구WHO는 해마다 900만 명 이상의 결핵 환자가 발생한다고 보고했다. 그중 폐 이외에서 발생하는 결핵은 10% 정도인데, 요로결핵 urinary tuberculosis은 이 가운데 30~40% 정도의 비율을 보인다. 요로결핵의 비율은 선진국에서는 폐결핵의 2~10%, 개발도상국에서는 15~20%의 빈도를 보이는 것으로 조사되었다.

방광결핵은 신장결핵 다음으로 흔한데, 주로 방광에서 요관구ureteric orifice나 삼각부trigone 주위를 침범한다. 하부요로증상이 흔히 나타나는데, 환자 중 약 50%는 저장증상을 보인다. 전립선비대증과는 달리 무균농뇨sterile pyuria가 나타나지만 20% 이상에서 세균감염이 동반될 수 있으며 혈뇨나 단백뇨도 흔하다. 20% 미만에서 발열, 식욕부진, 체중감소, 야간발한 등이 발생할 수 있다. 폐결핵과 달리 결핵배양검사에서 음성을 보이는 경우가 흔하다.

Ⅸ 결론

전립선비대증은 해부학적 진단뿐 아니라 증상적 진단도 중요한 부분을 차지한다. 그러므로 유사한 증상을 일으키는 다른 질환과의 감별진단이 중요하다. 환자의 병력을 정확히 청취한 후 필요한 감별진단을 해야 할 필요가 있다. 단순히 증상에 의존하여 약물치료만 하는 경우 다른 많은 질환들을 간과할 가능성이 높다. 초기 진단에서 이러한 질환들에 대한 가능성을 염두에 두고 신체검사 및 기본 검사를 실시하고, 초기 치료로 증상이 호전되지 않는 경우에는 특히 다른 질환을 찾아내기 위한 노력을 해야 한다.

참고문헌

Benson MC, Whang IS, Pantuck A, Ring K, Kaplan SA, Olssson CA, et al. Prostate specific antigen density: a means of distinguishing benign prostatic hypertrophy and prostate cancer. J Urol 1992;147: 815−6.

Christensson A, Björk T, Nilsson O, Dahlén U, Matikainen MT, Cockett AT, et al. Serum prostate specific antigen complexed to alpha 1−antichymotrypsin as an indicator of prostate cancer. J Urol 1993;150:100−5.

Collins MM, Stafford RS, O'Leary MP, Barry MJ. How common is prostatitis? A national survey of physician visits. J Urol 1998;159:1224−8.

Cooner WH, Mosley BR, Rutherford CL Jr, Beard JH, Pond HS, Terry WJ, et al. Prostate cancer detection in al clinical urological practice by ultrasonography, digital rectal examination and prostate specific antigen. J Urol 1990;143:1146−52.

Eastwood JB, Corbishley CM, Grange JM. Tuberculosis and the kidney. J Am Soc Nephrol 2001;12:1307−14.

Etzioni RD, Howlader N, Shaw PA, Ankerst DP, Penson DF, Goodman PJ, et al. Long−term effects of finasteride on prostate specific antigen levels: results from the prostate cancer prevention trial. J Urol 2005;174:877−81.

Figueiredo AA, Lucon AM, Junior RF, Srougi M. Epidemiology of urogenital tuberculosis worldwide. Int J Urol 2008;15:827−32.

Gow JG, Barbosa S. Genitourinary tuberculosis. A study of 1117 cases over a period of 34 years. Br J Urol 1984; 56:449−55.

McNeal JE. Regional morphology and pathology of the prostate. Am J Clin Pathol 1968;49:347−57.

Nickel JC, Alexander RB, Schaeffer AJ, Landis JR, Knauss JS, Propert KJ, et al. Leukocytes and bacteria in men with chronic prostatitis/chronic pelvic pain syndrome compared to asymptomatic controls. J Urol 2003;170:818−22.

Roberts RO, Jacobson DJ, Girman CJ, Rhodes T, Lieber MM, Jacobsen SJ. Prevalence of prostatitis− like symptoms in a community based cohort of older men. J Urol 2002;168:2467−71.

Schaeffer AJ, Landis JR, Knauss JS, Propert KJ, Alexander RB, Litwin MS, et al. Demographic and clinical characteristics of men with chronic prostatitis: the national institutes of health chronic prostatitis cohort study. J Urol 2002;168:593−8.

Schröder FH, van der Maas P, Beemsterboer P, Kruger AB, Hoedemaeker R, Rietbergen J, et al. Evaluation of the digital rectal examination as a screening test for prostate cancer. Rotterdam section of the European Randomized Study of Screening for Prostate Cancer. J Natl Cancer Inst 1998;90:1817−23.

Simon HB, Weinstein AJ, Pasternak MS, Swartz MN, Kunz LJ. Genitourinary tuberculosis. Clinical features in a general hospital population. Am J Med 1977;63: 410−20.

Wein AJ, Kavoussi LR, Novick AC, Partin AW, Peters CA. Campbell−Walsh Urology. 10th ed. Philadelphia: Saunders; 2011;2611−21.

제12장

전립선비대증의 진료지침

손환철

전립선비대증은 남성에서 심한 고통을 야기하는 하부요로증상의 가장 흔한 원인이다. 환자의 삶의 질을 위협하는 대표적인 질환으로, 국내에서도 인구의 고령화, 식생활의 서구화 등으로 인해 발생빈도가 급격히 증가하고 있다. 전립선비대증은 환자의 연령, 내과 질환 동반 여부, 전신상태 등에 따라 진단 및 치료 방법이 매우 다양하게 적용될 수 있으므로 정확한 관련 정보와 이를 기반으로 한 진료지침의 필요성이 대두되어왔다.

1994년 미국비뇨기과학회*American Urological Association; AUA*의 주도하에 전립선비대증에 대한 진료지침이 처음으로 발표되었으며, 현재 2010년 개정판까지 발표되었다. 한편 유럽비뇨기과학회 *European Association of Urology; EAU*도 2000년 이후 전립선비대증 진료지침을 꾸준히 발표했는데, 2013년 개정판은 전립선비대증이라는 용어를 남성 하부요로증상에 대한 진료지침으로 변경하면서 보다 다양한 질환군에 대한 진료지침을 담고 있다. 미국과 유럽의 전립선비대증 진료지침서는 세부 항목에 약간 차이가 있는데, 이는 미국과 유럽이라는 의료 서비스 환경의 차이에서 기인한 바가 크다. 국내에서도 대한전립선학회가 주도하여 국내 의료 실정에 맞는 진료지침서 개발을 추진했고, 마침내 2010년 전립선비대증 진료지침서를 발표했다. 이 장에서는 국내에서 발표된 전립선비대증 진료지침서를 중심으로 미국과 유럽의 진료지침과의 차이를 간략하게 살펴보고자 한다.

I 전립선비대증의 진료지침

1. 진단지침(그림 12-1)

(1) 기본 진단 방법

1) 병력청취

현 병력, 과거 병력, 수술력, 요도손상이나 요도염 혹은 도뇨관 삽입 등의 기왕력, 혈뇨와 같은 소변의 이상이나 배뇨곤란의 과거력, 신경인성방광 *neurogenic bladder*이 의심되는 신경학적 증상이나

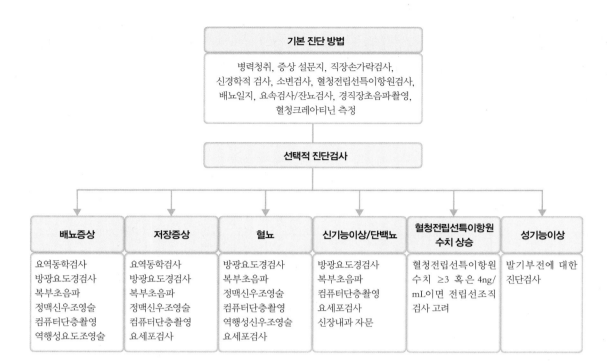

[그림 12-1] 전립선비대증 진단지침

활동능력, 최근 발생한 성기능장애 여부 및 복용하고 있는 약물 등을 확인한다.

2) 증상 설문지를 통한 증상점수

국제전립선증상점수표*Interantional Prostate Symptom Scroe; IPSS*, 국제발기능지수*International Index of Erectile Function; IIEF* 등 표준화된 설문지 사용을 권장한다.

3) 직장손가락검사, 신경학적 검사(항문조임근의 긴장도, 회음의 감각 및 음경해면체근반사)

4) 소변검사

전립선비대증 환자 외에 요로감염이나 방광암 환자도 하부요로증상을 호소할 수 있으므로 이를 감별하기 위해 시행한다.

5) 혈청전립선특이항원검사

전립선특이항원*PSA* 상승은 전립선암뿐만 아니라 양성전립선비대증, 전립선염과 요저류에서도 발생할 수 있으므로 해석에 유의해야 한다.

6) 배뇨일지

24시간 배뇨일지를 권장한다.

7) 요속검사/잔뇨검사

요속검사는 정확성을 위하여 150cc 이상의 배뇨량을 기준으로 2번 이상의 검사를 권장한다.

8) 경직장초음파촬영

하부요로증상이 있는 환자의 전립선검사에서 진단의 정확도, 객관성, 그리고 재현도를 위하여 경직장초음파전립선촬영을 기본적으로 시행한다.

9) 혈청크레아티닌 측정

전립선비대증으로 인한 방광출구폐색이 수신증*hydronephrosis*과 신부전을 유발할 수 있으므로 기본 검사로 시행한다.

(2) 선택적 진단검사

1) 요역동학검사(압력요류검사 *pressure-flow study*, 충전방광내압측정술 *filling cystometry*)

다음의 경우에 수술 전 시행을 고려한다.

① 젊은 남성(50세 이하)

② 노인(80세 이상)

③ 배뇨 후 잔뇨가 300mL 이상

④ 최대요속이 15mL/sec 이하

⑤ 신경인성방광이 의심될 때

⑥ 광범위한 골반수술 후

⑦ 이전에 침습 수술을 했으나 증상이 호전되지 않는 경우

2) 방광요도경검사

이 검사는 검사 과정에서 환자의 고통이 큰 데 비해 상대적으로 얻을 수 있는 정보는 적다. 방광과 요도 내의 다른 병변을 확인할 필요가 있거나 치료 방법을 결정하기 위해 전립선의 크기와 모양을 미리 알 필요가 있는 경우에 선택적으로 시행하는 것이 바람직하다.

3) 요세포검사

방광암 환자가 하부요로증상을 호소할 수 있으므로 의심되는 경우 시행할 수 있다.

4) 복부초음파

하부요로증상이 있는 환자에 대한 검사에서 상부요로계에 대한 검사는 혈청크레아티닌 측정을 기본으로 하고 다음의 경우에는 선택적으로 복부초음파촬영을 권장한다.

① 재발 혹은 일회성 요로감염의 병력

② 요로결석의 병력

③ 요로계 수술의 과거 병력

④ 요로계 암의 과거 병력

⑤ 혈뇨의 동반

⑥ 요저류의 발생

5) 정맥신우조영술 *IVP*, 역행성신우조영술 *retrograde pyelography*, 컴퓨터단층촬영

전립선비대증에 대한 검사라기보다는 상부요로계 병변이 의심되는 경우 추가로 시행할 수 있는 검사이다. 신기능이 떨어져 있는 환자에게 조영제를 사용할 때는 주의가 필요하다.

6) 역행성요도조영술

요도협착과 감별하기 위해 시행할 수 있다.

7) 전립선침생검

전립선침생검은 혈청전립선특이항원 4ng/mL 이상에서 시행되어왔으나, 최근에는 전립선특이항원 절단치 *cut-off value*를 3ng/mL로 낮추는 경향이 있다.

8) 자기공명영상

전립선비대증에 대한 진단검사로 사용되는 경우는 드물다. 전립선암 진단 시 병변의 위치 확인 및 병기 측정을 위해 사용된다

2. 치료지침(그림 12-2)

(1) 대기관찰요법

① 대기관찰요법은 하부요로증상이 삶에 큰 지장을 주지 않으면서 병을 적극적으로 치료하지 않더라도 단기간에 악화될 가능성이 없음을 전제로 행하게 된다.

② 국제전립선증상점수표에 의거한 증상점수가 7 이하인 경도의 하부요로증상을 가진 환자는 대기요법의 대상이다.

③ 증상점수 8 이상의 중등도 또는 중증의 환자 중 증상으로 인한 불편이 없는 환자 또한 대기관찰요법의 대상이 될 수 있다. 그러나 증상점수가 중등도 이상인 환자들의 경우 대기관찰요법 중 병의 진

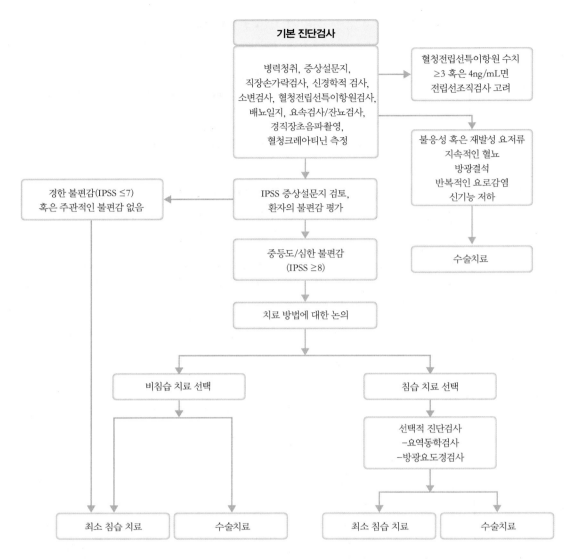

기본 진단검사

병력청취, 증상설문지,
직장손가락검사, 신경학적 검사,
소변검사, 혈청전립선특이항원검사,
배뇨일지, 요속검사/잔뇨검사,
경직장초음파촬영,
혈청크레아티닌 측정

혈청전립선특이항원 수치
≥3 혹은 4ng/mL면
전립선조직검사 고려

불응성 혹은 재발성 요저류
지속적인 혈뇨
방광결석
반복적인 요로감염
신기능 저하

경한 불편감(IPSS ≤7)
혹은 주관적인 불편감 없음

IPSS 증상설문지 검토,
환자의 불편감 평가

중등도/심한 불편감
(IPSS ≥8)

수술치료

치료 방법에 대한 논의

비침습 치료 선택

침습 치료 선택

선택적 진단검사
-요역동학검사
-방광요도경검사

최소 침습 치료

수술치료

최소 침습 치료

수술치료

[그림 12-2] 전립선비대증의 진단 및 치료 알고리즘

행 위험이 있음을 주지해야 한다.

④ 대기관찰요법의 성과는 생활습관 교정에 의하여 최적화될 수 있다. 다음과 같은 습관을 권장하도록 한다.

ⓐ 물을 많이 마시는 것이 건강에 무조건 이롭다는 고정관념을 깬다. 빈뇨와 야간뇨 때문에 불편할 경우 일일 수분 섭취량을 줄이도록 한다. 특히 야간뇨가 문제인 경우 늦은 오후나 저녁 때 수분 섭취를 제한하도록 권장한다. 그러나 일일 1,500mL 이하로는 줄이지 않도록 한다.

ⓑ 이뇨작용과 방광자극효과가 있는 카페인과 알코올 섭취를 줄이거나 피하도록 한다.

ⓒ 배뇨후점적이 문제인 경우 이단배뇨double voiding technique를 권장한다.

ⓓ 소변을 참으면 해롭다는 고정관념을 깬다. 소변이 마려운 첫 느낌이 들 때 오히려 그 느낌이 없어질 때까지 참도록 권한다.

ⓔ 버스여행 등 오랫동안 배뇨를 할 수 없는 상황의 발생을 피하도록 한다. 이러한 상황은 급성요저류로 이어질 수 있다.

ⓕ 복용하는 약 중 배뇨에 악영향을 주는 약의 유무를 확인하고 복용법을 교정하거나 다른 약으로 교체한다.

ⓖ 급성요저류의 흔한 원인인 과한 알코올 섭취 혹은 약국에서 감기약을 임의로 구입하여 복용하는 것을 피한다. 감기나 기타 호흡기질환 진료 시 전립선비대증이 있음을 담당 의사에게 알리도록 한다.

ⓗ 변비는 배뇨를 악화시킬 수 있는 요인이므로 치료한다.

(2) 약물치료

1) α-차단제

① α-차단제는 전립선과 방광경부에 존재하는 평활근의 긴장에 관여하는 교감신경수용체에 선택적 혹은 비선택적으로 길항작용함으로써 전립선폐색을 감소시킨다. 대표적인 약제로는 terazosin, doxazosin, tamsulosin, alfuzosin, silodosin, naftopidil이 있다.

② α-차단제는 경구투여제이며, 복용량은 각각의 반감기에 의해 결정된다.

③ 하부요로증상을 가진 모든 남성에 대한 α-차단제 처방은 합리적이다. 20~50% 정도의 빠른 증상완화와 20~30% 정도의 요속 개선이 나타난다.

④ 흔한 부작용으로 두통, 어지럼증, 기립저혈압, 기억력감퇴, 졸림, 비강출혈, 역행사정retrograde ejaculation 등이 있다.

⑤ 약제의 효과 평가 시에는 최소 3개월 정도 투약을 지속한 후 약물요법의 실패 여부를 판단하는 것이 권장된다.

⑥ α-차단제 투여 전에 백내장수술 예정 여부를 확인한다. IFIS(intraoperative floppy iris syndrome)는 수술 중 물결치는 홍채, 진행성 동공수축, 수술절개창과 초음파유화기 첨단으로의 홍채탈출이 특징인 소동공증후군으로, α-차단제 복용과 관련이 깊은 것으로 알려져 있다. 그러므로 백내장수술이 예정된 환자는 그 수술을 받은 다음 α-차단제 투여를 시작한다. α-차단제를 복용 중인 환자가 백내장수술을 받는 경우에는 수술 1~2주 전에 α-차단제 복용을 일시 중단하는 것도 도움이 된다고 알려져 있다.

2) 5-α환원효소억제제

① Finasteride는 2형 5-α환원효소억제제5alpha-reductase inhibitor; 5-ARI이며, 디하이드로테스토스테론dihydrotestosterone; DHT을 혈액에서 70%, 전립선에서 90%까지 억제한다.

② Dutasteride는 1, 2형 5-α환원효소억제제이며, 혈중 DHT를 90%까지 낮춘다.

③ 5-α환원효소억제제는 전립선의 크기를 줄이고 배뇨증상점수 및 요속을 개선시킨다. 최대 효능은 6개월 이후에 나타난다.

④ 5-α환원효소억제제는 전립선절제술 및 급성요저류 비율에 영향을 미치면서 전립선비대증의 진행을 막을 수 있다.

⑤ 5-α환원효소억제제의 10년간의 장기적 효과에 관해서는 추가 연구가 필요하다.

⑥ 5-α환원효소억제제의 주된 부작용은 성욕감소, 발기장애, 사정감소 등이며, 드물게 홍조 및 유방비대, 유방압통 등이 나타날 수 있다.

⑦ 5-α환원효소억제제를 12개월 정도 복용한 환자에서 혈중 PSA가 50%가량 감소한다는 사실은 잘 알려져 있다. 그러므로 5-α환원효소억제제를 투여하기 전에 반드시 혈청전립선특이항원 수치를 측정해야 하며, 약물을 복용하는 환자는 혈청전립선특이항원 수치의 2배를 실제 수치로 간주해야 한다. 또한 전립선조직검사 시 조직병리학적으로도 암 진단에 문제가 되지 않는 것으로 알려져 있다.

⑧ 5-α환원효소억제제는 전립선비대증으로 인한 혈뇨에 효과적일 수 있다.

3) α-차단제와 5-α환원효소억제제 병용요법

α-차단제와 5-α환원효소억제제의 병용요법은 각 약물의 단독요법보다 좀 더 효과적으로 전립선비대증으로 인한 증상을 완화시키고 진행을 효과적으로 예방한다. 특히 전립선비대증의 진행 위험이 큰 경우(전립선 크기 ≥30mL, 혈청전립선특이항원 ≥ 1.5ng/mL)에 권장된다. 증상점수 20 이상인 중증 환자에서 장기간 병용요법을 시행하는 것이 유리하며, 19점 이하인 경우 일정 기간 동안 병용요법을 시행한 이후 5-α환원효소억제제 단독요법을 시행해도 증상 개선 효과가 유지된다.

4) 항콜린제와 항이뇨호르몬제

① 배뇨근 과활동성에 대한 항콜린제는 전립선비대증에 동반된 과민성방광의 치료에 사용할 수 있다. 대표적인 약물로는 oxybutin, propiverine, tolterodine, trospium, solifenacin, darifenacin, fesoterodine 등이 있다.

② 전립선비대증이 동반된 고령 환자의 과민성방광 치료 시에는 치료효과를 나타낼 수 있는 최소한의 용량을 투여해야 하며, 입안건조, 변비, 졸음, 두통, 어지럼증, 시야흐림 등의 부작용 발생 유무를 세심하게 관찰해야 한다.

③ 야간다뇨로 인한 야간뇨에서 desmopressin은 유의한 치료효과를 보인다. 아침의 첫 소변량이 기재된 배뇨일지를 통해 야간 배뇨량이 전체 24시간 동안의 배뇨량의 1/3 이상인 것을 확인해야 보험적용을 받을 수 있다. 이 약물의 부작용은 흔하지 않지만 두통, 오심, 어지럼증, 수분저류 또는 저나트륨혈증이 나타날 수 있다. 저나트륨혈증은 나이가 많을수록, 그리고 기존 나트륨 농도가 낮을수록 발생률이 높다. 특히 고령의 노인 환자에 대한 항이뇨호르몬 치료 시에는 치료 전과 치료 며칠 후에 혈청나트륨을 측정하는 것이 권장된다. 이 약물의 금기증은 간경화, 신부전, 울혈심부전 등이 있다.

(3) 보완대체의학

① 현재 어떠한 식이보충제, 생약제제도 전립선비대증 치료를 위해 추천되지 않는다.

② Saw Palmetto가 현재까지 병원에서 처방되는 전립선비대증 치료제에 비해 하부요로증상의 개선 효과는 적지만 효과를 나타낼 가능성이 있을 것으로 기대된다. 그러나 이 생약제제의 효과에 대한 최종 결론을 내리기에는 객관적이거나 대규모인 임상 연구자료가 부족하고 작용기전도 정확하게 알려져 있지 않다.

(4) 수술치료

1) 수술치료의 적응증

① 약물치료에도 불구하고 호전되지 않는 하부요로증상

② 약물치료를 원하지 않고 적극적인 치료를 원하는 하부요로증상 환자

③ 불응성 혹은 재발성 요저류

④ 일상생활에 지장을 줄 정도로 심한 하부요로증상

⑤ 전립선비대증으로 인한 신기능 저하

⑥ 5-α환원효소억제제를 이용한 약물치료에도 불구하고 지속되는 혈뇨

⑦ 방광결석

⑧ 반복적인 요로감염

2) 경요도전립선절제술

① 경요도전립선절제술은 전립선 크기가 30~80mL인 경우의 표준치료법이다.

② 수술 중이나 수술 후의 합병증 발생은 전립선의 크기, 수술 시간과 관련 있다.

③ 수술 후의 경요도절제술후증후군post-TUR syndrome은 약 2% 정도에서 발생하며, 요실금은 2.2%, 요도협착은 3.8%, 방광경부경축은 4%에서 발생하는 것으로 보고되었다. 경요도전립선절제술이 성기능에 미치는 영향에 대해서는 논란이 있으며, 수술 후 65~70%의 환자에서 역행사정이 발생한다.

④ 수술 전 도관을 유치하고 있는 환자의 경우 예방적 항생제 사용을 권유한다.

⑤ 경요도절제술후증후군(물 중독, 혈청나트륨<130nmol/L)의 위험인자로는 정맥동 개방과 함께 과도한 출혈, 수술 시간 연장, 크기가 큰 전립선, 흡연이 있다.

⑥ 양극경요도전립선절제술은 도관 유치 기간을 줄일 수 있으며 경요도절제술후증후군의 위험도를 감소시킨다.

3) 경요도전립선절개술

① 경요도전립선절개술transurethral incision of the prostate은 전립선 크기가 작고(<20~30mL) 중간엽이 없는 환자에 적용된다.

② 경요도전립선절개술은 경요도전립선절제술보다 출혈과 수혈, 역행사정 등의 합병증 발생률이 낮고

수술 시간 및 재원 기간이 단축되는 등의 장점이 있으나 장기추적에서 치료실패율이 높다.

③ 양극경요도전립선절개술도 선택적으로 이용할 수 있는 수술법이다.

4) 개복전립선절제술open prostatectomy

전립선이 큰 경우, 큰 방광결석이 있는 경우 또는 방광게실절제가 필요한 경우의 표준치료법이다. 일반적으로 전립선이 크다고 함은 전립선의 용적이 100mL 이상임을 의미한다. 수술 방법은 수술자 자신이 기술과 경험을 고려하여 선택한다. 개복전립선절제술은 다른 수술에 비해 출혈이 많으며, 요실금은 10%, 방광경부협착은 2.6%, 역행사정은 80%에서 발생한다.

5) 레이저를 이용한 최소 침습 치료법

① 광선택적전립선기화술photoselective vaporization of prostate; PVP과 holmium 레이저전립선적출술 holmium laser enucleation of prostate; HoLEP은 각각 경요도전립선절제술과 개복전립선절제술을 대체할 수 있는 수술법이다.

② 레이저를 이용한 최소 침습 치료는 도관 유치 기간을 줄일 수 있고, 경요도절제술후증후군의 위험도를 감소시킨다. 또한 환자가 고령 혹은 전신건강이 좋지 않거나 항응고제를 복용하는 경우에도 시술이 가능하다.

6) 기타 최소 침습 치료법

경요도침소작술transurethral needle ablation; TUNA, 경요도극초단파치료transurethral microwave therapy; TUMT도 선택적으로 이용할 수 있는 수술법이다.

(5) 추적관찰

1) 대기관찰요법

대기관찰요법에 따른 추적관찰에서 6개월 후 및 매

년마다 전립선비대증에 대한 재평가를 시행해야 하며, 절대적 수술의 적응증에 해당하는 증세가 나타나지 않는지 매년 평가한다. 아래와 같은 검사 사항들이 권장된다.

① 국제전립선증상점수

② 요속검사 및 잔뇨 측정

2) α-차단제

치료 첫 6주, 8주 또는 12주 후에 반응을 확인하기 위해 환자를 재평가한다. 만약 부작용 없이 환자들의 증상이 호전되었다면 α-차단제 치료를 지속할 수 있다. 환자들을 6개월 후 및 매년마다 재평가하며, 절대적 수술의 적응증에 해당하는 증세가 나타나지 않는지 매년 평가해야 한다. 아래와 같은 검사 사항들이 권장된다.

① 국제전립선증상점수

② 요속검사 및 잔뇨 측정

3) 5-α환원효소억제제

치료 12주와 12개월 후에 반응을 확인하기 위해 환자를 재평가한다. 이후의 재평가는 α-차단제의 경우와 동일하게 시행한다. 아래와 같은 검사 사항들이 권장된다.

① 국제전립선증상점수

② 요속검사 및 잔뇨 측정

4) 수술치료

환자들은 수술치료 후 6주 안에 조직검사 결과와 조기 수술 후 부작용을 확인하기 위해 병원을 방문해야 한다. 이후에는 수술 3개월 후 최종 결과를 확인하기 위해 방문해야 한다. 치료에 실패한 환자들에게는 압력요류검사를 포함한 요역동학검사를 시행해야 한다. 아래와 같은 검사 사항들이 권장, 시행된다.

① 국제전립선증상점수: 권장됨

② 요속검사 및 잔뇨 측정: 권장됨

③ 소변배양검사: 선택 사항

④ 병리 소견: 의무적 확인

5) 보완대체요법

대체치료법들의 효과와 지속성에 대해 안심할 수 없기 때문에 장기추적관찰이 권장된다. 어떤 치료법을 사용했는지에 따라 추적관찰 간격이 결정된다. 6주, 3개월, 6개월 간격으로 추적관찰하는 것이 대부분의 최소 침습 치료들에 해당된다. 그리고 매년 아래와 같은 검사 사항들이 권장, 시행된다.

① 국제전립선증상점수: 권장됨

② 요속검사 및 잔뇨 측정: 권장됨

③ 소변배양검사: 선택 사항

④ 병리 소견 존재 시: 의무적 확인

Ⅱ 국외 전립선비대증 진료지침과의 차이점

1. 미국비뇨기과학회 전립선비대증 진료지침

① 전립선비대증을 포함한 하부요로증상 전반에 대한 진단 및 치료에 대한 내용을 담고 있다.

② 상부요로기능 평가를 위한 혈청크레아티닌 측정이 권장되지 않는다.

③ 전립선비대증 치료 후 증상(특히 저장증상)이 심한 상태로 지속되는 경우 botulinum toxin이나 sacral neuromodulation 치료법도 고려하도록 권장하고 있다.

④ 전립선비대증과 관련된 앞으로의 연구 방향을 제시하고 있다.

2. 유럽비뇨기과학회 전립선비대증 진료지침

① 미국비뇨기과학회의 진료지침과 마찬가지로 전립선비대증을 포함한 하부요로증상 전반에 대한 진단 및 치료에 관한 내용을 담고 있다.

② 5-α환원효소억제제 단독요법에 대한 적응증을 제시하고 있으며(전립선 크기 >40mL, 혈청전립선특이항원 >1.4~1.6ng/mL), α-차단제와의 병용요법도 국내 지침과는 적응증이 상이하다.

③ α-차단제와 항콜린제의 병용요법에 대해 구체적으로 다루고 있다.

④ 최근 주목받고 있는 5형 포스포디에스테라아제 억제제*phosphodiesterase type 5 inhibitor*의 저용량 매일요법을 소개하고 배뇨증상 개선효과에 대해 기술하고 있다.

⑤ 80~100mL 이상의 큰 전립선비대증에서 개복전립선절제술의 적용을 설명하며 holmium 레이저 부재 시라는 단서조항을 두었다. 이는 현재 유럽에서 holmium 레이저를 이용한 holmium 레이저전립선적출술이 개복전립선절제술의 위치를 대체해 가고 있음을 시사한다.

참고문헌

Andersson KE, de Groat WC, McVary KT, Lue TF, Maggi M, Roehrborn CG, et al. Tadalafil for the treatment of lower urinary tract symptoms secondary to benign prostatic hyperplasia: pathophysiology and mechanism(s) of action. Neurourol Urodyn 2011;30:292-301.

Barkin J. Benign prostatic hyperplasia and lower urinary tract symptoms: evidence and approaches for best case management. Can J Urol 2011;18 Suppl:14-9.

Chancellor MB. Ten years single surgeon experience with botulinum toxin in the urinary tract; clinical observations and research discovery. Int Urol Nephrol 2010;42:383-91.

Djavan B, Margreiter M, Dianat SS. An algorithm for medical management in male lower urinary tract symptoms. Curr Opin Urol 2011;21:5-12.

Füllhase C, Chapple C, Cornu JN, De Nunzio C, Gratzke C, Kaplan SA, et al. Systematic review of combination drug therapy for non-neurogenic male lower urinary tract symptoms. Eur Urol 2013;64: 228-43.

Gacci M, Corona G, Salvi M, Vignozzi L, McVary KT, Kaplan SA, et al. A systematic review and meta-analysis on the use of phosphodiesterase 5 inhibitors alone or in combination with alpha-blockers for lower urinary tract symptoms due to benign prostatic hyperplasia. Eur Urol 2012;61:994-1003.

Gómez Sancha F, Bachmann A, Choi BB, Tabatabaei S, Muir GH. Photoselective vaporization of the prostate (GreenLight PV): lessons learnt after 3500 procedures. Prostate Cancer Prostatic Dis 2007;10: 316-22.

Gravas S, Tzortzis V, Melekos MD. Translation of benign prostatic hyperplasia guidelines into clinical practice. Curr Opin Urol 2008;18:56-60.

Hoffman RM, Monga M, Elliott SP, Macdonald R, Langsjoen J, Tacklind J, et al. Microwave thermotherapy for benign prostatic hyperplasia. Cochrane Database Syst Rev 2012;9:CD004135.

Hollingsworth JM, Wei JT. Does the combination of an alpha1-adrenergic antagonist with a 5alpha-reductase inhibitor improve urinary symptoms more than either monotherapy? Curr Opin Urol 2010;20: 1-6.

Juliao AA, Plata M, Kazzazi A, Bostanci Y, Djavan B. American Urological Association and European Association of Urology guidelines in the management of benign prostatic hypertrophy: revisited. Curr Opin Urol 2012;22:34-9.

Kahokehr A, Vather R, Nixon A, Hill AG. Non-steroidal anti-inflammatory drugs for lower urinary tract symptoms in benign prostatic hyperplasia: systematic review and meta-analysis of randomized controlled trials. BJU Int 2013;111:304-11.

Kaplan SA, Wein AJ, Staskin DR, Roehrborn CG, Steers WD. Urinary retention and post-void residual urine in men: separating truth from tradition. J Urol 2008;180:47-54.

Lepor H, Kazzazi A, Djavan B. alpha-Blockers for benign prostatic hyperplasia: the new era. Curr Opin Urol 2012;22:7-15.

Liu L, Zheng S, Han P, Wei Q. Phosphodiesterase-5 inhibitors for lower urinary tract symptoms secondary to benign prostatic hyperplasia: a systematic review and meta-analysis. Urology 2011; 77:123-9.

Madersbacher S, Berger I, Ponholzer A, Marszalek M. Plant extracts: sense or nonsense? Curr Opin Urol 2008;18:16-20.

Mayer EK, Kroeze SG, Chopra S, Bottle A, Patel A. Examining the 'gold standard': a comparative critical analysis of three consecutive decades of monopolar transurethral resection of the prostate (TURP) outcomes. BJU Int 2012;110:1595-601.

McNaughton-Collins M, Barry MJ. Managing patients with lower urinary tract symptoms suggestive of benign prostatic hyperplasia. Am J Med 2005;118:1331-9.

McVary KT, Roehrborn CG, Avins AL, Barry MJ, Bruskewitz RC, Donnell RF, et al. Update on AUA guideline on the management of benign prostatic hyperplasia. J Urol 2011;185:1793-803.

Oelke M, Bachmann A, Descazeaud A, Emberton M, Gravas S, Michel MC, et al. EAU guidelines on the treatment and follow-up of non-neurogenic male lower urinary tract symptoms including benign prostatic obstruction. Eur Urol 2013;64:118-40.

Robert G, Descazeaud A, de la Taille A. Lower urinary tract symptoms suggestive of benign prostatic hyperplasia: who are the high-risk patients and what are the best treatment options? Curr Opin Urol 2011;21:42-8.

Roehrborn CG. Currently available treatment guidelines for men with lower urinary tract symptoms. BJU Int 2008;102 Suppl 2:18-23.

Sarma AV, Wei JT. Clinical practice. Benign prostatic hyperplasia and lower urinary tract symptoms. N Engl J Med 2012;367:248-57.

The Korean Prostate Society. Practice Guideline of Benign Prostatic Hyperplasia. 1st ed. Seoul: MEDRANG LTD.;2010:78-86.

Xin Z, Huang Y, Lu J, Zhang Q, Chen C. Addition of antimuscarinics to alpha-blockers for treatment of lower urinary tract symptoms in men: a meta-analysis. Urology 2013;82:270-7.

제 13 장

대기관찰요법

김청수

전립선비대증은 임상양상이 다양한 질환이며, 이에 따라 최근에는 치료법도 다양해졌다. 따라서 환자 개개인에게 적합한 치료법을 선택하기 위해 고심할 때가 많아졌다. 분명한 선택 지침은, 이 질환이 삶의 질과 관련된 것으로 환자에게 더 많은 치료방법에 대한 선택권이 있어야 한다는 것이다. 최근의 전립선비대증 치료는 증상을 즉시 감소시킬 뿐만 아니라 치료 기간을 지속시켜 삶의 질을 향상시키고, 연관된 수술과 요저류*urinary retention*의 위험성을 감소시키며 전립선비대증의 자연경과를 바꾸는 데 초점을 맞추고 있다. 대기관찰요법*watchful waiting*이란 의사가 환자를 수시로 검사하여 상태를 파악하고 있으나 적극적으로 치료하지는 않는 것을 말한다. 환자가 전립선비대증이 암이나 심각한 비뇨기질환이 아니며 치료가 지연되어도 비가역적인 결과를 초래하지 않는다는 확신을 갖고 외과적 치료법의 절대 적응증이 되는 경우를 제외한 경우 대기관찰요법을 선택할 수 있다. 즉, 환자가 별로 고통스러워하지 않거나, 치료의 필요성을 크게

느끼지 못하거나, 치료에 따른 부작용이나 불편 또는 위험을 원하지 않는 경우에는 대기관찰요법도 좋은 치료법이 될 수 있다.

Ⅰ 대기관찰요법에 관한 연구

1919년부터 1988년까지 5개의 대기관찰요법에 대한 결과가 보고되었으며, 약 3~6년간 추적되었다 (Clarke, 1919; Craigen et al, 1969; Birkoff et al, 1976; Ball et al, 1981; Kadow et al, 1988). 전체 456명의 환자 중 모두에서 증상의 변화가 일어났다. 관찰 가능한 223명 중 요속은 66%에서 악화되었고, 20%에서 개선되었다. 197명 중에서 잔뇨가 증가한 경우는 35%였고, 감소한 경우는 37%였다. 1995년 Wasson 등은 당시의 증상점수체계로 Madsen-Iversen symptom score 10~20점(0~27 점수스케일)으로 중간 정도의 증상을 가진 환자 556명을 경요도전립선절제술군과 대기관찰요법군으로 나누어 3년 이상

관찰하며 비교했다. 그 결과 대기관찰요법군에서는 47명(17%)이 치료 실패(사망, 재발요로감염, 35mL 이상의 잔뇨, 방광결석, 요실금, 24점 이상의 증상 악화, 혈청크레아티닌 2배 이상 증가 등)를 보였고, 수술군에서는 23명(8.2%)이 실패했다고 보고했다(상대위험도 RR 0.48; 95% 유의수준 0.30~0.77). 대기관찰요법군의 치료 실패의 원인은 잔뇨 증가와 증상점수 악화였으며, 신기능의 저하는 관찰되지 않았다. 대기관찰요법군 중 65명(24%)에게 수술이 시행되었으며, 그중 20명은 치료 실패 환자였다. 대기관찰요법군의 약 40%에서는 증상 개선이 나타났다고 보고되었다. 대기관찰요법군 중 실패하지 않은 환자나 수술을 시행받지 않은 환자에서는 요속이 약 0.4mL/sec 증가했다. 1998년 Flanigan 등은 966명의 환자는 경요도전립선절제술에, 990명의 환자는 대기관찰요법에 무작위 배정한 후에 60개월까지 추적한 556명의 결과를 분석했다. 모든 결과(치료 실패, 비뇨생식기 증상점수, 최대요속, 배뇨 후 잔뇨 및 비뇨생식기 증상으로 인한 불편감의 정도)는 경요도전립선절제술 환자군이 우수했다. 치료 실패는 대기관찰요법 환자군에서는 21%, 경요도전립선절제술 환자군에서는 10%에서 나타났다고 보고되었다. 추적기간 중 대기관찰요법 환자군의 27%인 76명이 수술을 시행받았다(crossover). 카플란-마이어Kaplan-Meier 곡선에서 5년 추정 crossover는 36%였으며, 특히 초기 증상이 좋지 않은 경우에 수술로 많이 전환되었다. 처음부터 수술을 받은 환자는 증상점수 개선이 −11점이고 최대요속 개선이 8.7mL/sec이었는데, 대기관찰요법 후 수술로 전환한 경우에는 증상점수 개선이 −8점이었고 최대요속 개선이 4.7mL/sec로 적었다. 이는 대기관찰요법 중에 비가역적 손상이 발생했을 가능성이 있다는 점을 시사한다. 1999년

Stoevelaar 등은 네덜란드 내 13개 병원 39명의 비뇨기과 의사를 대상으로, 병원을 처음 방문한 50세 이상의 전립선비대증 환자에 대해 선호하는 치료법을 조사했다. 670명의 전립선비대증 환자 중 41%가 대기관찰요법을 선택받았고, 29%는 수술을 선택받았다. Djavan 등은 2004년에 국제전립선증상점수IPSS 7 이하로 경증의 하부요로증상LUTS을 가진 환자 397명을 4년간 대기관찰요법으로 3개월마다 관찰했다. 그 결과 국제전립선증상점수가 중간 정도(8~19)로 진행하거나 중증(20~35)으로 진행한 환자는 6개월 후에 6%, 12개월 후에 13%, 18개월 후에 15%, 24개월 후에 24%, 48개월 후에 31%였다. 2007년에는 Brown 등이 140명의 하부요로증상 환자를 표준치료 단독군과, 표준치료와 자기관리 병용군으로 나누어 비교했다. 자기관리는 대기관찰요법 시 시행하는 생활습관 개선(수분·카페인 섭취 조절, 음주 습관) 및 배뇨습관 개선(방광훈련, 이단배뇨, 요도 짜내기)에 관한 체계적인 교육으로 이루어졌다. 표준치료 외에 자기관리를 병행하자 치료 실패율이 3, 6, 12개월 후 각각 32, 42, 48% 감소했으며, 국제전립선증상점수는 각각 5.7, 6.5, 5.1점 감소했다. 이 연구를 통해 저자들은 자기관리요법이 합병증을 동반하지 않는 하부요로증상 환자에서 이상적인 일차치료법이 될 수 있을 것이라고 했다.

II 대기관찰요법의 대상 환자군 선택, 생활습관 개선 및 추적관찰

(대한전립선학회 진료지침)

1. 대기관찰요법의 대상 환자군 선택

대기관찰요법을 시행하기 전에 적절한 대상 환자군

을 선택하는 것이 무엇보다 중요하다. 하부요로증상이 국제전립선증상점수표에 의거한 증상점수 7 이하인 경도의 환자가 대기관찰요법의 일차적인 대상이다. 증상점수 8 이상의 중등도 또는 중증의 환자 중 증상으로 인한 불편이 없는 환자 또한 대상이 될 수 있으나, 이 경우 대기관찰요법 도중 병의 진행 위험이 있음을 주지해야 한다.

2. 생활습관 개선

대기관찰요법은 전혀 관리를 하지 않는 치료 방법은 아니다. 배뇨에 영향을 주는 요소들을 환자에게 이해시키고, 악영향을 미치는 생활습관을 개선하여 대기관찰요법을 성공적으로 유지할 수 있다. 예를 들어 저녁식사 후에는 수분 섭취를 줄이도록 하고, 카페인과 알코올 섭취를 되도록 삼가도록 하며, 가급적 시간에 맞추어 배뇨하도록 지도한다. 배뇨후점적이 문제인 경우는 이단배뇨double voiding technique를, 절박뇨나 빈뇨 등의 저장증상이 심한 환자에게는 소변이 마려운 첫 느낌이 들 때 그 느낌이 없어질 때까지 참는 습관을 권장한다. 버스여행 등 오랫동안 배뇨를 할 수 없는 상황, 감기약 복용, 과한 알코올 섭취 등은 급성요저류를 초래할 수 있음을 주지시키고, 복용하는 약 중 배뇨에 악영향을 주는 약이 있는지 확인하여 복용법을 교정하거나 다른 약으로 교체하도록 한다. 변비는 배뇨를 악화시킬 수 있는 요인이므로 치료를 권한다.

3. 추적관찰

6개월 후, 그 이후에는 매년마다 적극적인 치료가 필요한지를 재평가해야 한다. 국제전립선증상점수 평가와 요속 및 잔뇨량 검사는 반드시 시행하는 것이 좋고, 혈청전립선특이항원, 직장손가락검사, 초음파를 통한 전립선 용적 검사 등이 권장된다.

Ⅲ 결론

대기관찰요법은 당장 적극적인 치료는 필요 없으나 추후 병의 진행에 따라 치료가 필요할 수 있다는 점을 전제로 시행한다. 그러므로 적절한 대상 환자군 선택, 환자의 생활습관 개선, 주기적인 추적관찰을 통해 대기관찰요법의 유지 혹은 적극적인 치료로의 전환을 신중히 검토해야 한다.

참고문헌

Ball AJ, Feneley RC, Abrams PH. The natural history of untreated "prostatism". Br J Urol 1981;53:613−6.

Birkhoff JD, Wiederhorn AR, Hamilton ML, Zinsser HH. Natural history of benign prostatic hypertrophy and acute urinary retention. Urology 1976;7:48−52.

Brown CT, Yap T, Cromwell DA, Rixon L, Steed L, Mulligan K, et al. Self management for men with lower urinary tract symptoms: randomised controlled trial. BMJ 2007;334:25.

Clarke R. The prostate and the endocrines. 1919:254−71.

Craigen AA, Hickling JB, Saunders CR, Carpenter RG. Natural history of prostatic obstruction. A prospective survey. J R Coll Gen Pract 1969;18:226−32.

Djavan B, Fong YK, Harik M, Milani S, Reissigl A, Chaudry A, et al. Longitudinal study of men with mild symptoms of bladder outlet obstruction treated with watchful waiting for four years. Urology 2004;64:1144−8.

Flanigan RC, Reda DJ, Wasson JH, Anderson RJ, Abdellatif M, Bruskewitz RC. 5−year outcome of surgical resection and watchful waiting for men with moderately symptomatic benign prostatic hyperplasia: a Department of Veterans Affairs cooperative study. J Urol 1998;160:12−6.

Kadow C, Feneley RC, Abrams PH. Prostatectomy or conservative management in the treatment of benign prostatic hypertrophy? Br J Urol 1988;61:432−4.

Stoevelaar HJ, Van de Beek C, Casparie AF, McDonnell J, Nijs HG. Treatment choice for benign prostatic hyperplasia: a matter of urologist preference? J Urol 1999;161:133−8.

The Korean Prostate Society. Practice Guideline of Benign Prostatic Hyperplasia. 1st ed. Seoul: MEDRANG LTD.;2010:35−7, 75.

Wasson JH, Reda DJ, Bruskewitz RC, Elinson J, Keller AM, Henderson WG. A comparison of transurethral surgery with watchful waiting for moderate symptoms of benign prostatic hyperplasia. The Veterans Affairs Cooperative Study Group on Transurethral Resection of the Prostate. N Engl J Med 1995;332:75−9.

제 14 장

약물치료 개론

이상은

전립선비대증은 인종에 관계없이 나이가 들수록 유병률이 증가하는 일종의 노화 현상이다. 60세가 된 남성의 50%는 현미경적으로 전립선비대증이 존재하며, 40% 이상은 전립선비대증으로 인한 하부요로증상을 호소하게 된다. 과거 50년간의 전립선비대증 치료에서는 경요도전립선절제술이 중요한 역할을 담당해왔다. 1990년대 미국에서는 연간 40만 명 이상이 경요도전립선절제술을 시행받았으며, 이 수술은 65세 이상의 남성에서 백내장수술 다음으로 많이 시행되었다.

그러나 경요도전립선절제술은 수술 후 초기에는 대부분의 환자에서 효과적이지만, 오랜 기간이 경과하면 환자의 20~25%에서는 결과가 만족스럽지 못하다. 수술 후 10년이 경과하면 15~20%의 환자는 재수술이 필요하다(Fowler et al, 1988). 또한 경요도전립선절제술을 시행받은 환자의 70~75%에서 역행사정이, 5~10%에서 발기부전이, 5~10%에서 수술 후 요로감염이 동반되었고, 2~4%는 요실금을 호소했다. 수술기술이 발전하여 빈도는 감소했지

만 수술과 연관된 수혈의 필요성은 5~10%까지 보고되었다(Mebust et al, 1989; Wennberg et al, 1987).

진료에 임하는 의사와 환자의 입장에서는 전립선비대증 치료의 목표가 다를 수 있다(그림 14-1)(Lowe, 2002). 치료를 결정할 때는 전립선비대증으로 인한 하부요로증상, 삶의 질의 변화, 치료의 안전성과 비용 등을 고려해야 한다. 가장 효과적인 치료 방법은 아직까지 경요도전립선절제술이지만, 환자의 입장에서는 부작용이 적은 경구약물을 선호하며 가급적 수술치료를 피하려는 경향이 있다. 그러므로 경요도전립선절제술의 문제점을 극복하기 위한 노력의 일환으로 부작용이나 이환율을 감소시킬 수 있는 경구약물요법과 덜 침습적인 수술요법이 개발되었고, 또한 지금도 개발되고 있다. 그 결과 전립선비대증 치료는 1990년대 중반부터 변화를 보이기 시작했으며, 경요도전립선절제술의 빈도는 현저히 감소하고 내과적 처치나 덜 침습적인 수술요법의 빈도가 급격히 증가했다. 그러나 국내의 경우 경요도전립선절제술의 입원 비용이 서구에

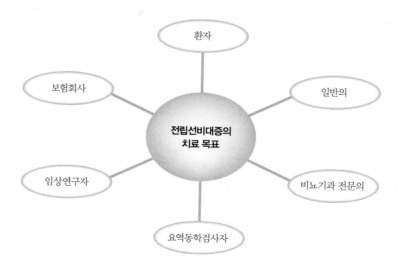

[그림 14-1] **전립선비대증 치료 목표를 바라보는 여러 가지 관점**

비해 저렴하여 약물치료의 비용효율이 상대적으로 낮으므로, 국내의 실정에 맞는 비용효율을 고려해야 할 것이다.

전립선비대증 치료의 목표는 최소한의 부작용으로 증상을 경감시키면서 삶의 질을 호전시키는 것이라 할 수 있다. 이 장에서는 α-차단제, 안드로겐 억제제 등 경구제제의 효과와 안전성에 대해 살펴보겠다.

Ⅰ 약물치료의 현주소

전립선비대증에서 약물치료의 목표는 증상 개선이다. 약물치료는 중등도나 중증의 하부요로증상을 가진 환자에게 고려할 수 있다(《표 14-1》). 하부요로증상의 정도에 따라 치료법을 선택할 수 있지만, 환자가 충분한 정보를 얻은 후 직접 치료법을 결정하는 것이 바람직하다.

[표 14-1] **하부요로증상의 정도에 따른 치료의 선택**

	증상 정도(국제전립선증상점수)			
	경증(0~7)	중등도(8~19)	중증(20~35)	급성요저류
대기관찰요법	+	−	−	−
5-α환원효소억제제	−	+	+	−
α-차단제	−	+	+	−
극초단파치료	−	+	+	−
레이저전립선절제술	−	+	+	−
전립선내 부목	−	+	+	+
경요도전립선절개술	−	+	+	+
경요도전립선절제술	−	+	+	+
개복전립선절제술	−	−	+	+

+: 선택, −: 비선택

[표 14-2] 전립선비대증에 대한 내과적 처치
α-차단제
안드로겐억제제제(5-α환원효소억제제제)
항무스카린제
포스포디에스테라아제억제제제
항이뇨호르몬제(desmopressin)
기타 약물(삼환계 항우울제, β₃ 아드레날린수용체자극제)
병용요법

대부분의 진료지침들은 급성요저류, 방광결석 등 수술 처치가 필요한 경우를 제외하고는 α-차단제를 일차치료약제로 권장하고 있다. 전립선 용적이 40mL 이상인 경우 5-α환원효소억제제제를 단독으로 혹은 병용하여 사용할 수도 있다. 그러나 유럽 등지에서 널리 사용되는 생약제제는 아직 장기간의 추적 결과가 없기 때문에 권고안에 포함되지 않는다. ⟨표 14-2⟩에 전립선비대증의 내과적 처치를 요약했다.

Ⅱ 약물치료의 평가

일반적으로 전립선비대증 치료의 효과는 요속의 호전 정도와 증상의 경감 정도로 판정한다. 주관적인 증상의 정도를 객관화하여 평가하기 위해 여러 종류의 설문지가 개발되어 있다. 국제전립선증상점수IPSS는 삶의 질을 포함한 8문항의 질문을 포함하고 있으며 전 세계적으로 가장 널리 사용되는 설문지이다(Barry et al, 1992). 국제요실금학회지수International Continence Society Index는 설문 문항 수가 더 많으며 특히 요실금에 초점을 맞추고 있다.

전립선비대증으로 인한 하부요로증상을 치료할 때는 증상으로 인한 삶의 질도 고려해야 하며, 전립선비대증 치료약제의 효과를 비교할 때 증상의 호전 정도만으로 평가하는 것은 불합리하다고 할 수 있다. 실제로 경요도전립선절제술을 시행받을 가능성을 예측할 수 있는 가장 중요한 인자는 증상으로 인해 고통받는 정도이다(그림 14-2). 현재까지 치료효과를 판정할 때 흔히 간과되어온 삶의 질은 향

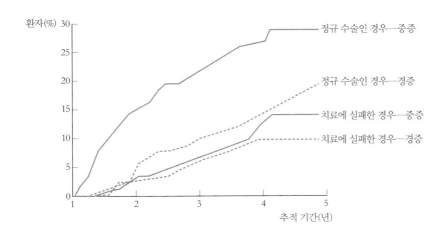

[그림 14-2] 하부요로증상의 정도에 따른 경요도전립선절제술로의 전환 비율

후 더 연구되어야 할 부분 중 하나이다.

현재 전립선비대증 영역에서 가장 주목받고 있는 분야 중 하나는 전립선비대증과 성기능의 연관성 및 전립선비대증 치료가 성기능에 미치는 영향이라고 할 수 있다. 고령의 남성에서는 전립선비대증과 성기능장애가 동반될 수 있다. α-차단제로 배뇨증상이 호전된 일부 환자에서 성기능도 같이 호전되는 것으로 보아 α-차단제가 발기능 호전에도 일정한 역할을 하는 것으로 생각되지만 사정장애 등 다른 성기능 악화도 나타날 수 있다. 그러므로 전립선비대증 치료의 효과를 판정할 때는 성기능도 고려해야 한다. 〈표 14-3〉에 현재 성기능의 평가에 널리 사용되는 설문지들을 정리했다(Lukacs, 2001).

Ⅲ α-차단제

1. 역사적 배경

전립선에는 α-아드레날린수용체가 많이 분포하며, 이 수용체들이 분포한 평활근은 전립선요도의 압력과 긴장을 유발하므로 α-차단제는 전립선비대증 치료에 효과적일 수 있다. 전립선비대증 치료에 관한 α-차단제의 효과는 1970년대 후반에 처음 보고되었다. 최초의 약제는 비선택적 α-차단제인 phenoxybenzamine이다. 보고에 따르면 phenoxybenzamine 10mg은 빈뇨를 감소시키고 요속을 87% 향상시켜, 위약에서의 20%보다 유의한 효과가 나타났다(Caine et al, 1978). 그러나 phenoxybenzamine은 선택적 α-차단제가 아니기 때문에 코막힘, 기립저혈압, 부정맥, 어지럼증, 두통 등 전신적 부작용과 역행사정 등 비뇨기과적 부작용을 야기했다. 또한 동물실험에서는 위암의 발생빈도를 증가시키는 것으로 보고되기도 했다. 이후 약제의 부작용을 경감시킨 선택적 α-차단제인 terazosin, doxazosin 등이 전립선비대증 치료에 사용되기 시작했고, 현재는 alfuzosin, tamsulosin, silodosin, naftopidil이 새로 개발되어 널리 사용되고 있다.

2. α-아드레날린수용체의 분포

최근 분자생물학의 눈부신 발전으로 전립선 내 α-아드레날린수용체들에 대한 연구가 활발히 진행되었고, 인체 전립선의 수축에 관여하는 것으로 알려진 α_1 수용체에서는 α_{1A}, α_{1B}, α_{1D}의 세 가지 아형이 밝혀졌다. α_{1A} 수용체는 전립선에서, α_{1B} 수용체는 혈관에서, α_{1D} 수용체는 배뇨근에서 주로 발견되며, α_{1A}와 α_{1D} 수용체는 요도에서 발견되기도 한다. 이 중 α_{1A} 수용체가 전립선 수축에 가장 중요한 역할을 한다. 그러므로 α_{1A} 수용체는 폐색증상을 가진 환자에서 치료의 목표가 되고 있다. 그러나 α_{1D} 수용체는 젊은 남성보다 노인에서 더 많이 분포하며, 배뇨근에서는 α_{1B} 수용체보다 많이 분포해 있다. 그러므로 방광자극증상을 가진 환자에서는 α_{1D} 수용체가 중요할 수도 있다.

3. α-차단제의 작용기전

전립선비대증에서는 비대해진 전립선의 요도 압박이라는 해부학적 요인과, 전립선 기질, 피막, 방광경부 등에 분포하는 평활근의 수축이라는 역동학적 요인에 의해 하부요로증상이 유발된다. 이러한 평활근 수축은 평활근에 분포하는 α-아드레날린 수용체에 의하여 조절된다.

전립선비대증에서 α-차단제의 작용기전은 전립선비대증 조직 밀도의 40%를 차지하는 전립선 평활근의 이완이다(Shapiro et al, 1992). 그러므로 비대해진 전립선 조직 중 기질 성분이 많을수록 α-차단제에 대한 효과가 좋을 것이라고 예상할 수 있다. 그러나 국내의 임상연구에서는 α-차단제로 호전을 보인 군에서는 기질형이 우세했고, 호전이 없었던 군에서는 선형조직이 우세했지만, 통계학적으로 유의하지는 않았다(Kang et al, 1998). 전립선의 조직 유형과 α-차단제의 효과에 대한 연관성에 대해서는 추가 연구가 필요하다고 생각된다.

또한 전립선비대증에서 폐색의 정도와 증상의 정도는 연관성이 없고, α-차단제는 하부요로폐색이 없는 경우에도 효과를 나타내므로, 폐색 외에도 다른 요인들, 특히 전립선의 감각신경 등에 α-차단제가 작용하여 증상 완화 효과를 나타낼 수도 있다.

4. α-차단제의 수용체 선택성

α-차단제의 수용체 선택성은 약리학적·생리적·임상적 선택성 등 세 가지로 분류할 수 있다. α-차단제의 수용체 선택성 중 가장 중요한 것은 무엇보다도 임상적 선택성이라 할 수 있다. α-차단제가 α_{1A} 수용체에만 선택적으로 작용(약리학적 선택성)하는 것이, 혈압에는 영향을 주지 않으면서 하부요로증상만 호전시킨다는 것을 의미하지는 않는다(생리적

[표 14-4] α-차단제의 부작용과 발생빈도

약물	부작용	발생빈도 (%)
Prazosin	어지럼증, 졸도	10~75
	실신	0.15~16
Alfuzosin	혈관확장 관련 부작용	5.3
	어지럼증, 두통, 무기력	22.0~25.0
Terazosin	어지럼증	9.1~21.9
	무기력	7.4~13.6
	시야 이상	1.6
	실신	0.6~1.2
	기립저혈압	3.9
Doxazosin	어지럼증	14.0~15.6
	저혈압	17.0
Tamsulosin	어지럼증	3.4~4.5
	기립저혈압	0.0
	실신	0.3
Silodosin	기립저혈압	2.6

선택성). 왜냐하면 α_{1A} 수용체는 전립선 외에도 존재하고, norepinephrine에 의한 인체 전립선의 수축에 관여하지 않으며, α_{1B}나 α_{1D} 수용체도 전립선비대증으로 인한 하부요로증상의 악화에 관여할 수 있다. 그리고 무엇보다도 생체외 in vitro 실험이나 동물실험의 연구 결과를 임상에서 그대로 적용할 수 없기 때문이다.

전립선비대증의 약물치료에서 가장 중요한 것은 기립저혈압 등의 심혈관계 부작용은 줄이면서 효과는 극대화하는 것이다. 기존에 보고된 연구들을 비교해보면 tamsulosin, naftopidil, 특히 silodosin이 다른 α-차단제에 비해 심혈관계 부작용이 더 적었다. 〈표 14-4〉에 α-차단제의 심혈관계 부작용과 발생빈도를 정리했다.

5. α-차단제의 종류

(1) Phenoxybenzamine

비선택적 α-차단제인 phenoxybenzamine은 현재 거의 사용되지 않는다. 과거의 보고에 따르면 phenoxybenzamine은 요속을 증가시키고 주간 및 야간의 빈뇨를 유의하게 감소시켰지만 잔뇨에는 영향을 주지 못하는 것으로 나타났다(Caine et al, 1978). 무엇보다도 phenoxybenzamine은 약제의 안전성 면에서 치명적 약점을 가지고 있다.

(2) Phentolamine

Phentolamine은 작용 발현이 빠르지만 작용 시간이 짧다. 또한 비선택적 α-차단제이기 때문에 phenoxybenzamine과 같은 전신 부작용을 야기하며 위장관에서 잘 흡수되지 않으므로, 현재 전립선비대증 치료에는 사용되지 않는다.

(3) Prazosin

Prazosin은 전립선비대증 치료에 사용된 최초의 α_1 차단제이다. Prazosin에 대한 과거의 이중맹검연구에서 prazosin을 투여받은 군은 위약을 투여받은 군보다 요속이 증가했고 배뇨 횟수는 감소했다. 그러나 prazosin을 투여받은 군에서도 최대배뇨압과 방광내압측정술의 결과에는 변화가 없었다.

(4) Terazosin

α-차단제 중 효과와 안전성에 대한 연구가 가장 많이 진행된 약제이다. Terazosin 투여군은 위약 투여군에 비해 유의하게 증상이 경감하고 요속이 증가했다. 효과가 최고조에 이르는 시기는 치료 시작 4~6주 후이다. 자세한 내용은 제15장에 언급되어 있다.

(5) Doxazosin

Doxazosin은 전립선의 샘조직보다 기질에 선택적으로 작용하여 세포자멸사apoptosis를 유발한다(Kyprianou et al, 1998). 현재 시판되고 있는 서방형 doxazosin은 하루 4mg의 용량을 1회 복용하여 용량을 따로 결정할 필요가 없으며, 85% 이상의 약제가 12시간 이후에 분비되어 흡수된다. 현재까지의 연구는 서방형 doxazosin이 기존의 doxazosin과 효과는 동일하면서 어지럼증이나 기립저혈압 등 혈관계 부작용은 적은 것으로 보고하고 있다. 자세한 내용은 제15장에 언급되어 있다.

(6) Tamsulosin

Tamsulosin은 전립선, 전립선피막, 전립선요도와 방광에 주로 분포하는 α_{1A}, α_{1D} 수용체에 선택적으로 작용하는 약물로 개발되었다. Kawabe 등(1990)은 연구 참여자들에게 각각 위약, tamsulosin 0.1, 0.2, 0.4mg을 투여한 후 요속, 증상, 부작용을 평가했는데, 요속 증가는 12, 15, 40, 36%에서 나타났고, 증상 호전은 10, 28, 38, 39%에서 나타났으며, 부작용의 빈도는 0, 1, 3, 3%라고 했다. 국내 연구에서는 tamsulosin의 효과와 안전성을 알아보기 위해 terazosin을 투여한 대조군과 비교했는데, 증상과 요속의 호전은 유의한 차이가 없었지만 부작용 발생은 유의하게 낮아 안전성 있는 약제라고 보고되었다(Lee & Lee, 1997b). 자세한 내용은 제15장에 언급되어 있다.

(7) Alfuzosin

Alfuzosin은 유럽에서 많이 연구된 약제이다. 2년간의 추적조사연구에서는 요속 증가, 증상 감소, 잔뇨량 감소 등 치료 초기의 결과가 계속 유지되어 효과가 지속적이라고 보고되었다(Jardin & Hill, 1994). 최근에는 특히 연령이 낮을수록 alfuzosin 복용 후 성생활의 질이 전반적으로 향상된다고 보고되었다. 자세한 내용은 제15장에 언급되어 있다.

(8) Silodosin

Silodosin은 tamsulosin에 비해 α_{1A} 수용체에 더 선택적으로 작용하는 약물로 비교적 최근에 개발되었다(Lepor & Hill, 2010). 증상과 요속의 호전은 유의한 차이가 없었지만 부작용 발생은 유의하게 낮아 안전성 있는 약제로 보고되었다. 사정장애의 빈도가 tamsulosin보다 더 많이 보고되고 있다. 자세한 내용은 제15장에 언급되어 있다.

(9) Naftopidil

Naftopidil은 tamsulosin보다 α_{1D} 수용체에 더 선택적으로 작용하는 약물로 증상과 요속의 호전은 유의한 차이가 없다(Garimella et al, 2009). 다만 사정장애의 빈도가 tamsulosin보다 더 적게 보고되고 있다. 자세한 내용은 제15장에 언급되어 있다.

6. α-차단제의 효과

α-차단제는 전립선비대증의 일차치료제로 선택되어 왔다. 이를 이용한 약물치료는 전립선비대증 치료의 전통적인 표준치료법인 경요도전립선절제술을 대체할 수 있는 안전하고 효과적인 치료법이다. α-차단제의 장점은, 복용한 후 짧은 시간 내에 효과가 나타나고, 전립선특이항원에 영향을 주지 않으며, 약제에 따라서는 고혈압도 동시에 치료할 수 있다는 것이다.

지금까지의 연구 결과를 살펴보면 각 α-차단제의 효과는 유사하다고 생각한다.

7. α-차단제의 안전성

대부분의 α-차단제는 4~5% 정도의 부작용을 유발할 수 있지만, 전체적으로 내약성이 우수하고 부작용이 경미하여 조기에 이 요법을 중단하는 환자는 거의 없다. α-차단제들의 부작용에 대한 직접적인 비교연구는 거의 보고되지 않았지만, 각 α-차단제에서 나타나는 부작용의 전체적인 빈도는 대체로 유사하다. 대부분의 α-차단제는 아침보다 저녁에 복용하는 것이 부작용이 적다. α-차단제를 장기간 투여하여 조사한 결과에서도 부작용은 경미했으며, 고령 환자일수록 α-차단제가 어지럼증이나 저혈압과 연관된 부작용을 더 유발하는지에 대한 연구들에서도 부작용은 경미했다.

α-차단제의 전체적인 부작용의 빈도는 유사하지만, 각각의 부작용의 빈도는 약제들마다 다르다. 일부 보고에 따르면 alfuzosin은 무기력을 거의 유발하지 않으며, tamsulosin은 doxazosin이나 terazosin보다 어지럼증과 무기력의 빈도가 적다고 한다.

또한 동일 약제에서도 부작용의 빈도는 보고자마다 상이하다. 즉, doxazosin에 의한 두통의 빈도는 0~8%, terazosin에 의한 어지럼증의 빈도는 5.3~19%, tamsulosin에 의한 사정장애의 빈도는 0~10%로 편차가 크다. 이러한 차이가 문화적 차이에 따른 것인지, 부작용을 보고하는 방법의 차이에 따른 것인지, 혹은 그 밖의 다른 요인에 따른 것인지는 확실하지 않다.

8. α-차단제와 성기능

전립선비대증의 약물치료에서 최근 가장 주목받는 분야 중 하나는 α-차단제에 의한 성기능의 변화라 할 수 있다. 대부분의 문헌 보고는 α-차단제들 간의 비교가 아닌 α-차단제와 위약의 비교를 통해 성기능을 평가했고, 성기능 평가가 타당성과 신뢰성이 입증된 설문지 조사를 통해 실시되지 않았기 때문에 성기능에 대한 각 α-차단제의 효과는 정확히 판정하기 어렵다. 이론적으로는 교감신경의 차단으로 발기가 유발될 수 있으므로, 전립선비대증 치료에 사용되는 α-차단제도 발기기능에 어느 정도 영향을 줄 수 있다고 가정할 수 있다. 그러나 고혈압 치료제가 발기부전의 원인 가운데 하나이므로 전립선비대증 치료에 사용되는 α-차단제가 발기기능에 영향을 준다는 가정도 가능하다. 사실상 음경의 발기나 사정에는 음경해면체 내의 교감신경이 중요한 역할을 하며, 음경해면체 내의 α-아드레날린수용체는 phenoxybenzamine, phentolamine 같은 α-차단제의 영향을 받아 음경 발기에 관여한다.

Phenoxybenzamine을 전립선비대증이 아닌 배뇨근조임근협동장애를 가진 환자에게 0.5~1.0mg/kg 투여한 연구에서는 발기기능, 성욕, 사정기능 등 성기능의 변화가 없었다고 보고되었다(Kedia & Persky, 1981). Kirby 등(1987)도 prazosin

이 전립선비대증 환자의 성기능을 악화시키지 않는다고 보고했다. Alfuzosin에 대한 대부분의 연구에서는 부작용으로 성기능장애가 보고되지 않았다. Lukacs 등(2000)은 alfuzosin 사용 후 배뇨증상이 호전된 환자에서 성기능이 오히려 향상되었다고 했는데, 성기능의 호전 정도는 연령이 낮고 초기 배뇨증상의 정도가 경할수록 증가했다. 그러나 이 보고는 α-차단제에 의한 직접적 효과로 성기능이 향상되었는지, 배뇨증상이 호전되어 전반적인 삶의 질이 향상되었는지가 명확하지 않다.

Terazosin과 doxazosin에 대한 이전의 보고는 고혈압 유무에 관계없이 이 약제들이 전립선비대증 환자에서 발기부전을 야기하지 않는다고 했다. De Rose 등(2002)은 전립선비대증 환자에게 doxazosin을 투여한 다음 1개월 후 국제발기능지수*IIEF*를 이용하여 성기능의 변화를 확인했는데, 환자의 평균 점수는 19.2에서 21.4로 오히려 증가하여 doxazosin이 전립선비대증 환자의 성기능을 향상시킨다고 보고했다. Kirby 등(2001)도 일반형 doxazosin과 서방형 doxazosin 모두 국제발기능

[표 14-5] α-차단제에 의한 사정장애의 빈도

약물	연구자	용량(mg/day)	사정장애 빈도(%)
Alfuzosin	Buzelin et al.(1997b)	10	0.3
Terazosin	Roehrborn et al.(1996)	1~10	1.4
	Lepor et al.(1998)	10	0.3
Tamsulosin	Abrams et al.(1995)	0.4	4.0
	Chapple et al.(1996)	0.4	4.5
	Schulman et al.(1999)	0.4	4.3
	Lepor(1998a)	0.4	10
	Lepor(1998b)	0.4	6
Silodosin	Yamaguchi et al.(2013)	8	45
	Marks et al.(2013)	8	28
Naftopidil	Masumori et al.(2011)	75	7.4

지수를 호전시킨다고 했으나 구체적인 수치를 제시하지는 않았다. Tamsulosin이 성기능에 미치는 효과에 대한 보고는 거의 없지만, Hofner 등(1999)은 tamsulosin이 전립선비대증 환자의 성기능을 향상시켰다고 보고했다. 네덜란드에서 진행된 다기관 공동연구에서는 수술, α-차단제, finasteride, 추적관찰 등의 치료 방법에 관계없이 84%는 성기능에 변화가 없었고 성기능의 호전과 악화의 빈도는 동일하여, 치료 방법이 전립선비대증 환자의 성기능에 큰 영향을 주지 않는다고 보고되기도 했다.

그러나 α-차단제는 일부 환자에서 사정장애를 유발할 수 있으며, 이는 약제에 따라 차이가 있다. 약제들 사이의 직접적인 비교는 어렵지만 tamsulosin과 silodosin은 다른 약제에 비해 사정장애를 유발하는 빈도가 약간 높은 것으로 보인다(〈표 14-5〉). 앞에서 언급했듯이 전립선비대증으로 인한 하부요로증상과 성기능의 관련성뿐만 아니라, 전립선비대증의 약물치료와 성기능과의 관련성에 대해서도 결론을 내리기는 아직 이르다. 현재 이에 대한 연구가 활발히 진행되고 있으므로 가까운 시일 내에 그 결과들이 보고되리라 기대한다.

9. α-차단제와 고혈압

연구에 따르면 60세 이상 고령에서 백인의 60%, 흑인의 70%가 혈압이 정상보다 높다고 보고되었다(JNC, 1997). 그러므로 전립선비대증과 고혈압은 발생기전에서 연관성이 없다고 가정하더라도 전립선비대증 환자에게 고혈압이 동반될 확률이 매우 높다. 실제로 고령 남성의 40% 이상은 전립선비대증과 고혈압이 동반되어 있다고 알려져 있다.

그러므로 두 질환을 동시에 치료할 수 있는 약제는 비용 면에서 매력적이다. 기본적으로 α-차단제는 고혈압을 치료하기 위해 개발된 약제였다. 현재는 고혈압의 일차치료제로 사용되지 않지만, 고혈압에 대한 효과와 안정성은 이미 입증된 바 있다. 미국 식품의약국FDA은 doxazosin과 terazosin 두 약제를 고혈압과 전립선비대증을 동시에 치료하는 데 사용할 수 있도록 승인했다.

교감신경 말단에서 분비되는 norepinephrine은 혈관계의 평활근에 존재하는 α-아드레날린수용체를 자극하여 근육과 혈관을 수축시켜 혈압을 증가시킨다. $α_1$ 차단제인 doxazosin과 terazosin은 $α_1$ 수용체에 작용하는 norepinephrine의 작용을 억제하여 혈압을 하강시키게 된다. Doxazosin에 대한 임상연구에 따르면, doxazosin이 고혈압 환자에서는 혈압을 유의하게 낮추지만, 정상 혈압을 가진 환자에서는 혈압에 거의 영향을 주지 않았다(Kirby, 1995b). Terazosin에 대한 임상연구에서도 terazosin이 이완기 혈압을 유의하게 감소시킨다고 보고되었다(〈표 14-6〉). 고혈압 환자에 대한 서방형 doxazosin의 효과에 대한 연구에서는, 일반형 doxazosin을 3~6개월 복용한 환자에서 약제를 서방형 doxazosin으로 교체한 경우 수축기 및 이완기 혈압이 각각 3.8mmHg, 2.6mmHg 감소하여, 일반형 doxazosin을 복용하던 환자에서 약제를 안전하게 서방형으로 교체할 수 있었다고 보고되었다(Anegon et al, 2002).

전립선비대증과 고혈압을 별개로 치료하는 경우, 전립선비대증 치료에는 finasteride나 혈압에는 영향이 없는 tamsulosin을 사용할 수 있다. Tamsulosin에 대한 Yasukawa 등(2001)의 보고에 따르면 선택적 $α_1$ 차단제인 tamsulosin은 조절되는 고혈압, 조절되지 않는 고혈압, 정상 혈압을 가진 환자 모두의 혈압에 유의한 영향을 주지 않았

[표 14-6] 고혈압에 대한 doxazosin과 terazosin의 효과

연구자	약물(mg/day)	기간(개월)	평균 혈압 감소(수축기/이완기, mmHg)
Kirby(1995a)	Doxazosin(1~4)	3	19/10
Gillenwater et al.(1995)	Doxazosin(2)	4	5.1/5.1
	Doxazosin(4)	4	8.1/6.9
	Doxazosin(8)	4	7.7/6.7
	Doxazosin(12)	4	9.3/7.1
Lepor et al.(1997)	Doxazosin(1~16)	48	8.3/10.7
Kaplan et al.(1997, 1998)	Doxazosin(4 또는 8)	6	7/3
	Terazosin(5 또는 10)	6	6/3
Guthrie(1994)	Terazosin(1~5)	3	16.5/10.1
Debruyne et al.(1996)	Terazosin(1~10)	6	7.7~8.4(이완기)
	Terazosin(5 또는 10)	6	0.0~5.4(이완기)

다. 또한, α_{1A} 수용체 및 α_{1D} 수용체 선택성이 높은 silodosin과 naftopidil 역시 환자의 혈압에 유의한 영향을 주지 않는다고 밝혀져 있다. 그러나 tamsulosin도 고혈압 환자에서 혈압을 낮추는 것으로 보고된 경우도 있어 이에 관해서는 논란이 있다. Alfuzosin에 대한 동물실험에서도 alfuzosin은 용량에 관계없이 혈압에 영향을 주지 않는 것으로 밝혀졌으므로, 두 질환을 각각 다른 약제로 치료하는 경우 전립선비대증 치료에 alfuzosin을 사용할 수 있다(Martin et al, 1995).

Ⅳ 안드로겐억제제

1. 역사적 배경

전립선비대증에 대한 호르몬치료가 처음 시도된 것은 1890년대이다. 문헌에 따르면 전립선비대증 환자에서 양측고환절제술이 시도되었는데, 환자의 80%가 증상이 개선되었다. 1940년대에는 거세를 하면 전립선이 퇴축된다는 연구 결과가 보고되었고, stilbestrol을 전립선비대증 환자에게 사용하여 70% 이상의 환자가 증상이 호전되었다고 보고되기도 했다. 이후 testosterone propionate와 diethylstilbestrol의 병용요법을 시행하거나, 17-α-hydroxyprogesterone, cyproterone acetate, flutamide, nafareline acetate 등을 전립선비대증 치료에 사용하여 전립선 용적 감소, 요속 증가, 증상 완화 등 일정 수준의 효과를 얻을 수 있었다(Peters & Walsh, 1987; Stone et al, 1989). 그러나 이러한 호르몬치료의 가장 심각한 문제점은 약제의 독성과 생식샘저하증hypogonadism으로 인한 부작용이었다. 전립선비대증 치료에서 안드로겐억제제가 널리 사용되게 된 때는 5-α환원효소억제제인 finasteride가 사용되기 시작한 이후이다. Finasteride는 전립선 내 디하이드로테스토스테론dihydrotestosterone; DHT을 90% 이상 감소시키지만 혈청 테스토스테론에는 거의 변화를 주지 않기 때문에 이전의 호르몬치료가 야기한 부작용을 최소화할 수 있다(Gormley et al, 1992).

2. 5-α환원효소억제제

(1) 작용기전

전립선의 성분은 기질, 상피와 내강으로 구성되어 있으며, 안드로겐수용체는 샘상피에 위치한다. 2형 5-α환원효소는 안드로겐에 민감한 대부분의 장기에 존재하며, 이 효소를 억제하면 안드로겐의 작용을 억제할 수 있다.

5-α환원효소억제제가 전립선의 용적을 감소시키는 기전에 대한 설명으로 과거에는 세포자멸사를 유도하지 않으면서 단순히 전립선의 분비기능을 억제하여 전립선 용적을 감소시킨다는 가설이 우세했으나, 5-α환원효소억제제에 의한 세포자멸사가 전립선 퇴축의 주된 기전이라는 연구 결과가 보고되었다(Prahalada et al, 1998). 국내에서도 finasteride로 인한 전립선 퇴축이 세포자멸사로 인해 유도된다는 동물실험 결과가 보고된 바 있다(Lim et al, 1998).

또 다른 기전은, 전립선비대증 발생에 신생혈관생성이 중요한 역할을 하는데, 안드로겐을 차단하면 이러한 신생혈관생성이 억제된다는 것이다.

(2) 하부요로증상에 대한 효과

5-α환원효소억제제는 전립선 용적을 감소시켜 증상을 완화하고 요속을 증가시킨다. 이전 연구 결과를 종합하면 전립선 용적은 18~28%, 국제전립선증상점수는 15~30% 감소하고, 요속은 1.5~2.0mL/sec 증가한다.

α-차단제와 비교하여 5-α환원효소억제제의 장점은 적정 용량을 결정할 필요가 없다는 것이다.

(3) α-차단제와의 병용요법

Alfuzosin, doxazosin, terazosin과 finasteride, tamsulosin과 dutasteride의 병용요법에 대한 임상 연구들이 최근에 시도되었다. 이 연구들에서 병용요법이 α-차단제 단독요법에 비해 증상 및 요속 개선에 우월한 결과를 보였고, 급성요저류와 수술 위험도를 경감시킬 수 있었다.

(4) 급성요저류 및 수술 빈도 감소에 대한 효과

5-α환원효소억제제가 증상의 호전뿐만 아니라 질환의 진행이나 자연경과도 바꿀 수 있다는 연구 결과들이 보고되었다. 2년간의 추적검사에 따르면, finasteride 투여군이 위약군에 비해 증상 감소와 요속 호전이 더 뚜렷했고, 전립선비대증으로 인한 급성요폐와 수술 빈도도 유의하게 감소했다(그림 14-3)(McConnell et al, 1998). Finasteride는 전립선비대증으로 인한 급성요폐와 수술을 예방하는 효과 외에도 전립선암에 대한 예방약제로서의 역할도 할 수 있을 것으로 기대된다.

(5) 성기능에 미치는 영향

α-차단제와 비교하여 5-α환원효소억제제는 어지럼증, 무기력, 기립저혈압, 코막힘 등의 전신 부작용이 거의 없다는 장점이 있다. 그러나 5-α환원효소억제제는 정상 성기능과 성욕을 유지하는 데 필요한 테스토스테론의 혈중농도는 유지하면서 DHT 농도만 저하시키는데도 불구하고, 성기능에 대한 영향은 α-차단제보다 높은 것으로 보고되고 있다. Finasteride를 투여받은 환자의 5% 전후에서 성욕감퇴, 사정장애, 발기부전이 발생한다(The Finasteride Study Group, 1993). 국내의 연구에서도 finasteride는 국제발기능지수의 5개 영역인 발기능, 성관계 만족도, 극치감, 성적 욕구, 전반적인 성생활 만족도 등에서 전반적인 성기능저하를 보이는

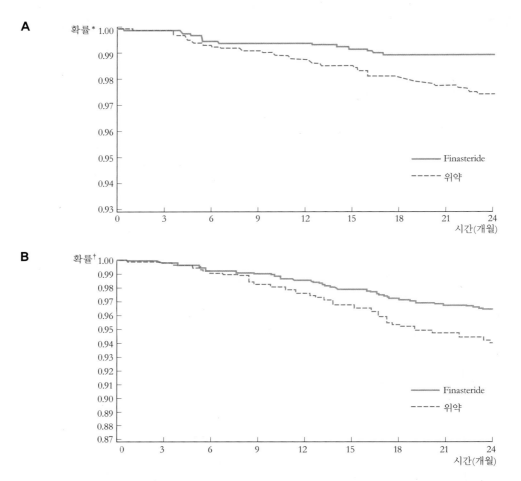

[그림 14-3] A. Finasteride 투여군과 위약 투여군의 시간 경과에 따른 급성요저류 가능성[*: 요저류가 발생하지 않을 확률(카플란-마이어 추정값)], B. Finasteride 투여군과 위약 투여군의 시간 경과에 따른 수술 빈도[†: 수술적 치료를 받지 않을 확률(카플란-마이어 추정값)]

것으로 보고되었다(Oh et al, 2002).

(6) 전립선특이항원에 대한 영향

5-α환원효소억제제는 전립선특이항원을 50% 감소시키므로, 전립선암의 선별검사에서 이를 고려해야 한다. 국내의 임상연구에서는 finasteride가 유리 전립선특이항원과 결합 전립선특이항원을 감소시키지만 유리 전립선특이항원의 백분율에는 영향을 주지 않음이 보고되었다(Nam et al, 1999). 또 다른 국내의 연구에서는 12개월간 finasteride를 복용하는 경우 전립선특이항원, 전립선 용적이 감소하는 것은 물론 전립선특이항원 밀도도 30% 정도 감소하는 것으로 보고되었다(Yoon et al, 2002).

V 항무스카린제

전립선비대증은 많은 경우 과민성방광 증상을 동

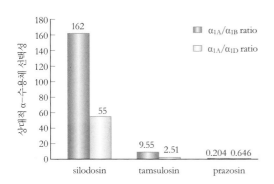

[그림 15-2] Silodosin, tamsulosin, prazosin의 α_1 수용체 아형 선택성

Data from Curran MP. Silodosin: treatment of the signs and symptoms of benign prostatic hyperplasia. Drugs 2011;71:897–907.

본에서 처음 출시되어 2009년부터 미국에서 처방되기 시작했고, 전립선선택비율이 tamsulosin보다 높아서 α_{1A} 수용체에 상당히 선택적으로 작용하여 심혈관계의 부작용을 감소시켜줄 수 있다(그림 15-2)(Curran, 2011). 생체외*in vitro*실험에서 α_{1A} 수용체에 친화력이 높아 α_{1D} 수용체에 비해 약 50배 이상 결합하는 것으로 증명되었다(Shibata et al, 1995). Naftopidil은 1990년대 초 일본에서 개발되었고, 1996년에 일본에서 임상 사용 허가를 받았다. 2010년 이후 한국 및 중국에서도 허가를 받아 사용하고 있다. α_{1A}와 α_{1D} 수용체 아형에 선택

적으로 작용하지만 특히 방광에 많은 α_{1D} 수용체에 강력하게 결합하므로(Takei et al, 1999), 저장증상의 개선에 효과적일 수 있다. Tatemichi 등(2006)의 연구에서 α_1 수용체 아형에 대한 선택성은 tamsulosin이 α_{1A}/α_{1B} 9.6, α_{1D}/α_{1B} 3.8, silodosin이 α_{1A}/α_{1B} 162, α_{1D}/α_{1B} 3.0, naftopidil이 α_{1A}/α_{1B} 0.4, α_{1D}/α_{1B} 1.8이었다(〈표 15-2〉).

Ⅲ Terazosin

1. 약물대사

성분명은 terazosin HCl이고, quinazoline 핵을 가진 구조이다(그림 15-3)(Partin et al, 2003). 경구복용 후 최대 혈중농도에 이르는 시간*tmax*은 1~2시간이고 반감기는 9~12시간이다. 간대사를 거쳐서 40%는 소변으로, 60%는 분변으로 배출된다.

2. 제형과 용법

Hytrin®이라는 상표명으로 시판되고 있으며, 1mg은 백색, 2mg은 오렌지색, 5mg은 연녹색 정제이다. 약효가 지속적이어서 1일 1회 투여로 효과가 유지되며, 투여 초기 혈압강하를 방지하기 위해 점

[표 15-2] 여러 α-차단제들의 α_1 수용체 아형 선택성

화합물	K_1 value(nmol/L)			α_1-AR 아형 선택성	
	α_{1A}-AR	α_{1B}-AR	α_{1D}-AR	α_{1A}/α_{1B} ratio	α_{1D}/α_{1B} ratio
Silodosin	0.039 ± 0.006	6.5 ± 0.6	2.2 ± 0.1	162	2.95
Tamsulosin hydrochloride	0.012 ± 0.002	0.12 ± 0.00	0.030 ± 0.005	9.55	3.80
Naftopidil	23 ± 7	7.8 ± 0.0	4.4 ± 0.4	0.372	1.78
Prazosin hydrochloride	0.12 ± 0.01	0.028 ± 0.002	0.078 ± 0.007	0.204	0.316
WB4101 hydrochloride	0.17 ± 0.01	1.1 ± 0.1	0.22 ± 0.04	6.03	5.01
BMY7378 dihydrochloride	75 ± 21	28 ± 7	0.43 ± 0.06	0.389	64.6

Data from Tatemichi S, Kobayashi K, Maezawa A, Kobayashi M, Yamazaki Y, Shibata N. Alpha1-adrenoceptor subtype selectivity and organ specificity of silodosin (KMD-3213). Yakugaku Zasshi 2006;126 Spec no.:209-16.

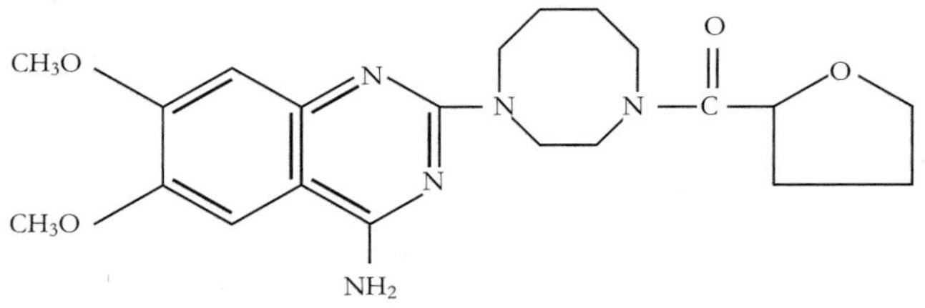

[그림 15-3] Terazosin의 화학구조식

진적으로 용량을 증가시킨다. 대부분의 terazosin 임상연구들은 이러한 초기 부작용을 방지하기 위해 1mg부터 사용했다. 처음 투여 시 취침 전 1mg씩 3일간 복용하여 부작용 발현을 사전에 감지한 후, 환자들이 원하는 효과를 얻을 때까지 용량을 10mg까지 증량한다. 통상 용량은 5~10mg이며, 최대 20mg까지 투여 가능하다. 복용을 중단했다가 다시 복용할 때에는 초회량부터 시작하는 것을 권장한다. 혈압강하작용은 비스테로이드 항염증제와 복용 시 반감될 수 있고, sildenafil, vardenafil,

tadalafil 같은 5형 포스포디에스테라아제억제제 *phosphodiesterase type 5 inhibitor*와 같이 복용하면 혈압강하효과가 커질 수 있으므로 주의해야 한다.

3. 임상효과

1992년 Lepor 등은 285명의 환자에서 위약과 terazosin 2, 5, 10mg을 사용한 효과를 비교했다. Terazosin 사용군에서 배뇨기 점수, 저장기 점수, 총 점수가 의미 있게 감소했으며, 용량에 비례하여 증상 개선 정도가 좋아서, 10mg 사용 시 가장 효

[표 15-3] Terazosin 치료 전후의 증상과 징후 변화

치료군	환자 수	치료 전 평균 증상점수	치료 후 평균 증상점수	치료군 내 증상점수의 변화		위약군과 비교한 증상점수의 변화		% 변화
				평균±표준편차	p 값	평균±표준편차	p 값	
폐색증상								
위약	55	5.6	3.7	−1.9±0.3	<0.001			−33.6
2mg	63	5.8	3.4	−2.4±0.3	<0.001	−0.5±0.5	0.282	−40.8
5mg	60	6.2	3.6	−2.5±0.3	<0.001	−0.7±0.5	0.154	−40.9
10mg	54	5.7	2.4	−3.3±0.3	<0.001	−1.4±0.5	0.003	−57.7
자극증상								
위약	55	4.2	3.7	−0.4±0.2	0.058			−9.9
2mg	63	4.2	3.2	−1.0±0.2	<0.001	−0.5±0.3	0.067	−22.9
5mg	60	4.5	3.5	−1.0±0.2	<0.001	−0.6±0.3	0.038	−22.8
10mg	54	4.3	3.1	−1.2±0.2	<0.001	−0.8±0.3	0.008	−28.4
합계								
위약	55	9.7	7.4	−2.3±0.5	<0.001			−23.5
2mg	63	10.0	6.6	−3.3±0.4	<0.001	−1.0±0.6	0.097	−33.3
5mg	60	10.7	7.2	−3.6±0.4	<0.001	−1.3±0.6	0.042	−33.2
10mg	54	10.1	5.5	−4.5±0.5	<0.001	−2.3±0.6	<0.001	−45.1

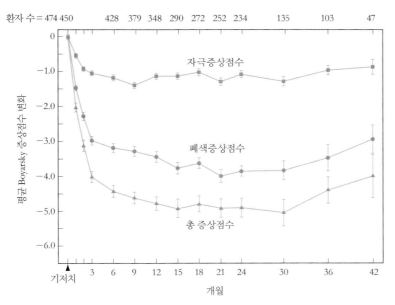

환자 수 = 474 450　　428　379　348　290　272　252　234　　135　　103　　47

[그림 15-4] **Terazosin 투여 기간에 따른 평균 Boyarsky 증상점수의 변화**(기저치 총 증상점수 10.5, 기저치 폐색증상점수 6.2, 기저치 자극증상점수 4.3)

과적으로 증상이 개선되었다(〈표 15-3〉). 장기추적 연구에서는 3개월째에 증상점수가 4.0~5.4점 호전되었고, 총 증상점수가 기저치보다 최소 30% 호전된 환자가 62.4~77.1%였으며, 증상의 호전은 대개 6개월 이내에 최고조에 오르고 이후 42개월까지 유지되었다(그림 15-4)(Lepor, 1995). 국내에서도 228명을 대상으로 24개월간 투약한 결과, 증상점수가 3개월째에 35%로 유의하게 감소한 후 35~40% 감소 상태가 종료 시점까지 유지되었다(Chung et al, 1999).

Lepor 등(1992)은 terazosin 사용 후 평균요속과 최대요속이 모두 의미 있게 증가했으며, 약물 용량이 증가할수록 의미 있게 더 증가했다고 보고했다. 또한 최대요속이 30% 이상 증가한 경우는 위약과 terazosin 2, 5, 10mg 사용 시 각각 26, 40, 35, 52%였으며, 10mg 사용 시 가장 높은 요속 증가를 보였다. Terazosin을 42개월까지 복용했을

때 최대요속이 30% 이상 증가한 경우가 40~50%였으며, 약물 복용 3개월 내에 효과가 가장 컸고, 그 이후로는 유지되었다고 했다(그림 15-5). Chung 등(1999)의 연구에서도 투약 후 모든 추적관찰 기간에 최대요속이 투여 전에 비해 의미 있게 향상되었고, 투약 전 최대요속이 평균 10.1mL/sec에서 투약 후 1, 2, 3개월째에 각각 1.4, 2.4, 2.6mL/sec가 향상되었다. 최근의 메타분석*meta-analysis*에서도 terazosin 2~10mg이 위약과 비교하여 임상 증상과 최대요속 개선에 더 효과적임이 증명되었다(Nickel et al, 2008).

장기 terazosin 투약연구에서 치료 전 최대요속이 낮을수록 최대요속이 의미 있게 증가했고, 치료 전 증상점수가 높을수록 증상점수가 의미 있게 감소했다. 그러나 환자의 나이, 전립선 크기는 요속과 증상 개선에 유의한 영향이 없었다(Lepor, 1995).

Tsujii(2000)는 121명의 환자들을 대상으로

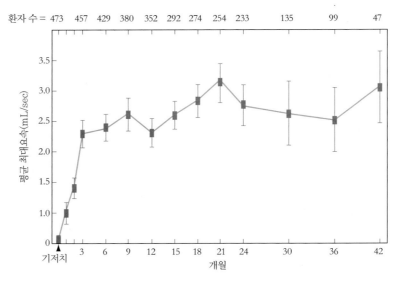

환자 수 = 473 457 429 380 352 292 274 254 233   135   99   47

[그림 15-5] Terazosin 투여 기간에 따른 평균 최대요속의 변화

prazosin, terazosin, tamsulosin의 효과를 비교했다. 각 약물을 4주간 사용한 결과 증상점수가 기저치에 비해 각각 38, 39, 26%의 의미 있는 변화를 보였으며, 특히 terazosin은 tamsulosin보다 9개의 증상점수 중 절박뇨, 잔뇨감, 연장배뇨, 단속뇨에서 의미 있는 증상개선을 보였다. 요속 변화에서도 prazosin과 terazosin은 최대요속과 평균요속 모두 의미 있게 증가했다. 혈압이 정상인 사람에서는 혈압 변화가 없었으나, tamsulosin을 제외하고 prazosin과 terazosin은 고혈압군에서 혈압을 의미 있게 감소시켰다(《표 15-4》). 최근 terazosin과 tamsulosin을 비교한 2개의 체계적 문헌고찰 *systematic review*에서는 증상과 최대요속의 변화 정도는 서로 유의한 차이가 없었다(Wilt et al, 2002, 2003). 그러나 1차 평가지표를 약물 투여 후 평가시점에서의 국제전립선증상점수와 최대요속 절대치로 정의하면, tamsulosin군의 국제전립선증상점수가 유의하게 낮았다는 보고도 있다(Gu, 2009).

Lepor 등(1996)은 1,229명의 환자를 대상으로 finasteride 5mg, terazosin 10mg, 두 약물의 병용요법을 1년간 비교했다. Finasteride 및 terazosin 단독 또는 병용요법을 사용할 때 증상점수는 각각 3.2, 6.1, 6.2점 감소하여, terazosin 단독 또는 finasteride와의 병용요법에서만 의미 있는 감소가 나타났다. 요속 변화도 각각 1.6, 2.7, 3.2mL/sec의 증가를 보여, terazosin 단독 또는 finasteride와의 병용요법에서만 의미 있는 증가가 나타났다. 결국 terazosin 단독 또는 병용요법은 효과가 있었고, finasteride 단독 투여는 효과가 없었다고 보고되었다. 그러나 이 연구는 1년이라는 비교적 단기간의 투약 효과를 비교한 것으로, 안드로겐억제제의 효과가 1년 이상 사용 시 임상적으로 나타난다는 점이 간과되었다. 후에 4.5년과 4년의 병용요법을 연구한 MTOPS(McConnell et al, 2003)와 CombAT(Roehrborn et al, 2010) 연구에서 병용요법이 각각의 단독요법보다 유의한 증상 개선을 보이는 것이 증명되었다.

근섬유를 이용하여 alfuzosin의 α_1 수용체에 대한 친화력을 비교한 결과, phenylephrine에 의해 활성화된 칼슘이온채널을 50% 억제하는 데 필요한 농도IC_{50}는 alfuzosin이 0.39nmol/L, tamsulosin이 0.52nmol/L, terazosin이 1.85nmol/L, doxazosin이 2.40nmol/L였다. 전립선선택비율은 신동맥에 대한 α_1 수용체차단제의 IC_{50}과 전립선에 대한 IC_{50}의 비와 전립선과 신동맥에 대한 phenylephrine의 α_1 수용체 자극효과를 이용하여 평가했는데, alfuzosin이 543.6, tamsulosin이 89.8, doxazosin이 50.8, terazosin이 18.7이었다 (Eckert et al, 1999).

Alfuzosin을 투여한 후 약물의 조직 분포를 연구한 결과, 혈액보다 전립선 조직에 더 많이 분포했다. 전립선비대증 수술이 필요한 12명의 환자에게 alfuzosin 5mg을 하루 2회씩 3일간 복용시킨 후 4일째에 수술을 시행하여 혈액과 전립선 조직 내의 alfuzosin 농도를 비교한 결과, 혈액 농도에 대한 전립선 조직 농도의 비가 2.39로 전립선 조직 내의 농도가 훨씬 높았다. 또한 혈관 조직에 대한 선택적 결합과 전립선 조직에 대한 선택적 결합의 비율이 144로, tamsulosin 90, doxazosin 51, terazosin 19와 비교하여 가장 높았다(Mottet et al, 2003).

2. 약물대사

서방형 alfuzosin은 투약 후 20시간 동안 약물 방출이 유지되며, 2~12시간 사이에 걸쳐 일정한 용해율을 나타낸다. 대부분의 약물은 위 내에서 서서히 용해되고, 대장보다 십이지장에서의 투과력이 더 높기 때문에 위장관의 근위부에서 흡수된다. 일반형 alfuzosin은 약물 복용 1시간 후에 최대 혈중농도C_{max}가 20.2~21.6µg/L로 매우 높았으며, 중간형 alfuzosin은 약물 복용 3시간과 4시간 후의 최대 혈중농도가 각각 10.2µg/L와 8.7µg/L였다. 서방형 alfuzosin은 약물 복용 8시간과 9시간 후 평균 최대 혈중농도가 각각 11.4µg/L와 16.6µg/L였다. 약물 복용 후 24시간 동안의 혈중농도−시간곡선하평균면적AUC_{24}은 서방형 alfuzosin과 일반형 alfuzosin이 각각 238µg·h/L와 233µg·h/L로 비슷했고, 서방형 alfuzosin과 중간형 alfuzosin은 혈중농도−시간곡선하평균면적이 각각 161µg·h/L와 151µg·h/L로 모든 alfuzosin 제제의 생체 이용률은 유사했다(Rauch et al, 2000b). Alfuzosin의 90%는 혈장단백질과 결합하며 분포 용적은 2.5L/kg이다. Alfuzosin은 혈장보다 전립선 내에 더 선택적으로 분포한다.

서방형 alfuzosin은 투여 후 혈장 내에서 제거되는 반감기가 9.1시간이며, 일반형 alfuzosin은 7시간이다(Rauch et al, 2000a). 대부분 간에서 대사되며, 대사 산물의 75~91%는 분변으로 배설되고, 10%만이 대사되지 않고 소변으로 배설된다(Wilde et al, 1993).

연령에 따른 약물대사의 유의한 차이는 나타나지 않으며, 건강한 노인에서는 서방형과 일반형 사이의 혈류역학 또한 차이가 없다(Marbury et al, 2002). Alfuzosin은 10%만이 신장에서 제거되기 때문에 신부전 환자에서는 의미 있는 약동학의 변화가 없다(Wilde et al, 1993). 따라서 심한 신부전 환자에서도 용량 조절은 필요 없다. 반대로 일반형 alfuzosin의 약동학은 간부전 환자에서 의미 있게 영향을 받으며(Wilde et al, 1993), 서방형 alfuzosin은 간부전 환자에게는 금기이다. Alfuzosin은 혈액뇌장벽을 잘 통과하지 못하므로 어지럼증이나 졸음과 같은 중추신경계와 관련된 부작용의 발생빈도가 낮다(Rouquier et al, 1994).

3. 제형과 용법

Alfuzosin은 과거 즉각방출*immediate-release* 형태로 2.5mg을 1일 3회 투여하는 일반형, 지속방출 *sustained-release* 형태로 5mg을 1일 2회 투여하는 중간형이 있었다. 현재는 geomatrix라는 약물 전달 기능을 이용하여 장시간 방출 형태로 10mg을 1일 1회 투여하는 서방형이 개발되어(Rauch et al, 2000a, 2000b) Xatral® XL이라는 상품명으로 시판되고 있다. 서방형 alfuzosin 정제는 3층으로 구성되어 있는데, 두 불활성층 사이에 한 층의 활성 물질이 있다. 불활성층에 포함된 친수성 중합체는 수액과 접촉하면 부풀어 올라 위 내의 저류를 증가시키고 alfuzosin을 지속적으로 방출한다(Rauch et al, 2000a).

서방형 alfuzosin은 공복에 복용하면 혈중농도가 감소하므로 대개 석식 직후에 10mg을 1일 1회 씹지 않고 복용한다. 노인이나 항고혈압제 복용 환자도 용량 조절이 필요하지 않으며, 치료 첫날부터 초기 용량을 조절하지 않은 채 최대치료량을 투여할 수 있다. 그러나 복용 후 수 시간 이내에 기립저혈압이 발생할 수 있으며, 항고혈압제를 복용하는 환자에서는 더 많이 발생할 수 있다. 이는 대개 치료 초기에 나타나는데, 약물 중단은 필요 없고 증상이 사라질 때까지 누워 있는 것이 바람직하다.

4. 임상효과

Martorana 등(1997)은 4주간 투여한 일반형 alfuzosin과 위약이 요역동학 지표에 미치는 영향을 보고했다. 최대요속시 배뇨근압이 약물투여군에서 30.2%, 위약군에서는 6.6% 감소했고 배뇨개방압과 최대배뇨압이 약물투여군에서 각각 39.4, 28.7% 감소했지만, 위약군에서는 각각 9.3, 7.8% 감소했다. 최대요속은 약물투여군에서 29%, 위약군에서 20.4% 증가하여 모두 의미 있는 개선을 보였으나 양 군 간에 통계학적 차이는 없었다. Jardin 등(1991)은 518명의 환자를 대상으로 연구했는데, alfuzosin 투여군이 위약군에 비해 유의하게 요속과 잔뇨량의 개선을 보였다. 1,470명의 대규모 환자군에서도 alfuzosin이 위약에 비해 잔뇨량을 의미 있게 감소시켰으며, 약물 투여 이전에 잔뇨량이 150mL 이상이었던 환자가 50~150mL의 잔뇨량을 보였던 환자보다 잔뇨량의 감소폭이 훨씬 컸다(McNeill et al, 2001). 급성요저류 치료에서도 위약보다 좋은 효과가 나타났는데, 중간형 alfuzosin을 48시간 투여한 환자의 55%가 도뇨관 제거 후 성공적으로 배뇨했으나, 위약군에서는 29%만이 성공적으로 배뇨했다(McNeill et al, 1999).

현재 주로 사용되는 서방형 alfuzosin에 관한 대표적인 임상연구로는 두 개의 12주 이중맹검 위약 대조군연구가 있는데, 유럽에서 시행된 ALFORTI 연구와 미국에서 시행된 ALFUS 연구이다(〈표 15-8〉). ALFORTI 연구는 서방형 10mg 1회, 일반형 2.5mg 3회, 위약을 비교했고(van Kerrebroec et al, 2000), ALFUS 연구는 서방형 10mg 1회, 서방형 15mg 1회, 위약을 비교했다(Roehrborn, 2001). 연구 대상은 국제전립선증상점수 13점 이상, 최대요속 5~12mL/sec, 잔뇨량 350mL 이하, 그리고 삶의 질 점수가 2점 이상인 50세 이상의 전립선비대증 환자였다. 두 연구에서 서방형 alfuzosin 군이 위약군에 비해 국제전립선증상점수, 최대요속, 삶의 질 점수가 유의하게 개선되었고, 서방형 alfuzosin 10mg 투약이 일반형 alfuzosin이나 서방

[표 15-8] Alfuzosin의 임상효과

	기저치		하루 투여 용량(환자 수)	기저치에 대한 평균 절대치의 변화		
				국제전립선 증상점수	최대요속	삶의 질 점수
단기 임상연구(3개월)						
ALFORTI 연구	증상점수	17.3	서방형 10mg 1회(137)	$-6.9^{†}$	2.3^{*}	$-1.1^{†}$
	최대요속	9.1mL/sec	일반형 2.5mg 3회(147)	-6.4^{*}	$3.2^{‡}$	$-1.0^{†}$
	삶의 질 점수	3.3	위약(152)	-4.9	1.4	-0.6
ALFUS 연구	증상점수	21.4	서방형 10mg 1회(170)	$-3.6^{†}$	$1.7^{‡}$	$-0.7^{†}$
	최대요속	8.7mL/sec	서방형 15mg 1회(165)	$-3.4^{†}$	0.9	$-0.7^{†}$
	삶의 질 점수	4.1	위약(167)	-1.6	0.2	-0.3
장기 임상연구(12개월)						
ALFORTI 연구의 연장	증상점수	17.1	서방형 10mg 1회(311)	$-7.8^{§}$	$2.2^{§}$	$-1.2^{§}$
	최대요속	9.1mL/sec				
	삶의 질 점수	3.3				

*: $p < 0.05$, †: $p < 0.005$, ‡: $p < 0.0005$(위약과 비교), §: $p < 0.0005$(기저치와 비교)

형 alfuzosin의 15mg 투약과 유사한 효과를 나타냈다. ALFORTI 연구에서 최대요속은 alfuzosin 투여군 모두에서 투약 14일째에 거의 최대 효과를 나타내어 서방형 투여군, 일반형 투여군, 위약군에서 각각 2.3, 3.2, 1.4mL/sec 증가했다. ALFUS 연구에서는 서방형 10mg 투여군의 40%와 서방형 15mg 투여군의 41%에서 최대요속이 2mL/sec 이상 증가했으나, 위약군에서는 26%만이 2mL/sec 이상 증가했다.

ALFORTI 연구를 9개월 더 연장하여 서방형 alfuzosin 10mg의 1년간의 임상효과를 조사한 결과, 세 가지 임상 지표의 개선은 12개월까지 지속되었다(van Kerrebroec et al, 2002). 이 연구에서 국제전립선증상점수는 기저치가 17.1점이었으나 3개월 후 10.9점, 12개월 후에는 9.3점으로 장기적으로도 의미 있게 감소했다. 환자군을 증상점수에 따라 분류하면, 경한 증상군의 비율이 연구 시작 시 0%, 투약 3개월 후 19%, 12개월 후에는 41%로 증

가했고, 심한 증상군은 연구 시작 시 22%, 3개월 후 8%, 12개월 후에는 4%로 지속적으로 감소했다. 투약 후 시간이 지날수록 경한 삶의 질 점수를 보인 환자군의 비율이 2%에서 35%로 증가했고, 심한 삶의 질 점수를 보인 환자군은 6%에서 3%로 감소했다(van Kerrebroec et al, 2002).

최근에는 방광출구폐색이나 배뇨근수축력 정도와 관계없이 하부요로증상을 호소하는 환자에서 alfuzosin이 장기간 배뇨증상 및 저장증상 개선에 효과적이라는 보고가 있었고(Song et al, 2011), 무작위 위약대조군연구에서 서방형 alfuzosin 10mg을 매일 복용하면 급성요저류 발생 후 도뇨관을 성공적으로 제거할 가능성이 증가했다(Tiong et al, 2009).

체계적 문헌고찰에서 alfuzosin은 부작용이 경미하고 단기간 투여에서 국제전립선증상점수와 최대요속의 호전이 위약이나 finasteride보다 우월했으며, terazosin과 tamsulosin의 비교에서도 임상

효과와 부작용 면에서 차이가 없었다(MacDonald & Wilt, 2005). Alfuzosin과 tamsulosin을 8주간 사용하고 교차투여crossover하여 8주간 더 사용한 후 분석한 무작위연구에서는, 하나의 약물에 효과가 없을 때 약물의 교차투여가 효과적이었음이 보고되었다(Karadağ et al, 2011).

Alfuzosin도 다른 α₁ 차단제와 마찬가지로 요관결석의 자연배출에 관한 연구가 최근 보고되었는데, 국내의 한 연구에서는 쇄석술 후 결석배출에 효과가 있었고(Cho et al, 2013), 10mm 미만의 요관결석에서 자연배출, 그중에서도 상부요관결석 배출에 도움이 되었다(Chau et al, 2011).

5. 부작용과 안전성

서방형 alfuzosin에 대한 대표적인 임상연구인 ALFORTI 연구와 ALFUS 연구의 보고에 따르면 한 가지 이상의 부작용을 경험한 환자 수와 치료를 중단한 환자 수는 전체적으로 매우 적었고, alfuzosin 투여군과 위약군이 서로 비슷했다. ALFUS 연구에서 한 가지 이상의 심한 부작용 발생빈도는 서방형 alfuzosin 10mg 투여군, 15mg 투여군, 위약군에서 각각 4.5, 3.4, 2.9%였으며, 치료로 인한 부작용은 각각 52, 43, 43%였다(Roehrborn, 2001). 가장 흔한 부작용은 어지럼증으로, ALFUS 연구에서는 서방형 alfuzosin 10mg 투여군, 15mg 투여군, 위약군에서 각각 7.4, 9.0, 2.9%가 발생했고 ALFORTI 연구에서는 서방형 alfuzosin 투여군, 일반형 alfuzosin 투여군, 위약군에서 각각 2.1, 4.7, 1.3%가 발생했다(van Kerrebroec et al, 2000). 어지럼증, 두통, 저혈압, 기립저혈압, 무기력 등 혈관확장으로 인한 부작용은 전체적으로 서방형 10mg 투여군 6.3%, 일반형

투여군 9.4%로 서방형 제제에서 더 적었다. 용량을 조절하지 않아도 첫날 복용 효과first-day effect는 대개 없었다.

혈압이나 심박수에 미치는 영향은 대부분 미미했다. 서방형 alfuzosin 10mg 투여군, 15mg 투여군, 위약군에서 수축기혈압은 각각 1.1, 2.3, 2.7mmHg 감소했고, 이완기혈압은 각각 0.8, 1.5, 2.1mmHg 감소했다. 고혈압 환자에게 alfuzosin을 투여했을 때 혈압저하 발생이 정상 혈압 환자보다 높았으나 임상적으로 의미 있는 차이는 아니었다.

ALFORTI 연구를 연장하여 서방형 alfuzosin 10mg을 1년간 투여한 연구에서는(van Kerrebroec et al, 2002) 42.8%에서 한 가지 이상의 부작용이 나타났고, 5.6%는 부작용 때문에 치료를 중단했다. 혈관확장으로 인한 부작용은 4.4%에서 보고되었는데, 고혈압 환자군이 5.7%로 정상 혈압 환자군의 3.9%보다 더 많이 발생했다. 서방형 alfuzosin 10mg을 장기간 투여했을 때도 3개월 사용과 마찬가지로 혈압은 2.6~2.8mmHg만 감소하여 임상적으로 의미는 없었다. 1년간 사용 시 2.8%에서 무증상 기립저혈압이 나타났으나, 항고혈압제를 병용투여하는 환자에서 위험도가 더 증가하지는 않았다(1.8%). 또한 기립저혈압 등 혈관확장 관련 부작용의 발생은 신기능과는 관련이 없었다. 사정장애는 0.6%에서 발생했으나, 이로 인해 치료를 중단하지는 않았다(van Kerrebroec et al, 2002).

미국비뇨기과학회 지침은 alfuzosin이 다른 α₁ 차단제와 효과가 비슷하지만 사정장애를 유발하지는 않는다고 했고(McVary et al, 2011), alfuzosin과 위약을 비교한 메타분석에서는 어지럼증을 제외한 나머지 부작용은 위약과 차이가 없었다고 했다(Yuan et al, 2013).

다. α_1 수용체 아형에 선택성을 가진 tamsulosin, silodosin, naftopidil은 부작용 측면에서 유리해 보인다. 그러나 선택성이 없는 terazosin, doxazosin, alfuzosin 등도 부작용의 빈도는 증가하지만 대개 경미한 정도로 보고된다. 다만 혈관확장 효과는 terazosin과 doxazosin이 좀 더 많고(Nickel et al, 2008), alfuzosin, tamsulosin, silodosin, naftopidil은 더 적다. 각각의 α-차단제의 효과와

부작용은 용량의존적이다. 따라서 각 약물의 효과와 부작용의 차이는 특정 약물에 내재된 우수성보다는 단지 각 약물이 α_1 수용체를 차단하는 정도의 차이에 의해 나타난다고 볼 수 있다. 임상 진료에서는 각 환자들의 특성을 고려하여 적절한 약물을 선택하는 것이 꾸준한 관리를 요하는 전립선비대증의 치료에 중요하다고 생각된다.

참고문헌

Abrams P, Schulman CC, Vaage S. Tamsulosin, a selective α1c-adrenoceptor antagonist: a randomized, controlled trial in patients with benign prostatic "obstruction" (symptomatic BPH). The European Tamsulosin Study Group. Br J Urol 1995;76:325-6.

Abrams P, Speakman M, Stott M, Arkell D, Pocock R. A dose-ranging study of the efficacy and safety of tamsulosin, the first prostate-selective α1A-adrenoceptor antagonist, in patients with benign prostatic obstruction (symptomatic benign prostatic hyperplasia). Br J Urol 1997;80:587-96.

Akduman B, Crawford D. Terazosin, doxazosin, and prazosin: current clinical experience. Urology 2001;58(suppl 6A):49-54.

ALLHAT Collaborative Research Group. Major cardio-vascular events in hypertensive patients randomized to doxazosin vs chlorthalidone: the antihypertensive and lipid-lowering treatment to prevent heart attack trial (ALLHAT). JAMA 2000;283:1967-75.

Anderson M, Dahlstrand C, Hoye K. Double-blind of the efficacy and tolerability of doxazosin in the gastrointestinal therapeutic system, doxazosin standard, and placebo in patients with benign prostatic hyperplasia. Eur Urol 2000;38:400-9.

Andersson KE, Gratzke C. Pharmacology of alpha1-adrenoceptor antagonists in the lower urinary tract and central nervous system. Nat Clin Pract Urol 2007;4:368-78.

Awa Y, Suzuki H, Hamano S, Okano T, Sakurayama Y,

Ohki T, et al. Clinical effect of alpha 1D/A adrenoceptor inhibitor naftopidil on benign prostatic hyperplasia: an international prostate symptom score and King's Health Questionnaire assessment. Int J Urol 2008;15:709-15.

Barendrecht MM, Abrams P, Schumacher H, de la Rosette JJ, Michel MC. Do alpha1-adrenoceptor antagonists improve lower urinary tract symptoms by reducing bladder outlet resistance? Neurourol Urodyn 2008;27:226-30.

Bartsch G, Müller HR, Oberholzer M, Rohr HP. Light microscopic stereological analysis of the normal human prostate and of benign prostatic hyperplasia. J Urol 1979;122:487-91.

Berry JS, Coffey SD, Walsh CP, Ewing LL. The development of human benign prostate hyperplasia with age. J Urol 1984;132:474-9.

Boyle P. Epidemiology of benign prostatic hyperplasia: risk factors and concomitance with hypertension. Br J Clin Pract 1994;74(Suppl):18-22.

Bruschini H, Schmidt RA, Tanagho EA. Neurologic control of prostate secretion in the dog. Invest Urol 1978;15:288-90.

Buzelin JM, Fonteyne E, Kontturi M, Witjes WP, Khan A. Comparison of tamsulosin with alfuzosin in the treatment of patients with lower urinary tract symptoms suggestive of bladder outlet obstruction (symptomatic benign prostatic hyperplasia). European Tamsulosin Study Group. Br J Urol 1997;80:

597−605.

Caine M, Pfau A, Perlberg S. The use of alpha−adrenergic blockers in benign prostatic obstruction. Br J Urol 1976;48:255−63.

Caine M, Raz S, Zeigler M. Adrenergic and cholinergic receptors in the human prostate, prostatic capsule and bladder neck. Br J Urol 1975;47:193−202.

Cantrell MA, Bream−Rouwenhorst HR, Steffensmeier A, Hemerson P, Rogers M, Stamper B. Intraoperative floppy iris syndrome associated with alpha1−adrenergic receptor antagonists. Ann Pharmacother 2008;42:558−63.

Capitanio U, Salonia A, Briganti A, Montorsi F. Silodosin in the management of lower urinary tract symptoms as a result of benign prostatic hyperplasia: who are the best candidates. Int J Clin Pract 2013;67:544−51.

Carlson RV, Baily RR, Begg EJ, Cowlishaw MG, Sharman JR. Pharmacokinetics and effect on blood pressure of doxazosin in normal subjects and patients with renal failure. Clin Pharmacol Ther 1986;40:561−6.

Castiglione F, Benigni F, Briganti A, Salonia A, Villa L, Nini A, et al. Naftopidil for the treatment of benign prostate hyperplasia: a systematic review. Curr Med Res Opin 2014;30:719−32.

Chang DF, Campbell JR, Colin J, Schweitzer C; Study Surgeon Group. Prospective masked comparison of intraoperative floppy iris syndrome severity with tamsulosin versus alfuzosin. Ophthalmology 2014; 121:829−34.

Chang KL, Cheng HL, Huang LW, Hsieh BS, Hu YC, Chih TT, et al. Combined effects of terazosin and genistein on a metastatic, hormone−independent human prostate cancer cell line. Cancer Lett 2009; 276:14−20.

Chapple CR, Montorsi F, Tammela TL, Wirth M, Koldewijn E, Fernández Fernández E, et al. Silodosin therapy for lower urinary tract symptoms in men with suspected benign prostatic hyperplasia: results of an international, randomized, double−blind, placebo− and active−controlled clinical trial performed in Europe. Eur Urol 2011;59:342−52.

Chapple CR, Wyndaele JJ, Nordling J, Boeminghaus F, Ypma AF, Abrams P. Tamsulosin, the first prostate−selective α1A−adrenoceptor antagonist. A meta−analysis of two randomized, placebo−controlled, multi−centre studies in patients with benign prostatic obstruction (symptomatic BPH). Eur Urol 1996;29: 155−67.

Chapple CR. Pharmacotherapy for benign prostatic hyperplasia: the potential for α1−adrenoceptor subtype−specific blockade. Br J Urol 1998;81(Suppl 1): 34−47.

Chau LH, Tai DC, Fung BT, Li JC, Fan CW, Li MK. Medical expulsive therapy using alfuzosin for patient presenting with ureteral stone less than 10mm: a prospective randomized controlled trial. Int J Urol 2011; 18:510−4.

Chen Q, Takahashi S, Zhong S, Hosoda C, Zheng HY, Ogushi T, et al. Function of the lower urinary tract in mice lacking alpha1d−adrenoceptor. J Urol 2005;174:370−4.

Cho HJ, Shin SC, Seo do Y, Min DS, Cho JM, Kang JY, et al. Efficacy of alfuzosin after shock wave lithotripsy for the treatment of ureteral calculi. Korean J Urol 2013;54:106−10.

Chon JK, Borkowski A, Partin AW, Isaacs JT, Jacobs S, Kyprianou N. α1−adrenoceptor antagonists terazosin and doxazosin induce prostate apoptosis without affecting cell proliferation in patients with benign prostatic hyperplasia. J Urol 1999;161:2002−8.

Chung BH, Chung HJ, Hong SJ. Long−term efficacy and safety of terazosin in the symptomatic treatment of benign prostatic hyperplasia. Korean J Androl 1999;17:45−50.

Chung M, Vashi V, Puente J, Sweeney M, Meredith P. Clinical pharmacokinetics of doxazosin in a controlled−release gastrointestinal therapeutic system (GITS) formulation. Br J Clin Pharmacol 1999; 48:678−87.

Cubeddu LX, Fuenmayor N, Caplan N, Ferry D. Clinical pharmacology of doxazosin in patients with essential hypertension. Clin Pharmacol Ther 1987;41: 439−49.

Cuellar DC, Rhee J, Kyprianou N. Alpha 1−adrenoreceptor antagonists radiosensitize prostate cancer cells via apoptosis induction. Anticancer Res 2002; 22:1673−9.

Curran MP. Silodosin: treatment of the signs and symptoms of benign prostatic hyperplasia. Drugs 2011;71:897−907.

Debruyne FM. Alpha blockers: are all created equal? Urology 2000;56(Suppl 1):20−2.

Eckert RE, Utz J, Alloussi S. Prostate selectivity of alpha 1 adrenoceptor blockers. J Urol suppl 1999;161: 233.

Elliott HL, Meredith PA, Vincent J, Reid JL. Clinical pharmacological studies with doxazosin. Br J Clin Pharmacol 1986;21:27S−31S.

Fawzy A, Braun K, Lewis GP, Gaffney M, Ice K, Dias N. Doxazosin in the treatment of benign prostatic hyperplasia in normotensive patients: a multicenter study. J Urol 1995;154:105−9.

Fawzy A, Hendry A, Cook E, Gonzalez F. Long−term (4 year) efficacy and tolerability of doxazosin for the treatment of concurrent benign prostatic hyperplasia and hypertension. Int J Urol 1999;6:346−54.

Faydaci G, Kuyumcuoglu U, Eryildirim B, Aktas A, Tarhan F, Tuncer M. Effectiveness of doxazosin on erectile dysfunction in patients with lower urinary tract symptoms. Int Urol Nephrol 2011;43:619−24.

Flack JM. The effect of doxazosin on sexual function in patients with benign prostatic hyperplasia, hypertension, or both. Int J Clin Pract 2002;56:527−30.

Foglar R, Shibata K, Horie K, Hirasawa A, Tsujimoto G. Use of recombinant α1−adrenoceptors to characterize subtype selectivity of drugs for the treatment of prostatic hypertrophy. Eur J Pharmacol 1995;288:201−7.

Forray C, Bard JA, Wetzel JM, Chiu G, Shapiro E, Tang R, et al. The α1−adrenergic receptor that mediates smooth muscle contraction in human prostate has the pharmacological properties of the cloned human α1c−subtype. Mol Pharmacol 1994;45:703−8.

Forray C, Noble SA. Subtype selective α1−adrenoceptor antagonists for the treatment of benign prostatic hyperplasia. Expert Opin Invest Drugs 1999;8:2073−94.

Fulton B, Wagstaff AJ, Sorkin EM. Doxazosin: an update of its clinical pharmacology and therapeutic applications in hypertension and benign prostatic hyperplasia. Drugs 1995;49:295−320.

Funahashi Y, Hattori R, Matsukawa Y, Komatsu T, Sassa N, Gotoh M. Clinical efficacy of a loading dose of naftopidil for patients with benign prostate hyperplasia. World J Urol 2011;29:225−31.

Furuya S, Kumamoto Y, Yokoyama E, Tsukamoto T, Izumi T, Abiko Y. Alpha−adrenergic activity and urethral pressure in prostatic zone in benign prostatic hypertrophy. J Urol 1982;128:836−9.

Garimella PS, Fink HA, Macdonald R, Wilt TJ. Naftopidil for the treatment of lower urinary tract symptoms compatible with benign prostatic hyperplasia. Cochrane Database Syst Rev 2009;(4):CD007360.

Gillenwater JY, Conn RL, Chrysant SG, Roy J, Gaffney M, Ice K, et al. Doxazosin for the treatment of benign prostatic hyperplasia in patients with mild to moderate essential hypertension: a double−blind, placebo−controlled dose response multicenter study. J Urol 1995;154:110−5.

Goi Y, Tomiyama Y, Nomiya M, Sagawa K, Aikawa K, Yamaguchi O. Effects of silodosin, a selective α1A−adrenoceptor antagonist, on bladder blood flow and bladder function in a rat model of atherosclerosis induced chronic bladder ischemia without bladder outlet obstruction. J Urol 2013;190:1116−22.

Gotoh M, Kamihira O, Kinukawa T, Ono Y, Ohshima S, Origasa H. Comparison of tamsulosin and naftopidil for efficacy and safety in the treatment of benign prostatic hyperplasia: a randomized controlled trial. BJU Int 2005;96:581−6.

Gratzke P, Kirby RS. Doxazosin (GITS) versus regular doxazosin standard in benign prostatic hyperplasia: restoring urine flow and sexual function. MMW Fortschr Med 2000;6:26−7.

Gu D. A Systematic review of tamsulosin compared with terazosin for patient with benign prostatic hyperplasia. Int J Urol Nephrol 2009;29:177−81.

Hara N, Mizusawa T, Obara K, Takahashi K. The role of naftopidil in the management of benign prostatic hyperplasia. Ther Adv Urol 2013;5:111−9.

Harada K, Ohmori M, Fujimura A. Comparison of antagonistic activity of tamsulosin and doxazosin at vascular α1−adrenoceptors in humans. Naunyn Schmiedebergs Arch Pharmacol 1996;354:557−61.

Harada K, Ohmori M, Kitoh Y, Sugimoto K, Fujimura A. A comparison of antagonistic activity of tamsulosin and terazosin against human vascular α1−adrenoceptors. Jpn J Pharmacol 1999;80:209−15.

Hatano A, Takahashi H, Tamaki M, Komeyama T, Koizumi T, Takeda M. Pharmacological evidence of distinct α1−adrenoceptor subtypes mediating the contraction of human prostatic urethra and peripheral artery. Br J Pharmacol 1994;113:723−8.

Hayashi T, Sakai Y, Saito K, Arai G, Hyochi N, Suzuki M, et al. [A comparative study assessing clinical effects of naftopidil and tamsulosin hydrochloride on benign prostatic hyperplasia]. Hinyokika Kiyo 2002;48:7–11.

Hedlund H, Andersson KE, Larsson B. Alpha–adrenoceptors and muscarinic receptors in the isolated human prostate. J Urol 1985;134:1291–8.

Hellstrom WJ, Sikka SC. Effects of acute treatment with tamsulosin versus alfuzosin on ejaculatory function in normal volunteers. J Urol 2006;176:1529–33.

Hofner K, Claes H, De Reijke TM, Folkestad B, Speakman MJ. Tamsulosin 0.4 mg once daily: effect on sexual function in patients with lower urinary tract symptoms suggestive of benign prostatic obstruction. Eur Urol 1999;36:335–41.

Ikemoto I, Kiyota H, Ohishi Y, Abe K, Goto H, Kishimoto K, et al. Usefulness of tamsulosin hydrochloride and naftopidil in patients with urinary disturbances caused by benign prostatic hyperplasia: a comparative, randomized, two–drug crossover study. Int J Urol 2003;10:587–94.

James S, Chapple CR, Phillips MI, Burnstock G. Autoregulation analysis of alpha adrenoreceptors and muscarinic cholinergic receptors in hyperplastic human prostate. J Urol 1989;142:438–44.

Jardin A, Bensadoun H, Delauche–Cavallier MC, Attali P. Alfuzosin for treatment of benign prostatic hypertrophy. BPH–ALF Group. Lancet 1991;337:1457–61.

Jeong IG, You D, Yoon JH, Hong S, Lim JH, Hong JH, et al. Impact of tamsulosin on urinary retention following early catheter removal after robot–assisted laparoscopic radical prostatectomy: a prospective randomized controlled trial. Int J Urol 2014;21:164–8.

Kanda H, Ishii K, Ogura Y, Imamura T, Kanai M, Arima K, et al. Naftopidil, a selective alpha–1 adrenoceptor antagonist, inhibits growth of human prostate cancer cells by G1 cell cycle arrest. Int J Cancer 2008;122:444–51.

Kaplan SA, Kaplan NM. Alpha–blockade: monotherapy for hypertension and benign prostatic hyperplasia. Urology 1996;48:541–50.

Kaplan SA, Te AE, Ikeguchi E, Santarosa RP. The treatment of benign prostatic hyperplasia with alpha blockers in men over the age of 80 years. Br J Urol 1997;80:875–9.

Karadağ E, Öner S, Budak YU, Atahan Ö. Randomized crossover comparison of tamsulosin and alfuzosin in patients with urinary disturbances caused by benign prostatic hyperplasia. Int Urol Nephrol 2011;43:949–54.

Kawabe K, Ueno A, Takimoto Y, Aso Y, Kato H. Use of an α1–blocker, YM617, in the treatment of benign prostatic hypertrophy. J Urol 1990;144:908–12.

Kawabe K, Ueno A, Takimoto Y. Clinical evaluation of YM617 on bladder outlet obstruction associated with benign prostatic hypertrophy: a double–blind, multicentre study compared with placebo. Jpn J Urol Surg 1991;4:231–42.

Kawabe K, Yoshida M, Homma Y; Silodosin Clinical Study Group. Silodosin, a new alpha1A–adrenoceptor-selective antagonist for treating benign prostatic hyperplasia: results of a phase III randomized, placebo-controlled, double–blind study in Japanese men. BJU Int 2006;98:1019–24.

Kawabe K. Efficacy and safety of tamsulosin in the treatment of benign prostatic hyperplasia. Br J Urol 1995;76(Suppl 1):63–7.

Keledjian K, Borkowski A, Kim G, Issacs JT, Jacobs SC, Kyprianou N. Reduction of human prostate tumor vascularity by the alpha 1–adrenoceptor antagonist terazosin. Prostate 2001;48:71–8.

Kirby RS, Anderson M, Gratzke P, Dahlstrand C, Hoye K. A combined analysis of double–blind trials of the efficacy and tolerability of doxazosin–gastrointestinal therapeutic system, doxazosin standard and placebo in patients with benign prostatic hyperplasia. BJU Int 2001;87:192–200.

Kirby RS, Coppinger SW, Corcoran MO, Chapple CR, Flannigan M, Milroy EJ. Prazosin in the treatment of prostatic obstruction. A placebo–controlled study. Br J Urol 1987;60:136–42.

Kirby RS. Doxazosin in benign prostatic hyperplasia: effects on blood pressure and urinary flow in normotensive and hypertensive men. Urology 1995;46:182–6.

Kirby RS. Terazosin in benign prostatic hyperplasia: effects on blood pressure in normotensive and hypertensive men. Br J Urol 1998;82:373–9.

Kobayashi S, Tang R, Shapiro E, Lepor H. Characterization and localization of prostatic alpha 1 adrenoreceptors using radioligand receptor binding on slide mounted tissue section. J Urol 1993;150: 2002−6.

Kojima Y, Sasaki S, Kubota Y, Hayase M, Hayashi Y, Shinoura H, et al. Expression of alpha1−adrenoceptor subtype mRNA as a predictor of the efficacy of subtype selective alpha1−adrenoceptor antagonists in the management of benign prostatic hyperplasia. J Urol 2008;179:1040−6.

Lefevre−Borg F, O'Connor SE, Schoemaker H, Hicks PE, Lechaire J, Gautier E, et al. Alfuzosin, a selective α1−adrenoceptor antagonist in the lower urinary tract. Br J Pharmacol 1993;109:1282−9.

Lepor H, Auerbach S, Puras−Baez A, Narayan P, Soloway M, Lowe F, et al. A randomized multicenter placebo controlled study of the efficacy and safety of terazosin in the treatment of benign prostatic hyperplasia. J Urol 1992;148:1467−74.

Lepor H, Jones K, Williford W. The mechanism of adverse events associated with terazosin: an analysis of the Veterans Affairs cooperative study. J Urol 2000;163:1134−7.

Lepor H, Kaplan SA, Klimberg I, Mobley DF, Fawzy A, Gaffney M, et al. Doxazosin for benign prostatic hyperplasia: long−term efficacy and safety in hypertensive and normotensive patients. J Urol 1997;157:525−30.

Lepor H, Kazzazi A, Djavan B. α−Blockers for benign prostatic hyperplasia: the new era. Curr Opin Urol 2012;22:7−15.

Lepor H, Lowe FC. Evaluation and nonsurgical management of benign prostatic hyperplasia. In: Walsh PC, Retik AB, Vaughan ED Jr, Wein AJ, editors. Campbell's urology. 8th ed. Philadelphia: Saunders 2002;1351−2.

Lepor H, Tang R, Meretyk S, Shapiro E. Alpha 1−adrenoceptor subtypes in the human prostate. J Urol 1993;149:640−2.

Lepor H, Williford WO, Barry MJ, Brawer MK, Dixon CM, Gormley G, et al. The efficacy of terazosin, finasteride, or both in benign prostatic hyperplasia. Veterans Affairs Cooperative Studies Benign Prostatic Hyperplasia Study Group. N Engl J Med 1996; 335:533−9.

Lepor H. Long term efficacy and safety of terazosin in patients with benign prostatic hyperplasia. Urology 1995;45:406−13.

Lepor H. Phase III multicenter placebo−controlled study of tamsulosin in benign prostatic hyperplasia. Tamsulosin Investigator Group. Urology 1998;51:892−900.

Liu D, Lu Y, Shao J. Comparison of controlled release doxazosin and tamsulosin in treating benign prostatic hyperplasia: a systematic review. J Med Res 2009;38: 63−6.

Lowe FC, Olson PJ, Padley RJ. Effects of terazosin therapy on blood pressure in men with benign prostatic hyperplasia concurrently treated with other antihypertensive medications. Urology 1999;54:81−5.

Lowe FC. Coadministration of tamsulosin and three antihypertensive agents in patients with benign prostatic hyperplasia: pharmacodynamic effect. Clin Ther 1997;19:730−42.

Lowe FC. Safety assessment of terazosin in the treatment of patients with symptomatic benign prostatic hyperplasia: a combined analysis. Urology 1994;44:46−51.

MacDiarmid SA, Emery RT, Ferguson SF, McGuirt−Franklin R, McIntyre WJ, Johnson DE. A randomized double−blind study assessing 4 versus 8 mg. doxazosin for benign prostatic hyperplasia. J Urol 1999;162:1629−32.

MacDonald R, Wilt TJ. Alfuzosin for treatment of lower urinary tract symptoms compatible with benign prostatic hyperplasia: a systematic review of efficacy and adverse effects. Urology 2005;66:780−8.

Malloy BJ, Price DT, Price RR, Bienstock AM, Dole MK, Funk BL, et al. α1−adrenegic receptor subtypes in the human detrusor. J Urol 1998;160:937−43.

Marbury TC, Blum RA, Rauch C, Pinquier JL. Pharmacokinetics and safety of a single oral dose of once−daily alfuzosin, 10 mg, in male subjects with mild to severe renal impairment. J Clin Pharmacol 2002;42: 1311−7.

Marks LS, Gittelman MC, Hill LA, Volinn W, Hoel G. Rapid efficacy of the highly selective alpha1A−adrenoceptor antagonist silodosin in men with signs and symptoms of benign prostatic hyperplasia: pooled results of 2 phase 3 studies. J Urol 2009a;181:

2634–40.

Marks LS, Gittelman MC, Hill LA, Volinn W, Hoel G. Silodosin in the treatment of the signs and symptoms of benign prostatic hyperplasia: a 9-month, open-label extension study. Urology 2009b;74:1318–22.

Martin DJ, Lluel P, Guillot E, Coste A, Jammes D, Angel I. Comparative alpha-1 adrenoceptor subtype selectivity and functional uroselectivity of alpha-1 adrenoceptor antagonists. J Pharmacol Exp Ther 1997;282:228–35.

Martorana G, Giberti C, Di Silverio F, von Heland M, Rigatti P, Colombo R, et al. Effects of short-term treatment with the α1-blocker alfuzosin on urodynamic pressure/flow parameters in patients with benign prostatic hyperplasia. Eur Urol 1997;32: 47–53.

Masuda M, Nakayama K, Hiromoto Y, Hirokawa M, Satomi Y, Shiramizu M, et al. [Etiology of nocturia and clinical efficacy of naftopidil on nocturia in patients with benign prostatic hyperplasia--analysis of frequency volume charts]. Hinyokika Kiyo 2004; 50:309–14.

Masumori N, Tsukamoto T, Iwasawa A, Furuya R, Sonoda T, Mori M, et al. Ejaculatory disorders caused by alpha-1 blockers for patients with lower urinary tract symptoms suggestive of benign prostatic hyperplasia: comparison of naftopidil and tamsulosin in a randomized multicenter study. Urol Int 2009;83:49–54.

Masumori N. Naftopidil for the treatment of urinary symptoms in patients with benign prostatic hyperplasia. Ther Clin Risk Manag 2011;7:227–38.

Matsukawa Y, Gotoh M, Komatsu T, Funahashi Y, Sassa N, Hattori R. Efficacy of silodosin for relieving benign prostatic obstruction: prospective pressure flow study. J Urol 2013;189:S117–21.

Matsushima H, Kamimura H, Soeishi Y, Watanabe T, Higuchi S, Tsunoo M. Pharmacokinetics and plasma protein binding of tamsulosin hydrochloride in rats, dogs, and humans. Drug Metab Dispos 1998;26: 240–5.

McConnell JD, Roehrborn CG, Bautista OM, Andriole GL Jr, Dixon CM, Kusek JW, et al. The long-term effect of doxazosin, finasteride, and combination therapy on the clinical progression of benign prostatic hyperplasia. N Engl J Med 2003;349:2387–98.

McNeill SA, Daruwala PD, Mitchell ID, Shearer MG, Hargreave TB. Sustained-release alfuzosin and trial without catheter after acute urinary retention: a prospective, placebo-controlled trial. BJU Int 1999; 84:622–7.

McNeill SA, Hargreave TB, Geffriaud-Ricouard C, Santoni J, Roehrborn CG. Postvoid residual urine in patients with lower urinary tract symptoms suggestive of benign prostatic hyperplasia: pooled analysis of eleven controlled studies with alfuzosin. Urology 2001;57:459–65.

McVary KT, Roehrborn CG, Avins AL, Barry MJ, Bruskewitz RC, Donnell RF, et al. Update on AUA guideline on the management of benign prostatic hyperplasia. J Urol 2011;185:1793–803.

Michel MC, Grubbel B, Taguchi K, Verfurth F, Otto T, Kropfl D. Drugs for treatment of benign prostatic hyperplasia: affinity comparison at cloned α1-adrenoceptor subtypes in human prostate. J Anton Pharmacol 1996;16:21–8.

Mottet N, Bressolle F, Delmas V, Robert M, Costa P. Prostatic tissual distribution of alfuzosin in patients with benign prostatic hyperplasia following repeated oral administration. Eur Urol 2003;44:101–5.

Muramatsu I, Yamanaka K, Kigoshi S. Pharmacological profile of the novel alpha-adrenoceptor antagonist KT-611 (naftopidil). Jpn J Pharmacol 1991;55:391–8.

Na YJ, Guo YL, Gu FL. Clinical comparison of selective and non-selective alpha1A-adrenoceptor antagonists for bladder outlet obstruction associated with benign prostatic hyperplasia: studies on tamsulosin and terazosin in Chinese patients. Chinese Tamsulosin Study Group. J Med 1998;29:289–304.

Narayan P, Tewari A. A second phase III multicenter placebo controlled study of 2 dosages of modified release tamsulosin in patients with symptoms of benign prostatic hyperplasia. United States 93-01 Study Group. J Urol 1998;160:1701–6.

Nasu K, Moriyama N, Kawabe K, Gozoh T, Masatoshi M, Teruo T, et al. Quantification and distribution of alpha 1-adrenoreceptor subtype mRNAs in human prostate: comparison of benign hypertrophied tissue and non-hypertrophied tissue. Br J Pharmacol 1996; 119:797–803.

Nickel JC, Sander S, Moon TD. A meta-analysis of the vascular-related safety profile and efficacy of alpha-adrenergic blockers for symptoms related to benign prostatic hyperplasia. Int J Clin Pract 2008;62:1547−59.

Novara G, Tubaro A, Sanseverino R, Spatafora S, Artibani W, Zattoni F, et al. Systematic review and meta-analysis of randomized controlled trials evaluating silodosin in the treatment of non−neurogenic male lower urinary tract symptoms suggestive of benign prostatic enlargement. World J Urol 2013;31:997−1008.

Oh−oka H. Effect of naftopidil on nocturia after failure of tamsulosin. Urology 2008;72:1051−5.

Oh−oka H. Usefulness of naftopidil for dysuria in benign prostatic hyperplasia and its optimal dose−−comparison between 75 and 50 mg. Urol Int 2009;82:136−42.

Oshika T, Ohashi Y, Inamura M, Ohki K, Okamoto S, Koyama T, et al. Incidence of intraoperative floppy iris syndrome in patients on either systemic or topical alpha(1)−adrenoceptor antagonist. Am J Ophthalmol 2007;143:150−1.

Partin JV, Anglin IE, Kyprianou N. Quinazoline−based alpha 1−adrenoceptor antagonists induce prostate cancer cell apoptosis via TGF−beta signalling and I kappa B alpha induction. Br J Cancer 2003;88:1615−21.

Qin GD, Xiao MZ, Zhou YD, Yang J, He HX, He Y, et al. Tamsulosin alters levofloxacin pharmacokinetics in prostates derived from rats with acute bacterial prostatitis. Asian J Androl 2013;15:254−60.

Rauch C, Ahtoÿ P, Pinquier JL. Bioequivalence of a new once a day controlled−release alfuzosin formulation with immediate−release alfuzosin. Eur Urol Suppl 2000a;37:119.

Rauch C, Andre F, Thenot JP. Bioequivalence study of a new once−a−day controlled−release alfuzosin formulation with the 5 mg twice daily formulation. J Urol Suppl 2000b;163:306, abstract 1359.

Resorlu B, Bozkurt OF, Senocak C, Unsal A. Effectiveness of doxazosin in the management of lower ureteral stones in male and female patients. Int Urol Nephrol 2011;43:645−9.

Roehrborn CG, Kaplan SA, Lepor H, Volinn W. Symptomatic and urodynamic responses in patients with reduced or no seminal emission during silodosin treatment for LUTS and BPH. Prostate Cancer Prostatic Dis 2011;14:143−8.

Roehrborn CG, Siami P, Barkin J, Damião R, Major−Walker K, Nandy I, et al. The effects of combination therapy with dutasteride and tamsulosin on clinical outcomes in men with symptomatic benign prostatic hyperplasia: 4−year results from the CombAT study. Eur Urol 2010;57:123−31.

Roehrborn CG. Efficacy and safety of once daily alfuzosin in the treatment of lower urinary tract symptoms and clinical benign prostatic hyperplasia: a randomized, placebo−controlled trial. ALFUS Study Group. Urology 2001;58:953−9.

Rouquier L, Claustre Y, Benavides J. Alpha 1− adreno-ceptor antagonists differentially control serotonin release in the hippocampus and striatum: a micro-dialysis study. Eur J Pharmacol 1994;261:59−64.

Schäfers RF, Fokuhl B, Wasmuth A, Schumacher H, Taguchi K, de Mey C, et al. Differential vascular α1−adrenoceptor antagonism by tamsulosin and terazosin. Br J Clin Pharmacol 1999;47:67−74.

Schilit S, Benzeroual KE. Silodosin: a selective alpha 1A−adrenergic receptor antagonist for the treatment of benign prostatic hyperplasia. Clin Ther 2009;31:2489−502.

Shapiro E, Becich MJ, Hartanto V, Lepor H. The relative proportion of stromal and epithelial hyperplasia is related to the development of symptomatic benign prostate hyperplasia. J Urol 1992;147:1293−7.

Shibata K, Foglar R, Horie K, Obika K, Sakamoto A, Ogawa S, Tsujimoto G. KMD−3213, a novel, potent, alpha 1a−adrenoceptor−selective antagonist: characterization using recombinant human alpha 1−adrenoceptors and native tissues. Mol Pharmacol 1995;48:250−8.

Shibata K, Katsuma S, Koshimizu T, Shinoura H, Hirasawa A, Tanoue A, et al. alpha 1−Adrenergic receptor subtypes differentially control the cell cycle of transfected CHO cells through a cAMP−dependent mechanism involving p27Kip1. J Biol Chem 2003;278:672−8.

Shirakawa T, Haraguchi T, Shigemura K, Morishita S, Minayoshi K, Miyazaki J, et al. Silodosin versus naftopidil in Japanese patients with lower urinary tract symptoms associated with benign prostatic hyperplasia: a randomized multicenter study. Int J

Urol 2013;20:903−10.

Shtein RM, Hussain MT, Cooney TM, Elner VM. Hood CT. Effect of tamsulosin on iris vasculature and morphology. J Cataract Refract Surg 2014;40:793−8.

Soeishi Y, Matsushima H, Watanabe T, Higuchi S, Cornelissen K, Ward J. Absorption, metabolism and excretion of tamsulosin hydrocloride in man. Xeno-biotica 1996;26:637−45.

Song K, Choo MS, Lee KS, Han JY, Lee YS, Kim JC, et al. The long−term effect of alfuzosin in patients with lower urinary tract symptoms suggestive of benign prostate hyperplasia: evaluation of voiding and storage function with respect to bladder outlet obstruction grade and contractility. Urology 2011;77: 1177−82.

Strittmatter F, Gratzke C, Walther S, Göttinger J, Beckmann C, Roosen A, et al. Alpha1−adrenoceptor signaling in the human prostate involves regulation of p38 mitogen−activated protein kinase. Urology 2011;78:969.e7−13.

Takahashi S, Tajima A, Matsushima H, Kawamura T, Tominaga T, Kitamura T. Clinical efficacy of an alpha1A/D−adrenoceptor blocker (naftopidil) on overactive bladder symptoms in patients with benign prostatic hyperplasia. Int J Urol 2006;13:15−20.

Takei R, Ikegaki I, Shibata K, Tsujimoto G, Asano T. Naftopidil, a novel alpha1−adrenoceptor antagonist, displays selective inhibition of canine prostatic pressure and high affinity binding to cloned human alpha1−adrenoceptors. Jpn J Pharmacol 1999;79: 447−54.

Tasian GE, Cost NG, Granberg CF, Pulido JE, Rivera M, Schwen Z, et al. Tamsulosin and Spontaneous Passage of Ureteral Stones in Children: A Multi-Institutional Cohort Study. J Urol 2014;192:506−11.

Tatemichi S, Kobayashi K, Maezawa A, Kobayashi M, Yamazaki Y, Shibata N. Alpha1−adrenoceptor subtype selectivity and organ specificity of silodosin (KMD−3213). Yakugaku Zasshi 2006;126 Spec no.:209−16.

Tiong HY, Tibung MJ, Macalalag M, Li MK, Con-sigliere D. Alfuzosin 10 mg once daily increases the chances of successful trial without catheter after acute urinary retention secondary to benign prostate hyperplasia. Urol Int 2009;83:44−8.

Tsujii T. Comparison of prazosin, terazosin, tamsulosin in the treatment of symptomatic benign prostatic hyperplasia: a short−term open, randomized multi-center study. Int J Urol 2000;7:199−205.

Tsuritani S, Nozaki T, Okumura A, Kimura H, Kazama T. A prospective, randomized, controlled, multicenter study of naftopidil for treatment of male lower uri-nary tract symptoms associated with benign prostatic hyperplasia: 75 mg once daily in the evening compared to 25 mg thrice daily. Urol Int 2010;85:80−7.

van Hoogdalem EJ, Soeishi Y, Matsushima H, Higuchi S. Disposition of the selective α1A−adrenoceptor antagonist tamsulosin in humans: comparison with data from interspecies scaling. J Pharm Sci 1997;86: 1156−61.

van Kerrebroec P, Jardin A, Laval KU, van Cangh P. Efficacy and safety of a new prolonged release formulation of alfuzosin 10 mg once daily versus alfuzosin 2.5 mg thrice daily and placebo in patients with symptomatic benign prostatic hyperplasia. ALFORTI Study Group. Eur Urol 2000;37:306−13.

van Kerrebroec P, Jardin A, van Cangh P, Laval KU. Long−term safety and efficacy of a once−daily formulation of alfuzosin 10 mg in patients with symptomatic benign prostatic hyperplasia: open label extension study. ALFORTI Study Group. Eur Urol 2002;41:54−61.

Vincent J, Elliot HL, Meredith PA, Reid JL. Doxazosin, and a1−adrenoceptor antagonist: pharmacokinetics and concentration−effect relationship in man. Br J Clin Pharmacol 1983;15:719−25.

Walsh PC, Donker PJ. Impotence following radical prostatectomy: insights into etiology and prevention. J Urol 1982;128:492−7.

Wilde MI, Fitton A, McTavish D. Alfuzosin: a review of its pharmacodynamic and pharmacokinetic pro-perties, and therapeutic potential in benign prostatic hyperplasia. Drugs 1993;45:410−29.

Wilt TJ, Howe RW, Rutks IR, MacDonald R. Terazosin for benign prostatic hyperplasia. Cochrane Database Syst Rev 2002;(4):CD003851.

Wilt TJ, Mac Donald R, Rutks I. Tamsulosin for benign prostatic hyperplasia. Cochrane Database Syst Rev 2003;(1):CD002081.

Wilt TJ, MacDonald R. Doxazosin in the treatment of

benign prostatic hypertrophy: an update. Clin Interv Aging 2006;1:389-401.

Wolters JP, Hellstrom WJ. Current concepts in ejaculatory dysfunction. Rev Urol 2006;8:S18-25.

Yamada S, Suzuki M, Tanaka C, Mori R, Kimura R, Inagaki O, et al. Comparative study on α1-adrenoceptor antagonist binding in human prostate and aorta. Clin Exp Pharmacol Physiol 1994;21:405-11.

Yamagishi T, Ishizuka O, Imamura T, Yokoyama H, Ogawa T, Kurizaki Y, et al. Alpha1-adrenergic receptors mediate bladder overactivity induced by cold stress in rats with bladder outlet obstruction. Neurourol Urodyn 2013 Dec 23. doi: 10.1002/nau.22543.

Yamaguchi K, Aoki Y, Yoshikawa T, Hachiya T, Saito T, Takahashi S. Silodosin versus naftopidil for the treatment of benign prostatic hyperplasia: a multicenter randomized trial. Int J Urol 2013;20:1234-8.

Yamaguchi O, Fukaya T, Shiraiwa Y, Kaneko S, Yachiku S, Yasuda K, et al. Clinical evaluation of naftopidil (KT-611) on urinary obstruction caused by benign prostatic hypertrophy: double-blind comparative study compared with prazosin hydrochloride. Rinsho Iyaku 1992;8:699-722.

Yamanaka N, Yamaguchi O, Kameoka H, Fukaya Y, Yokota T, Shiraiwa Y, et al. [Effect of KT-611 (Naftopidil) on the contraction of human prostatic tissue and its use in benign prostatic obstruction]. Hinyokika Kiyo 1991;37:1759-72.

Yasuda K, Yamanishi T, Tojo M, Nagashima K, Akimoto S, Shimazaki J. Effect of naftopidil on urethral obstruction in benign prostatic hyperplasia: assessment by urodynamic studies. Prostate 1994;25:46-52.

Yokoyama O, Aoki Y, Tsujimura A, Takao T, Namiki M, Okuyama A. α(1)-adrenoceptor blocker naftopidil improves sleep disturbance with reduction in nocturnal urine volume. World J Urol 2011;29:233-8.

Yokoyama T, Kumon H, Nasu Y, Takamoto H, Watanabe T. Comparison of 25 and 75 mg/day naftopidil for lower urinary tract symptoms associated with benign prostatic hyperplasia: a prospective, randomized controlled study. Int J Urol 2006;13:932-8.

Yoshida M, Kudoh J, Homma Y, Kawabe K. Safety and efficacy of silodosin for the treatment of benign prostatic hyperplasia. Clin Interv Aging 2011;6:161-72.

Yuan J, Liu Y, Yang Z, Qin X, Yang K, Mao C. The efficacy and safety of alpha-1 blockers for benign prostatic hyperplasia: an overview of 15 systematic reviews. Curr Med Res Opin 2013;29:279-87.

Zehri AA, Ather MH, Abbas F, Biyabani SR. Preliminary study of efficacy of doxazosin as a medical expulsive therapy of distal ureteric stones in a randomized clinical trial. Urology 2010;75:1285-8.

제 16 장

안드로겐억제제

홍준혁

전립선비대증 치료에 안드로겐억제제를 이용하게 된 것은 전립선의 기관 발달이 안드로겐인 디하이드로테스토스테론*dihydrotestosterone; DHT*의 영향을 받는다는 것에서 시작되었다. 테스토스테론은 5−α 환원효소*5−alpha−reductase; 5−AR*에 의해 DHT로 전환되는데, 5−AR이 선천적으로 결핍된 남아의 경우 전립선이 발달하지 않고 외부생식기도 여성화하게 된다. 안드로겐은 전립선비대증의 발생 과정에도 관여한다. 거세수술을 하거나 테스토스테론 또는 DHT의 생산이나 작용을 억제하는 약물을 투여하는 경우 전립선비대증이 있는 남성에서 전립선의 용적이 줄고, 특히 전립선의 상피성분*epithelial element*에 영향이 미친다고 알려져 있다. 전립선의 용적이 줄면 방광출구폐색*bladder outlet obstruction; BOO*의 정적인 성분*static component*이 감소하게 된다. 다만 전립선비대증의 병태생리가 전립선의 용적으로만 결정되는 것은 아니라는 점이 안드로겐억제제의 제한점이라고 할 수 있다.

거세수술이 전립선비대증에 효과가 있다는 것은 이미 1890년대부터 알려졌지만, 약물치료가 시작된 것은 비교적 최근이다. 1969년 Scott 등은 항안드로겐제인 cyproterone acetate가 전립선비대증 환자의 증상을 경감시키고 최대요속*PFR*을 개선시킨다고 보고했다. 이후 이 같은 약제가 계속 개발되었다.

이러한 약제에 대한 임상연구 결과들을 살펴볼 때 주의할 점이 있다. 전립선비대증 치료에서 안드로겐억제제의 효과는 전립선의 용적을 줄임으로써 나타난다고 생각되고 있으며, 치료를 시작한 지 6개월 정도는 경과해야 전립선 용적이 최대로 줄어든다. 따라서 임상연구는 적어도 6개월 이상 진행해야 한다. 또한 전립선 용적이 큰 환자일수록 치료효과도 좋기 때문에, 대부분의 임상연구들이 전립선이 비교적 큰 환자들을 대상으로 했다. 따라서 모든 전립선비대증 환자에게 그 결과를 적용하기는 어렵다. 또한 안드로겐억제제에 대한 많은 연구들이 무작위연구가 아니었으며, 대상 환자 수도 대부분 많지 않았고, 증상개선 척도도 명확하지 않은 경우가 많았다. 여기서는 finasteride와 dutasteride의 임상연구를 중심으로 다기관 무작위 이중맹검 위약대조군연구 결과들을 살펴보기로 한다.

I 5-α환원효소억제제

1. Finasteride

Finasteride는 5-AR의 경쟁적 억제제로, 혈액 및 전립선 조직 내의 DHT 수치를 낮춘다. 5-AR에는 1형과 2형의 2가지 아형이 있는데, finasteride는 주로 전립선에 존재하는 5-AR 2형의 선택적 억제제이다. 혈중의 테스토스테론은 피부와 간에 존재하는 1형에 의해서도 DHT로 바뀌기 때문에, finasteride는 혈중 DHT치를 약 70%까지 감소시킨다.

Gormley 등은 1992년 전립선비대증 환자 895명에서 시행한 최초의 다기관 무작위 이중맹검 위약대조군연구를 통해 finasteride의 안전성과 효과에 대한 결과를 보고했다. 환자들은 위약 또는 finasteride 1mg, 5mg을 1년간 투여받았다. 투여 전 전립선의 평균 용적은 위약군, 1mg군, 5mg군이 각각 61, 61, 59mL였다. 투여 후 1년째 Boyarsky 증상점수는 군별 평균이 위약군, 1mg군, 5mg군에서 각각 -2, 9, 21% 변화했으며, 위약군에 비해 1mg군은 평균 0.8점 감소, 5mg군은 평균 1.7점 감소했다. 또한 각 군의 최대요속 변화는 8, 23, 22%로서 위약군에 비해 1mg군과 5mg군이 각각 1.6, 1.8mL/sec 증가했다. 전립선의 용적 변화는 각 군이 -3, -18, -19%로 나타났고, 위약군에 비해 1mg군과 5mg군이 각각 13.0, 12.3mL 감소했다. 최대요속과 전립선의 용적은 위약군에 비해 1mg군과 5mg군 모두에서 유의하게 개선되었으나, 증상점수의 변화는 위약군과 5mg군 사이에서만 통계적으로 유의한 차이가 있었다. 이처럼 전립선 용적의 변화가 증상점수의 변화에 비례하지는 않는 것으로 보아, finasteride의 효과가 전립선의 용적 감소 외에 다른 요소 때문일 가능성도 있다. Finasteride와 관련된 부작용으로는 성욕감소(1mg군 4.7%, 5mg군 3.4%), 사정장애(1mg군 2.7%, 5mg군 2.7%), 발기부전(1mg군 3.7%, 5mg군 1.7%)이 각각 보고되었다. 전립선의 용적 감소는 투여 6개월째에 최대에 달했고, 증상점수와 최대요속 개선은 투여 2개월째에 최대에 달했다.

이후 1993년 Finasteride Study Group이 또 다른 다기관 무작위 이중맹검 위약대조군연구 결과를 발표했는데, finasteride가 증상점수, 최대요속, 전립선의 용적에 미치는 영향은 앞의 결과와 비슷했다.

1995년 Andersen 등은 finasteride 5mg의 효과 및 안전성에 관해 스칸디나비아 지역의 환자 707명에게 2년간 시행한 다기관 무작위 이중맹검 위약대조군연구 결과를 발표했다. 투여 전 전립선의 용적은 위약군이 41.7mL, finasteride군이 40.6mL로 앞의 연구보다는 작았다. 투여 1년째 Boyarsky 증상점수와 최대요속은 위약군에 비해 투여군에서 각각 1.2점, 1.4mL/sec 개선되었으며, 2년째에도 위약군에 비해 각각 2.2점, 1.5mL/sec의 개선이 나타났다. 1년째의 결과를 보면, 앞에서 언급한 Gormley 등의 연구 결과보다 finasteride 투여군의 개선 효과가 적은데, 이는 투여 전 전립선의 용적이 상대적으로 작았기 때문으로 추정된다. 이 연구에서는 finasteride군의 성기능장애가 위약군보다 유의하게 많았다(각각 19%, 10%). 위약군의 위약효과는 투여 1년이 지나면 투여 전으로 돌아가는 것이 관찰되었다. 1년 이후에는 양 군 모두 임상증상이 안정되어, 1년째와 2년째의 증상점수는 finasteride 군과 위약군 사이에 큰 차이가 나지 않았다.

1998년 McConnell 등은 전립선비대증의 약물치료에 관한 가장 장기간의 연구인 PLESS(Proscar Long-Term Efficacy and Safety Study)의 결과를 발표했다. 이 연구는 중등도 이상의 배뇨증상이 있는 3,040명의 남성을 finasteride 5mg군과 위약군으로 무작위 배정하여 4년간 투여했다. 투여 전의 전립선 용적은 55mL로서 큰 편이었다. 4년 후 finasteride군이 위약군에 비해 미국비뇨기과학회 *American Urological Association; AUA* 증상점수가 2.0점, 최대요속은 1.7mL/sec 개선되었고 전립선의 용적은 32% 감소했다.

PLESS의 결과가 앞의 연구 결과들과 다른 점은 전립선비대증으로 인한 급성요저류*acute urinary retention; AUR* 및 수술치료의 빈도를 보고한 점이다. 4년 동안 급성요저류의 누적발생률은 위약군 7%, finasteride군 3%로 57%의 감소 효과를 보였고, 전립선비대증 관련 수술의 빈도도 각각 10%와 5%로 55%의 감소 효과를 보였다. 특히 전립선의 용적이 55mL 이상인 군은 급성요저류와 수술의 감소 효과가 70%나 됨으로써, 전립선이 클수록 효과가 현저하게 나타났다. 한편 PLESS는 전립선암 검사 여부를 표준치료 방침에 준하여 연구자의 결정에 맡겼는데, 그 결과 finasteride가 전립선암의 진단을 방해하지 않는다고 보고되었다.

Finasteride는 투여군의 평균 전립선특이항원*PSA*을 약 50% 감소시킨다고 알려져 있지만, 이 같은 변화는 개인차가 상당히 크다. 따라서 전립선암의 조기진단을 고려해야 하는 남성에서는 finasteride 투여 전에 전립선특이항원검사를 하는 것이 권장되며, 투여 6개월째에 시행한 전립선특이 항원검사 결과가 새로운 기준치가 된다. 이후 전립선특이항원검사를 정기적으로(대개 6개월) 시행하여 이보다 증가하게 되면 전립선암 발생에 대한 주의가 필요하다.

전립선비대증의 드문 합병증으로 육안적혈뇨가 나타날 수 있다. Miller와 Puchner(1998)는 전립선비대증으로 인해 육안적혈뇨가 지속된 18명에게 finasteride를 투여한 결과 유의하게 개선되었다고 보고했다. 이후 Foley 등(2000)은 보다 대규모의 무작위 위약대조군연구 결과 1년 동안 육안적혈뇨의 재발률이 위약군은 63%, finasteride군은 14%였다고 보고했다.

2. Dutasteride

Dutasteride는 5-AR의 1형과 2형을 모두 억제*dual inhibition*하고 반감기도 길기 때문에 혈중 DHT치 감소에 finasteride보다 효과가 더 크다고 알려졌다. 2002년 Roehrborn 등은 4,325명을 대상으로 한 무작위 대조군연구(2,951명이 연구 완료)에서 혈중 DHT가 90.2%까지 감소했음을 보고했다. Dutasteride 0.5mg 투여 2년째에 증상점수는 4.5점(21.4%) 개선되었고, 최대요속은 2.2mL/sec 증가했다. 위약군에 비해 급성요저류 발생은 57%, 전립선비대증 관련 수술의 위험성은 48%가 감소했다.

Debruyne 등(2012)이 위약군과 dutasteride군 모두에게 개방표지시험으로 dutasteride를 2년간 추가 투여한 결과를 보면, 두 군 모두에서 dutasteride의 증상 및 최대요속 개선 효과가 지속되었다. Finasteride와 마찬가지로 부작용으로는 성욕감소와 발기부전이 나타났는데, 이들은 투여 초기에 가장 많이 보고되었으나, 계속 투여하자 그 빈도가 감소했다.

Dutasteride는 일부 후향연구에서 finasteride에 비해 급성요저류 또는 수술의 예방 효과가 우수하다고 보고된 바도 있다. 2011년 Nickel 등이 발표한 EPICS(Enlarged Prostate International Comparator Study)는 finasteride와 dutasteride의 투여 효과를 전향적으로 12개월간 비교했는데, 두 약제 간에 유의한 차이가 없었다. 이 연구는 전립선비대증 진단을 받은 50세 이상의 남성들에게 finasteride와 dutasteride를 무작위 이중맹검으로 48주간 투여했다(finasteride군 817명, dutasteride군 813명). 그 결과 전립선의 용적은 3개월째에 각각 18.5, 18.3% 감소했고, 12개월째에는 각각 26.7, 26.3% 감소했다. AUA 증상점수도 3개월째에 각각 3.8, 3.6점 감소했고, 12개월째에 각각 5.5, 5.8점 감소했다. 최대요속은 3개월째에 각각 1.5, 1.6mL/sec 증가했고, 12개월째는 각각 1.7, 2.0mL/sec 증가했다. 양 군의 부작용 발생도 발기부전(9, 8%), 성욕감소(6, 5%), 사정장애(2, 2%) 등으로 차이가 없었다. 이 연구는 두 약제를 유일하게 전향적으로 비교한 장기간 연구지만, 12개월 이상 연구했으면 더 많은 정보를 얻었을 것으로 생각된다.

3. 5-α환원효소억제제제와 전립선암 예방

안드로겐이 전립선암의 발생과 관련 있고 5-α환원효소억제제제5-ARI는 전립선의 중요한 안드로겐인 DHT에 영향을 미치므로, 5-α환원효소억제제제를 장기간 투여하면 전립선암 발생을 감소시킬 수 있을 것이라고 생각되어왔다.

2003년 Thompson 등이 발표한 PCPT(Prostate Cancer Prevention Trial)는 55세 이상이고 직장손가락검사 결과가 정상이며 전립선특이항원 3ng/ mL 이하인 남성 18,882명을 두 군으로 나누어 finasteride(5mg) 또는 위약을 7년간 투여했다. 매년 시행하는 전립선특이항원검사 수치(finasteride군은 보정치)가 4ng/mL로 증가하거나 직장손가락검사에서 이상 소견이 보이면 전립선조직검사를 시행했다. 그 결과, finasteride군에서는 18.4%(803/4368), 위약군에서는 24.4%(1147/4692)에서 각각 전립선암이 발견되어, 7년 동안 전립선암 발생이 24.8% 감소했다고 보고되었다. 그러나 진단된 전립선암 중 Gleason점수 7~10 종양이 차지하는 비율이 위약군보다 finasteride군에서 더 높았고(각각 22.2, 37.0%), Gleason점수 7~10 종양의 환자 수도 더 많았다(각각 5.1, 6.4%).

이처럼 finasteride를 장기간 투여한 환자에서 고등급 전립선암 발생이 증가한 이유는 finasteride 투여 시 종양세포의 형태가 영향을 받기 때문이라는 설명도 제시되었으나, 이보다는 finasteride가 전립선의 용적을 줄이기 때문에 전립선암 발견에 영향을 미치고, 저등급 암을 선택적으로 억제한다는 설명이 받아들여지고 있다. Lucia 등(2007)에 따르면, 고등급 암에서 발견되는 호르몬에 의한 퇴행성 변화가 finasteride군과 위약군 사이에 차이가 없었고, 전립선의 용적은 finasteride군이 유의하게 작았기 때문에(각각 25.1, 34.4mL) 고등급 암이 보다 조기에 발견되었을 가능성이 있다. 또한 전립선절제술을 시행받은 환자만 분석할 경우, 고등급 암의 발생은 조직검사(각각 42.7, 25.4%, p<0.001)와는 다르게 절제된 전립선 표본(46.4, 38.6%, p=0.10)에서 양 군의 차이가 없었다.

최근 PCPT의 연구자들이 연구 참여자들을 최대 18년까지 추적한 결과를 보고했다. 그 결과 finasteride군에서는 10.5%(989/9423), 위약군에서는 14.9%(1412/9457)(상대위험도 0.70)에서 전립선암이 진단되었다. Gleason점수 7~10의 암은 finasteride군에서 333명(3.5%), 위약군에서 286명(3.0%)(상대위험도 1.17, 95% 신뢰구간 1.00~1.37, p=0.05)이 진단되었다. 그러나 양 군의 15년 생존율은 각각 78.0, 78.2%였고, 저등급 전립선암 환자의 10년 생존율은 각각 83.0, 80.9%, 고등급 전립선암 환자는 각각 73.0, 73.6%로서, 전립선암 진단 이후 양 군의 생존율에 유의한 차이가 없었다. 반면, 이 연구자들이 주장해온 바와 같이 finasteride군에서 고등급 전립선암이 많이 발견되는 원인이 조직 변형 때문이라면 finasteride군에서 발견된 고등급 암 환자의 장기생존율이 위약군보다 더 좋아야 한다는 주장도 있다.

한편 2010년 Andriole 등은 dutasteride가 전립선암 예방에 미치는 영향에 대한 REDUCE (REduction by DUtasteride of prostate Cancer Events) 연구의 결과를 발표했다. 이 연구는 나이 50~75세, 전립선특이항원 2.5~10ng/mL, 6개월 이내 시행한 전립선조직검사 결과가 음성인 남성 6,729명을 대상으로 dutasteride 0.5mg 또는 위약을 4년간 이중맹검으로 투여했고, 2년째와 4년째에 각각 전립선조직검사를 시행했다. 그 결과 4년까지 dutasteride군은 위약군에 비해 전립선암의 발생이 22.8% 감소했다(dutasteride군 659/3305, 위약군 858/3424). 그러나 dutasteride가 고등급 전립선암의 발생을 줄이지는 못했다. 4년 동안 Gleason점수 7~10점의 전립선암 발생은 차이가 없었고(dutasteride군 220/3299, 위약군 233/3407, p=0.81), 특히 3~4년째 Gleason점수 8~10점의 전립선암이 dutasteride군에서는 12명, 위약군에서는 1명 발견되어, 오히려 dutasteride군에서 많았다(p=0.003). 이후 연구

결과에 대한 재분석 및 해석이 계속되었으며, 2010년 12월 미국 식품의약국FDA은 전립선암 발생을 줄이기 위한 dutasteride 사용을 권장하지는 않는다고 발표했다.

Toren 등(2013)은 REDUCE 연구 결과의 소집단subgroup 분석에서, 전립선 용적이 크지만 하부요로증상LUTS이 없는 남성에서 dutasteride가 임상적 진행을 예방한다는 결과를 보고했다. 즉, 투여 전의 전립선 용적이 40mL를 초과하고 국제전립선증상점수IPSS가 8점 미만이었던 군의 경우 dutasteride군의 21%, 위약군의 36%(p<0.001)에서 전립선비대증의 임상적 진행이 나타났고, dutasteride는 급성요저류와 수술 가능성을 각각 6.0, 3.8% 감소시켰다. 다만 dutasteride군의 약 20%에서 성기능 관련 부작용이 나타났다는 점은 감안해야 할 것이다.

Ⅱ 안드로겐억제제

1. Zanoterone

Zanoterone은 스테로이드 안드로겐수용체억제제이다. Berger 등(1995)은 463명을 대상으로 다기관 무작위 이중맹검 위약대조군연구를 진행했다. 대상자들에게는 위약과 zanoterone 100, 200, 400, 800mg이 6개월간 투여되었다. 투여 전 각 군의 평균 전립선 용적은 37.7~42.2mL였으며, 치료 후 전립선의 용적 변화는 위약군(-6%)과 zanoterone군(-4~-8%) 사이에 유의한 차이가 없었다고 발표되었다. AUA 증상점수도 위약군과 zanoterone군 사이에 유의한 차이가 없었다. 부작용으로는 유방통증(56%), 여성형유방증(22%) 등이 보고되었다.

효과가 뚜렷하지 않고 부작용이 나타나서 이후에는 투약이 시도되지 않았다.

2. Flutamide

Flutamide는 비스테로이드 항안드로겐으로, 안드로겐이 수용체에 결합하는 것을 억제한다. 1989년 Stone은 전립선비대증이 있는 남성 84명에게 위약 또는 flutamide(250mg, 1일 3회 복용)를 24주간 투여한 다기관 무작위 이중맹검연구 결과를 발표했다. 84명 중 12주째에 58명, 24주째에는 12명만이 평가 가능하게 되어 통계적으로 의미 있는 결과를 발표할 수 없었고, 각 군의 개선 정도도 미미했다. Flutamide 투여군에서는 유방압통(53%)과 설사(11%)가 보고되었다.

Ⅲ 생식샘자극호르몬분비호르몬대항제

1. Cetrorelix

Cetrorelix는 생식샘자극호르몬분비호르몬gona-dotropin-releasing hormone; GnRH의 대항제antagonist이다. 이 같은 생식샘자극호르몬분비호르몬대항제가 작용제agonist보다 전립선비대증 치료에 유리한 점은 안드로겐억제의 정도를 조절할 수 있다는 점인데, 이는 전립선 용적을 줄이면서 안면홍조, 성욕감소, 발기부전 등의 부작용을 최소화하기 위해 필요하다.

Comaru-Schally 등(1998)은 중등도 이상의 전립선비대증 증상이 있는 13명에게 cetrorelix를 2개월간 투여한 결과 국제전립선증상점수 52.9% 감소, 전립선 용적 27% 감소, 요속개선 등이 나타났다고 보고했다.

Lepor 등(1997)은 cetrorelix를 이용한 무작위 이중맹검 위약대조군연구를 시행했다. 전립선비대증 환자들에게 27일 동안 매일 위약 또는 cetrorelix 1mg(C01군)을 각각 피하주사했다. 또 다른 한 군에게는 첫 4일간 cetrorelix 10mg을 로딩loading했다(C10군). C10군에서는 테스토스테론치가 거세 수준으로 감소했으나, C01군에서는 거세 수준까지 감소하지는 않았다(평균 20ng/dL). 임상적인 효과는 1년째까지도 관찰되었다. C10군과 C01군에서 AUA 증상점수는 각각 3.0, 2.0점 개선되었고, 최대요속 개선 정도는 두 군 모두 2.0mL/sec였다. 전립선의 용적 감소는 두 군이 각각 5.5, 3.0mL였다. 최근의 용량결정연구에서는 매주 1~2회 주사투여를 4주간 하도록 제안되었다.

Cetrorelix를 비롯한 생식샘자극호르몬분비호르몬대항제들의 가장 큰 단점은 주사투여해야 한다는 점과 고가의 비용이다. 따라서 한 번의 투여로 장기간 효과를 볼 수 있는 약제의 개발이 기대되고 있다.

Ⅳ Aromatase 억제제

1. Atamestane

전립선의 증식에는 기질-상피 상호작용stromal-epithelial interaction이 중요한 역할을 하며, 그중 기질조직에 에스트로겐이 영향을 미치게 된다. 이에 따라 전립선비대증 치료에서 aromatase 억제를 시도하게 되었다. Coffey와 Walsh(1990)의 연구에 따르면 거세한 비글종 개에게 에스트로겐을 투여한 결과 전립선 내 기질 조직의 양이 3~4배 증가했다. 또한 에스트로겐은 안드로겐의 전립선비대증 유발을 증대시켰다. 개와 원숭이에 대한 실험에서도 aromatizable 안드로겐을 투여하자 기질조직 증식이 유발되었고, atamestane 등의 aromatase 억제제로 이 같은 현상이 억제되었다.

　Atamestane은 선택적 aromatase 억제제로, 혈액 및 전립선 내 에스트라디올estradiol(E2)과 에스트론estrone(D1)의 수치를 모두 낮춘다. Gingell 등(1995)은 전립선비대증이 있는 160명을 대상으로 위약과 atamestane 400mg의 효과를 비교한 무작위 이중맹검연구를 시행했다. 연구 결과 atamestane 투여군에서 혈중 에스트라디올과 에스트론치가 유의하게 감소했고, 테스토스테론치는 유의하게 증가했다. 그러나 Boyarsky 증상점수, 최대요속, 전립선의 용적은 양 군에서 유의한 차이가 나타나지 않았다. 이 같은 결과는 테스토스테론치가 증가하기 때문으로 추정된다. 이 결과 이후 전립선비대증 치료에는 더 이상 atamestane가 시도되지 않았다.

Ⅴ α-아드레날린차단제와 5-α환원효소억제제의 병용투여

α_1 차단제는 투여 후 수 주일 내에 빠른 증상 개선을 가져오지만, 병의 진행이나 급성요저류 발생을 예방할 수는 없다. 반면 5-α환원효소억제제는 후자에 대해 효과가 있지만, 증상 개선에 수 개월이 걸릴 수 있다. 따라서 두 약제를 병용투여하면 빠른 증상 개선과 병의 진행 예방에 모두 효과를 기대할 수 있으며, 특히 전립선이 큰 경우에 더욱 그러하다. 여기서는 병용투여에 대한 연구 결과를 살펴보고자 한다.

1. Terazosin/doxazosin과 finasteride 병용투여

1996년 Lepor 등은 전립선비대증 환자 1,229명을 대상으로 위약, finasteride, terazosin, finasteride와 terazosin 병용투여의 효과를 비교한 최초의 무작위 이중맹검연구 결과를 발표했다. Finasteride는 5mg/일, terazosin은 10mg/일까지 부작용 등을 감안하여 용량을 조절했다. 전체 중 82%가 1년째 연구를 완료했다. 위약군과 finasteride군은 AUA 증상점수와 최대요속에서 유의한 차이가 없었다. Terazosin군과 위약군, terazosin군과 finasteride군은 증상점수와 최대요속에서 유의한 차이를 보였다. 병용투여군과 terazosin군은 전립선의 용적 변화에서만 유의한 차이를 보였는데, 이는 finasteride의 차이에서 기인한 것으로 추정되었다. 이 연구에서는 전립선비대증 치료에 안드로겐 억제보다는 α 차단이 효과적인 것으로 나타났다.

　Doxazosin을 이용하여 비슷하게 디자인된 연구도 진행되었다. Kirby 등(2003)은 PREDICT(Prospective European Doxazosin and Combination Therapy Trial)에서 1,089명의 전립선비대증 환자를 위약, doxazosin, finasteride, 병용투여의 4군으로 무작위배정하고 1년간 투여했다. Doxazosin은 8mg/일까지 용량 조정했으며, 투여 전 전립선의 평균 용적은 36mL였다. 위약군, finasteride군, doxazosin군, 병용투여군에서 약제 투여 후의 국제전립선증상점수 변화는 각각 −5.7, −6.6, −8.3, −8.5점이었고, 최대요속 변화는 각각 1.4, 1.8, 3.6, 3.8mL/sec로, doxazosin군과 병용투여군만 위약군에 비해 유의한 차이($p < 0.05$)를 보였다.

2. Doxazosin과 finasteride 병용투여

앞에서 살펴본 병용투여 연구는 전립선비대증 치료

에서 5-α환원효소억제제 단독투여는 다소 부족한 점이 있음을 시사하는데, 이는 이전의 finasteride 연구 결과와는 상이하다. 이에 따라 5-α환원효소억제제를 장기간 단독투여하고 그 효과를 살펴보고자 하는 연구가 시행되었다. MTOPS(Medical Therapy of Prostatic Symptoms) 연구는 약물치료로 전립선비대증의 진행을 예방 또는 지연시킬 수 있는지 알아보기 위해 시작되었다. 이 연구는 미국 전역의 18개 센터에서 모집한 3,047명의 환자를 위약, doxazosin, finasteride, 병용투여의 4군으로 무작위배정했다. Doxazosin은 8mg까지 용량 조정했다. 전립선의 용적에는 제한이 없었고, 혈중 전립선특이항원은 10ng/mL 미만이었다. 병의 진행은 AUA 증상점수 4점 이상 증가, 혈중 크레아티닌치 50% 증가, 급성요저류, 1년 내 2회 이상의 요로감염, 혹은 1회 이상의 방광출구폐색으로 인한 패혈증, 요실금 등으로 정의했다.

연구 결과, 병용투여군은 단독투여군이나 위약군에 비해 전립선비대증이 진행되는 경우가 유의하게 감소했다(위약군에 비해 각각 병용투여군 67%, doxazosin군 39%, finasteride군 34% 감소). 수술받을 가능성과 급성요저류 발생 가능성도 finasteride군과 병용투여군 모두 유의하게 감소했다(각각 69% 및 64%, 79% 및 67% 감소). 4년째에는 위약군을 포함한 4군 모두에서 AUA 증상점수(위약군 4점, doxazosin군 6점, finasteride군 5점, 병용투여군 7점)도 유의하게 개선되었고, 최대요속도 개선되었다(각각 1.4, 2.5, 2.2, 3.7mL/sec). 병용투여군은 증상점수나 최대요속 모두 단독투여군에 비해 유의한 차이를 보였다.

MTOPS 연구는 병용투여의 이점을 입증했을 뿐 아니라 전립선비대증의 자연사에 대한 자료와 어떤 환자군이 약물치료에 잘 반응하는지에 대한 정보도 주었다. Finasteride를 투여한 군에서는 전립선의 용적이 감소했지만, 위약군과 doxazosin군에서는 전립선의 용적이 각각 30.3%(34.0→43.3mL), 31.4%(36.4→46.3mL) 증가했다. 이러한 결과는 이전에 주장되던, doxazosin의 세포자멸사apoptosis 효과가 전립선비대증의 자연사에 큰 영향을 미치지 못함을 의미한다.

위약군의 결과를 보면, 투약 전 전립선특이항원, 최대요속, 배뇨 후 잔뇨량, 전립선의 용적 등이 병의 임상적 진행이나 전립선비대증 관련 수술의 위험성과 연관이 있었고, 환자의 연령도 임상적 진행과 연관이 있었다. Doxazosin군에서도 이와 비슷하게 전립선특이항원, 최대요속, 전립선의 용적이 병의 진행과 연관이 있었으나, finasteride군이나 병용투여군에서는 이 요소들이 병의 진행과 무관했다.

전립선비대증이 진행되는 환자 1명을 예방하기 위해 치료해야 하는 환자 수number needed to treat; NNT는 doxazosin군이 13.7명, finasteride군이 15.0명인 반면 병용투여군은 8.4명이었다. 또한 전립선특이항원이 4ng/mL 이상인 군과 전립선 용적이 40mL 이상인 군에 병용투여 시 NNT는 각각 4.7명, 4.9명으로, 병용투여 치료가 임상적 진행의 가능성이 높은 군에서 특히 비용 대비 효과적임을 시사했다. 또한 최근에 MTOPS 결과를 재분석한 결과에서도 전립선 용적이 25mL 이상일 때 α-차단제 단독투여보다 병용투여가 효과적이라고 보고되었다.

MTOPS 연구는 하부요로증상의 정도와 성기능의 5개 영역(성욕, 성기능, 사정기능, 성기능에 대한 자가평가, 전반적 만족도) 점수가 상관관계가 있음을 보여주었다. 또한 전립선이 클수록 성욕이나 전반적 성기능, 사정기능도 낮음이 관찰되었다.

Barkin 등(2003)이 시행한 또 다른 병용투여연구에서는 dutasteride와 tamsulosin이 사용되었다. 이 연구는 327명의 전립선비대증 환자에게 24주간 병용투여를 한 후 12주 동안 α-차단제를 빼고 투여했다. 이때 국제전립선증상점수가 20점 미만인 경증 환자는 84%가 증상 악화가 없었으나, 20점 이상인 군에서는 42.7%의 환자가 α-차단제 중단으로 인한 증상 악화를 나타냈다. 반면 같은 군에서 병용투여를 지속한 경우에는 14%만이 증상 악화를 나타냈다. 연구자들은 치료 초기 증상의 빠른 개선을 위해서는 병용투여가 바람직하며, 경증 환자는 증상 개선 이후 α-차단제를 중단할 수 있지만, 중등도 이상의 환자는 장기간의 병용투여가 필요하다고 했다.

3. Tamsulosin과 dutasteride 병용투여

2008년 Roehrborn 등은 dutasteride(0.5mg)와 tamsulosin(0.4mg) 병용투여 연구인 CombAT 연구의 2년 결과를 발표했다. 이 연구는 전립선비대증의 임상적 진행 가능성이 높은 군, 즉 50세 이상의 남성 중 국제전립선증상점수 12점 이상, 전립선 용적 30mL 이상, 전립선특이항원 1.5~10ng/mL, 최대요속 5~15mL/sec인 환자 4,844명을 대상으로 했다. 2년간의 추적 결과 dutasteride와 tamsulosin 병용투여는 각 약제의 단독투여보다 효과적이었다. 병용투여군의 효과가 dutasteride 단독군보다 우월함이 3개월째부터 나타났고, tamsulosin 단독군과는 9개월째부터 유의한 차이가 나타났다(〈표 16-1〉). 특히 전립선이 클수록 tamsulosin 단독투여에 비해 병용투여의 효과가 빠르게 나타났다. 즉, 전립선 용

[표 16-1] CombAT 연구의 분석에서 나타난, 치료 기간에 따른 증상 개선 효과

분류	치료 기간(개월)				
	3~6	6~9	12~18	18~27	27 이후
배뇨증상 개선	병용투여= tamsulosin/ dutasteride	병용투여> tamsulosin> dutasteride	병용투여> tamsulosin= dutasteride	병용투여 > dutasteride > tamsulosin	
저장증상 개선	병용투여=tamsulosin>dutasteride		병용투여>tamsulosin=dutasteride		병용투여> dutasteride > tamsulosin

> : 유의한 차이, 병용투여: dutasteride와 tamsulosin 병용투여
Data from Rick FG, Saadat SH, Szalontay L, Block NL, Kazzazi A, Djavan B, et al. Hormonal manipulation of benign prostatic hyperplasia. Curr Opin Urol 2013;23:17–24.

[표 16-2] CombAT 연구의 분석에서 나타난, 전립선 용적에 따른 증상 개선 효과

분류	전립선의 용적(mL)		
	30~42	42~58	> 58
증상 개선	병용투여> tamsulosin = dutasteride	병용투여> dutasteride > tamsulosin	병용투여= dutasteride > tamsulosin

> : 유의한 차이, 병용투여: dutasteride와 tamsulosin 병용투여
Data from Rick FG, Saadat SH, Szalontay L, Block NL, Kazzazi A, Djavan B, et al. Hormonal manipulation of benign prostatic hyperplasia. Curr Opin Urol 2013;23:17–24.

적이 30~42mL인 경우 21개월째부터 병용투여군에서 증상 개선이 우월했지만, 전립선이 42~58mL인 경우는 6개월째부터, 전립선이 58mL 이상인 경우는 3개월째부터 병용투여군이 tamsulosin 단독투여군보다 우월한 증상 개선을 보였다(〈표 16-2〉). 이 연구 결과로 인해, 전립선 용적이 40mL 이상이고 전립선특이항원이 1.5ng/mL 이상인 경우 5-α환원효소억제제 사용이 권장되고 있다.

이후 발표된 CombAT 연구의 4년 결과에서도 병용투여는 각 약제의 단독투여보다 전립선비대증의 임상적 진행 위험성을 감소시켰고 증상 개선 효과도 뚜렷했다. 급성요저류와 전립선비대증 관련 수술 가능성은 tamsulosin 단독군이 병용투여군이나 dutasteride 단독군보다 높았다. 소집단 분석에서는 치료 전 전립선의 용적이 작고(60mL 미만) 전립선특이항원이 낮은(4ng/mL 미만) 군의 경우 병용투여가 dutasteride 단독투여보다 효과적이었으나, 전립선 용적이 60mL 이상, 전립선특이항원이 4ng/mL 이상인 군에서는 병용투여군과 dutasteride 단독투여군의 증상 개선 정도에 유의한 차이가 없었다. 급성요저류 발생 또는 전립선비대증 관련 수술 가능성을 치료 전 전립선 용적으로 분석하면, 전립선이 30~42mL인 경우 병용투여군, dutasteride 단독군, tamsulosin 단독군에서 그 발생률이 각각 3.6, 4.4, 6.1%였고, 전립선이 42.1~57.8mL인 경우 각각 3.4, 4.7, 10.7%, 전립선이 57.9mL 이상인 경우 각각 5.6, 6.6, 18.4%로, 전립선이 클수록 병용투여 및 dutasteride 단독투여의 효과가 뚜렷했다.

Chung 등(2012)이 CombAT 연구 대상 중 325명의 아시아인과 4,259명의 백인을 대상으로 비교한 결과에서도 양 군 모두 위와 같은 결과가 나타남으로써, 이러한 결과가 국내 환자들에게도 적용 가능함이 입증되었다.

최근의 진료지침들도 중증도 이상의 하부요로 증상이 있고 전립선이 커져 있는 경우 α-차단제와 5-α환원효소억제제의 병용투여를 우선적으로 권장하고 있다. 그러나 '큰 전립선'의 정의에 대하여는 명시하지 않거나 30~40mL 이상이라고만 하고 있다. 이와 관련하여 한국인들을 대상으로 한 대규모 연구 결과가 기대된다.

Ⅵ 결론

현재 안드로겐억제 기전으로 전립선비대증 치료에 이용할 수 있는 약제는 5-α환원효소억제제인 finasteride와 dutasteride이다. 전립선비대증 환자, 특히 전립선이 큰 경우에는 두 약제 모두가 증상 및 요속을 개선시킬 수 있다. 또한 전립선비대증과 관련된 육안적혈뇨를 치료하거나 급성요저류의 발생 위험을 줄이려는 환자에서 유용하다. 치료의 부작용으로는 발기부전과 사정량 감소가 나타날 수 있다. 항안드로겐제도 시도되었으나 효과가 크지 않고 부작용이 있어서 아직 사용되지 않으며, 향후 생식샘자극호르몬분비호르몬대항제의 역할도 기대되고 있다.

α-차단제와 5-α환원효소억제제의 병용투여에 대한 연구 결과들이 나온 이후, 많은 환자에게 이 방법이 사용되고 있으며, 두 가지 약제를 병합한 복합제도 개발되고 있으므로 앞으로 더욱 많이 사용될 것으로 예상된다.

Andersson KE, Lepor H, Wyllie MG. Prostatic alpha 1-adrenoceptors and uroselectivity. Prostate 1997; 30(3):202-15.

Andriole GL, Bostwick DG, Brawley OW, Gomella LG, Marberger M, Montorsi F, et al. REDUCE Study Group. Effect of dutasteride on the risk of prostate cancer. N Engl J Med 2010;362(13):1192-202.

Barkin J, Guimarães M, Jacobi G, Pushkar D, Taylor S, van Vierssen Trip OB. Alpha-blocker therapy can be withdrawn in the majority of men following initial combination therapy with the dual 5alpha-reductase inhibitor dutasteride. Eur Urol 2003;44(4):461-6.

Berger BM, Naadimuthu A, Boddy A, Fisher HA, McConnell JD, Milam D, et al. The effect of zano-terone, a steroidal androgen receptor antagonist, in men with benign prostatic hyperplasia. The Zanoterone Study Group. J Urol 1995; 154(3):1060-4.

Chung BH, Lee SH, Roehrborn CG, Siami PF, Major-Walker K, Wilson TH, et al. CombAT Study Group. Comparison of the response to treatment between Asian and Caucasian men with benign prostatic hyperplasia: long-term results from the combination of dutasteride and tamsulosin study. Int J Urol 2012;19(11):1031-5.

Coffey DS, Walsh PC. Clinical and experimental studies of benign prostatic hyperplasia. Urol Clin North Am 1990;17:461-75.

Comaru-Schally AM, Brannan W, Schally AV, Colcolough M, Monga M. Efficacy and safety of luteinizing hormone-releasing hormone antagonist cetrorelix in the treatment of symptomatic benign prostatic hyperplasia. J Clin Endocrinol Metab 1998;83:3826-31.

Debruyne F, Barkin J, van Erps P, Reis M, Tammela TL, Roehrborn C. ARIA3001, ARIA3002 and ARIB3003 Study Investigators. Efficacy and safety of long-term treatment with the dual 5 alpha-reductase inhibitor dutasteride in men with symptomatic benign prostatic hyperplasia. Eur Urol 2004;46(4):488-94.

Finasteride Study Group. Finasteride (MK-906) in the treatment of benign prostatic hyperplasia. Prostate 1993;22(4):291-9.

Foley SJ, Soloman LZ, Wedderburn AW, Kashif KM, Summerton D, Basketter V, et al. A prospective study of the natural history of hematuria associated with benign prostatic hyperplasia and the effect of finasteride. J Urol 2000;163:496-8.

Gingell JC, Knonagel H, Kurth KH, Tunn UW. Placebo controlled double-blind study to test the efficacy of the aromatase inhibitor atamestane in patients with benign prostatic hyperplasia not requiring operation. The Schering 90.062 Study Group. J Urol 1995;154(2 Pt.1):399-401.

Gormley GJ, Stoner E, Bruskewitz RC, Imperato-McGinley J, Walsh PC, McConnell JD, et al. The effect of finasteride in men with benign prostatic hyperplasia. The Finasteride Study Group. N Engl J Med 1992;327(17): 1185-91.

Kirby RS. A randomized, double-blind crossover study of tamsulosin and controlled-release doxazosin in patients with benign prostatic hyperplasia. BJU Int 2003;91(1):41-4.

Kirby RS, Roehrborn C, Boyle P, Bartsch G, Jardin A, Cary MM, et al.; Prospective European Doxazosin and Combination Therapy Study Investigators. Efficacy and tolerability of doxazosin and finasteride, alone or in combination, in treatment of symptomatic benign prostatic hyperplasia: the Prospective European Doxazosin and Combination Therapy (PREDICT) trial. Urology 2003;61:119-26.

Lepor H, Dixon C, Crawford ED, Steidle C, Oesterling J. A randomized double blind placebo controlled phase II study of the safety and efficacy of cetrorelix in men with BPH. J Urol 1997;157:136.

Lepor H, Williford WO, Barry MJ, Brawer MK, Dixon CM, Gormley G, et al. The efficacy of terazosin, finasteride, or both in benign prostatic hyperplasia. Veterans Affairs Cooperative Studies Benign Prostatic Hyperplasia Study Group. N Engl J Med 1996; 335(8):533-9.

Lucia MS, Epstein JI, Goodman PJ, Darke AK, Reuter VE, Civantos F, et al. Finasteride and high-grade prostate cancer in the Prostate Cancer Prevention

Trial. J Natl Cancer Inst 2007;99(18):1375−83.

McConnell JD, Bruskewitz R, Walsh P, Andriole G, Lieber M, Holtgrewe HL, et al. The effect of finasteride on the risk of acute urinary retention and the need for surgical treatment among men with benign prostatic hyperplasia. Finasteride Long−Term Efficacy and Safety Study Group. N Engl J Med 1998;338(9):557−63.

McConnell JD, Roehrborn CG, Bautista OM, Andriole GL Jr, Dixon CM, Kusek JW, et al. Medical Therapy of Prostatic Symptoms (MTOPS) Research Group. The long−term effect of doxazosin, finasteride, and combination therapy on the clinical progression of benign prostatic hyperplasia. N Engl J Med 2003; 349(25):2387−98.

Miller MI, Puchner PJ. Effects of finasteride on hematuria associated with benign prostatic hyperplasia: long−term follow−up. Urology 1998;51: 237−40.

Nickel JC, Gilling P, Tammela TL, Morrill B, Wilson TH, Rittmaster RS. Comparison of dutasteride and finasteride for treating benign prostatic hyperplasia: the Enlarged Prostate International Comparator Study (EPICS). BJU Int 2011;108:388−94.

Roehrborn CG, Barkin J, Tubaro A, Emberton M, Wilson TH, Brotherton BJ, et al. Influence of baseline variables on changes in International Prostate Symptom Score after combined therapy with dutasteride plus tamsulosin or either monotherapy in patients with benign prostatic hyperplasia and lower urinary tract symptoms: 4−year results of the CombAT study. BJU Int 2014;113(4):623−35.

Roehrborn CG, Boyle P, Nickel JC, Hoefner K, Andriole G. ARIA3001 ARIA3002 and ARIA3003 Study Investigators. Efficacy and safety of a dual inhibitor of 5−alpha−reductase types 1 and 2 (dutasteride) in men with benign prostatic hyperplasia. Urology 2002;60(3):434−41.

Roehrborn CG, Siami P, Barkin J, Damião R, Major−Walker K, Morrill B, et al. CombAT Study Group. The effects of dutasteride, tamsulosin and combination therapy on lower urinary tract symptoms in men with benign prostatic hyperplasia and prostatic enlargement: 2−year results from the CombAT study. J Urol 2008;179(2):616−21.

Roehrborn CG, Siami P, Barkin J, Damião R, Major−Walker K, Nandy I, et al. CombAT Study Group. The effects of combination therapy with dutasteride and tamsulosin on clinical outcomes in men with symptomatic benign prostatic hyperplasia: 4−year results from the CombAT study. Eur Urol 2010;57(1): 123−31.

Scott WW, Wade JC. Medical treatment of benign nodular prostatic hyperplasia with cyproterone acetate. J Urol 1969;101(1):81−5.

Stone NN. Flutamide in treatment of benign prostatic hypertrophy. Urology 1989;34(4 Suppl.):64−8.

Thompson IM Jr, Goodman PJ, Tangen CM, Parnes HL, Minasian LM, Godley PA, et al. Long−term survival of participants in the prostate cancer prevention trial. N Engl J Med 2013;369(7):603−10.

Thompson IM, Goodman PJ, Tangen CM, Lucia MS, Miller GJ, Ford LG, et al. The influence of finasteride on the development of prostate cancer. N Engl J Med 2003;349(3):215−24.

Toren P, Margel D, Kulkarni G, Finelli A, Zlotta A, Fleshner N. Effect of dutasteride on clinical progression of benign prostatic hyperplasia in asymptomatic men with enlarged prostate: a post hoc analysis of the REDUCE study. BMJ 2013;346:f2109.

제 17 장

항무스카린제

김영식

무스카린수용체는 방광을 비롯하여 뇌, 평활근, 분비샘 등 체내에 널리 분포되어 있다. 현재까지 분자생물학적으로 무스카린수용체에 대한 5개의 유전자가 발견되었고, 각각의 유전자와 관련하여 5가지 수용체(M1~M5)가 알려져 있다(Eglen et al, 1996). 무스카린수용체는 G 단백질과 결합되어 있는데, M1, M3, M5 수용체는 phosphoinositide를 가수분해하여 세포 내 칼슘 이동을 촉진하며, M2, M4 수용체는 adenyl cyclase 활성을 억제한다(Caulfield & Birdsall, 1998). 사람 방광에서는 수용체결합반응을 통해 약리적으로 M1, M2, M3 수용체가 확인되었고(Kondo et al, 1995), 역전사중합효소연쇄반응*reverse transcription polymerase chain reaction; RT-PCR*으로 M1부터 M5 수용체의 mRNA 모두가 확인되었다(Andersson & Wein, 2004; Mansfield et al, 2005). M3 수용체는 방광에서 phosphoinositide를 가수분해하여 phospholipase C를 활성화하고 세포 내 Ca^{2+}을 유리하여 평활근수축을 유발하는 것으로 알려져 있으며(Harriss et al, 1995), 칼슘 유입은

nifedipine-sensitive L-type Ca^{2+} 통로*channel*를 통해 일어난다. 또한 무스카린수용체가 활성화되면 Rho-kinase 경로*pathway*가 활성화되고 myosin phosphatase를 억제하여, 더 낮은 Ca^{2+} 농도에서도 같은 정도의 수축력을 나타낼 수 있도록 배뇨근의 Ca^{2+}에 대한 감작*sensitization*을 유도한다. 반면 M2 수용체의 작용은 아직 명확하지 않다. 다만 쥐에서 M2 수용체가 adenyl cyclase 활성을 억제하는 것으로 알려져 있다(Hegde et al, 1997). Adenylate cyclase를 억제하여 교감신경의 배뇨근 억제작용을 억제하거나, 비특이성 양이온 통로*cation channel*의 활성과 칼륨통로*K+ channel*의 비활성을 통한 M2 수용체의 동시활성*coactivation*이 M3 수용체의 배뇨근 수축을 강화한다는 보고도 있으나, 정상 방광수축에는 M3 수용체가 주로 관여하는 것으로 알려져 있다(Hegde et al, 1997). 다만 폐색이나 신경손상으로 인하여 방광이 비대해지거나 신경인성방광 환자의 경우처럼 병적인 상태의 방광인 경우 M3보다 M2 수용체가 방광수축에 주로 관여하는 것으로 알려

져 있다(Braverman & Ruggieri, 2003; Pontari et al, 2004). 어떤 경우이든, 즉 수의적 방광수축뿐 아니라 불수의적 방광수축도 무스카린수용체를 통하여 일어나며, 항무스카린제는 수의적 및 불수의적 방광수축을 모두 억제한다. 항무스카린제는 불수의적 방광수축을 보이는 환자에서 방광수축이 일어날 때의 최초 방광 용적을 증가시키고, 수축력을 감소시키며, 최대 방광 용적을 증가시킨다(Jensen, 1981).

다만 정상 방광의 수축은 부교감신경절의 무스카린수용체에서 아세틸콜린acetylcholine에 의해 유도되는 배뇨근수축이 주를 이루며, 아트로핀atropine은 이러한 아세틸콜린 유도 배뇨근수축을 완전히 차단한다. 그러나 불수의적 배뇨근수축은 아트로핀만으로 완벽히 차단되지는 않는다. 그 원인은 아세틸콜린 이외의 다른 전달물질transmitter이 불수의적 배뇨근수축에 관여하기 때문으로 생각되며, 이를 아트로핀 저항성atropine resistance이라고 한다. 이는 임상에서 항무스카린제 단독투여만으로는 불수의적 배뇨근수축을 완전히 차단하지 못하고, 작용기전이 다른 약물의 병용투여가 효과적인 현상을 잘 설명한다.

그러나 항무스카린 약물의 임상효과가 어떻게 나타나는지는 아직 명확히 정립되지 못했다. 통상적으로 부교감신경 활성으로 아세틸콜린이 분비되고 그 작용으로 활성화되는 배뇨근을 항무스카린제가 억제하여 방광수축을 억제하는 것으로 생각되었다. 그러나 절박뇨를 감소시키고 방광 용적을 증가시키는 항무스카린제의 주요 작용은 방광의 저장기storage phase에 주로 일어나며, 방광의 저장기에는 정상적으로는 부교감신경보다 교감신경이 주로 작용한다(Andersson, 2004). 또한 항무스카린제는 경쟁대항제competitive antagonists로 배뇨기에 아세틸콜린이 다량으로 분비되는 경우는 효과가 떨어지고, 또한 과량을 투여하는 경우는 배뇨근수축을 방해하여 요저류를 발생시킬 수도 있다. 그러나 실제 사용하는 치료용량에서는 심각한 방광수축을 억제하는 결과는 매우 적다고 알려져 있다(Finney et al, 2006). 다만, 어떤 비정상적인 특정 조건에서 방광 저장기에도 아세틸콜린이 분비된다는 간접적인 임상 증거들이 있다. 척수손상을 입은 환자에서 콜린에스테라아제cholinesterase억제제로 아세틸콜린 분해를 방해하면 방광의 안정기 톤resting tone이 증가하고 규칙적인 방광수축현상이 나타난다(Smith et al, 1974). 배뇨곤란 혹은 요실금을 호소하는 환자에서 edrophonium으로 아세틸콜린 분해를 억제하면 감각이 변화하고, 방광 용적이 감소하며, 불수의적 방광수축이 유도되거나 혹은 증폭되어 방광의 순응도compliance가 감소한다. 이러한 현상이 과민성방광 증상을 보인 환자의 78%에서 나타났으나, 특별한 증상을 보이지 않은 경우에는 나타나지 않았다(Yossepowitch et al, 2001). 따라서 방광의 저장기에도 신경학적 혹은 비신경학적(요로상피urothelium 혹은 요로상피하suburothelium 등)으로 아세틸콜린이 분비되는 것으로 생각되며, 직접 혹은 간접적(배뇨평활근의 톤 증가 등)으로 감각신경을 자극하는 것으로 생각된다. 항무스카린제가 저장기에 감각신경 C와 Aδ 섬유 모두의 활성을 감소시킨다는 실험적 증거도 있다(De Laet et al, 2006; Iijima et al, 2007). 무스카린수용체는 방광요로상피에서 배뇨근보다 높은 밀도로 발견된다. 요로상피의 방광 활성에 대한 역할은 매우 흥미롭고 큰 관심을 얻고 있으나, 요로상피에 존재하는 무스카린수용체가 배뇨에 관여하는지는 아직 명확하지 않다. Yoshida 등(2004, 2006, 2008)은 사람 방광의 기저basal 아세틸콜린 분비에 관해 보고했는데, tetrodotoxin에 의해서도 차단되지 않으며 요로상피를 제거하면 현저히 감소하는 것으로 보아 신경에서 기원하는 것이 아닌 요로상피와 같은 비신경학적 기원이라고 생각했다.

항무스카린제는 크게 3가 아민과 4가 아민으로 구분하며, 3가 아민이 4가 아민보다 지질친화성lipophilicity이 크다. Atropine, darifenacin, feso-terodine, 활성 대사산물인 5-hydroxymethyl tolterodine, oxybutynin, propiverine, solifenacin, 그리고 tolterodine 모두 3가 아민으로 일반적으로 소화관에서 흡수가 잘되며, 이론적으로 중추신경계를 통과한다. 4가 아민인 propantheline과 trospium은 잘 흡수되지 않고 중추신경계를 통과하는 데 제한적이어서 중추신경계 부작용이 적다. 많은 항무스카린제가 cytochrome P450을 통해 대사되며, P450 효소 중 가장 흔한 것은 CYP2D6과 CYP3A4이다. 항무스카린제는 부작용으로 인해 사용하는 데 제약이 따른다. 예를 들어 협전방각녹내장narrow angle glaucoma에는 모든 항무스카린제 사용이 금지되어 있다. 이런 부작용을 방지하기 위해 방광내주입intravesical instillation하는 방법도 있으나 사용이 불편하므로 제한적이다. 약물 부작용은 약물의 약동학적 특성과 장기organ 혹은 항무스카린수용체 아형에 대한 선택성에 따라 다르게 나타난다. 가장 흔한 부작용은 입안건조, 변비, 두통, 그리고 시야흐림 등이 있다. 항무스카린과 연관된 심각한 부작용은 심장에 대한 영향으로 맥박이 빨라지고, 심전도상에서 QT 간격이 길어지며, polymorphic ventricular tarchycardia(torsades de pointes)를 유도하는 것이다. QT 연장은 항무스카린작용이 아니라, 심장에 존재하는 hERG 칼륨통로에 의해 나타나는 것으로 생각된다. 따라서 QT 연장은 항무스카린제의 통상적인 작용은 아니다. 일반적으로 심혈관에 대한 항무스카린제의 안전성은 좋은 것으로 알려져 있다. 고려해야 하는 또 다른 부작용은 인지작용저하, 기억력저하, 어지럼증, 피곤함, 두통 등 중추신경계에 대한 부작용이다. Oxybutynin IR 외의 다른 약물에서는 중추신경계와 관련된 부작용이 발견되지 않았다. 많은 연구결과 보고에 따르면 과민성방광 환자 치료에서 항무스카린제에 대한 순응도가 좋았다.

대규모 메타분석을 통해 항무스카린제는 과민성방광에 의미 있는 뚜렷한 효과를 보여주었다고 보고되었다. 그러나 과민성방광 환자 치료에 부작용이 없는 이상적인 항무스카린제는 아직 없다. 따라서 이상적인 항무스카린제 치료를 위해서는 개인의 특성에 맞게 조절해야 한다. 또한 약물 사용 시 행동요법을 같이 하는 것이 권고된다. 실제 행동요법을 같이 한 경우 단독으로 치료할 때보다 좋은 결과가 보고되고 있다.

이러한 이유로 인해 절박뇨, 절박요실금 등의 증상을 보이는 과민성방광의 치료에 아직 항무스카린제가 주로 사용되고 있다. 현재 무작위 대조군연구randomized controlled study에 의해 근거 수준level of evidence 1과 권장 수준grade of recommendation A로 분류되고 약효가 증명된 항무스카린제는 oxy-butynin, propiverine, tolterodine, trospium, solifencin, darifenacin, fesoterodine이다(《표 17-1》).

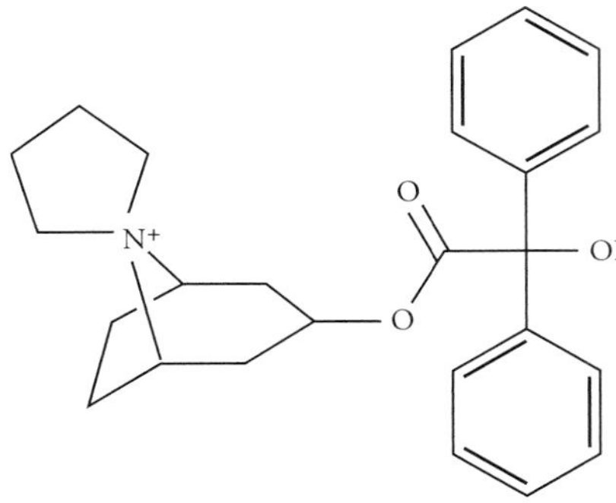

[그림 17-5] **Trospium의 화학구조식**

운 것은, trospium은 방광내 주입하는 경우 흡수되지 않으며, 따라서 항무스카린작용에 의한 부작용이 매우 미미하다는 점이다(그림 17-5).

Ⅵ **Tolterodine Tartrate**(Detrusitol®): C$_{22}$H$_{31}$NO

Tolterodine은 무스카린수용체에 대한 강력한 경쟁적 대항제*competitive antagonist*로 무스카린수용체의 아형에 대한 특이성은 없으나(Clemett & Jarvis, 2001; Hills et al, 1998; Nilvebrant et al, 1997), 침샘보다 방광 조직에 친화도가 높은 것으로 알려져 있다(Stahl et al, 1995). Tolterodine은 빠르게 흡수되고 cytochrome P450을 통해 대사된다. 주요 대사산물은 5-HMT(5-hydroxymethyl tolterodine)로 본래 tolterodine과 같은 약리학적 특성을 가지고 있어 tolterodine의 치료효과에 기여한다. 반감기는 2~3시간으로 짧다고 알려져 있으나, 약물동력학*pharmacokinetic* 수치에 비해 방광에 미치는 영향은 오래 지속된다(Brynne et al, 1998). Tolterodine 고용량(6.4mg)을 경구로 투여하

면 1시간 후 배뇨억제효과가 나타나고 침샘분비가 강력히 억제되나, 5시간가량 경과하면 방광에 대한 작용은 지속되나 침샘에 대한 효과는 나타나지 않는다(Stahl et al, 1995). 비교적 지질친화성이 낮아 중추신경계를 통과하기 어려우므로 인지능력에 대한 부작용은 적다고 알려져 있다(Chapple, 2000; Clemett & Jarvis, 2001). 하루 용량은 1~4mg으로 했을 때 적응성이 좋은 것으로 알려져 있다. Chancellor 등(2000)은 1,022명을 대상으로 한 이중맹검연구에서 위약에 비해 절박요실금, 빈뇨 등에서 유의한 효과가 있었으며, 중도 탈락자는 위약군과 차이가 없었다고 보고했다. Tolterodine 2mg을 하루 2회 복용하는 것과 oxybutynin 5mg을 하루 3회 복용하는 것을 비교한 연구에서 빈뇨와 요실금 감소 효과는 비슷했고, 입안건조의 빈도는 각각 39%와 78%로 tolterodine이 우수했다(Abrams et al, 1998). Malone-Lee 등(2001)은 과민성방광 증상을 가진 50세 이상 환자 378명을 대상으로 oxybutynin(5mg b.i.d)과 tolterodine(2mg b.i.d)을 비교한 연구에서 부작용이 각각 68%와 37%로 tolterodine군에서 적게 나타났다고 보고했다.

절박요실금의 감소는 TOLT-ER 4mg을 하루 1회 복용한 경우 71%, TOLT-IR 2mg을 하루 2회 복용한 경우에는 60%, 위약군에서는 33%에서 나타났다고 보고되었으며, 입안건조는 TOLT-ER군의 23%, TOLT-IR군의 30%, 위약군의 8%에서 발생했다고 보고되었다(Van Kerrebroeck et al, 2001).

Appell 등(2001)은 과민성방광 환자 378명을 대상으로 OXY-ER(10mg, qd)과 TOLT-IR(2mg, b.i.d)을 이중맹검 방법으로 비교한 OBJECT(Overactive Bladder: Judging Effective Control and Treatment) 연구에서, OXY-ER이 빈뇨, 절박요실금 등의 치료

에 전체적으로 더 우수한 효과를 보였으며, 입안건조도 OXY-ER을 투여한 경우에 28.1%에서 발생하여 33.2%을 보인 TOLT-IR보다 발생률이 낮았다고 보고했다. 또한 중추신경계를 포함한 다른 부작용에 대해서는 비슷한 결과가 나타났다고 보고하면서, OXY-ER이 TOLT-IR보다 효과가 우수하다고 결론지었다.

OXY-ER 10mg과 TOLT-ER 4mg을 무작위 이중맹검으로 위약대조군과 비교한 OPERA(Overactive Bladder: Performance of Extended Release Agents) 연구에서도 OXY-ER군은 23.0%에서, TOLT-ER군은 16.8%에서 요실금이 나타나지 않아 OXY-ER군이 더 효과적이었고, 입안건조는 OXY-ER군에서 더 많이 보고되었다. 전반적으로 부작용은 심하지 않고 발생률도 높지 않아 부작용으로 인해 치료를 중단하는 경우는 두 약물이 비슷했다. 결론적으로, 절박요실금 및 전체적인 요실금 감소에 대한 효과는 두 약물이 비슷했고, 입안건조는 OXY-ER군에서 더 많이 나타났으나 중추신경계를 포함한 다른 부작용은 비슷했다고 한다(Diokno et al, 2003).

ACET(Antimuscarinic Clinical Effectiveness Trial)는 무작위 개방표지open-label로 8주간 진행된 연구로, TOLT-ER 2mg 혹은 4mg을 투여하는 군(study 1)과 OXY-ER 5mg 혹은 10mg을 투여하는 군(study 2)으로 구성되었다. TOLT-ER 4mg군은 12%의 조기 중단을 보여 19%와 21%를 보인 OXY-ER 5mg군과 10mg군보다 조기 중단하는 경우가 적었다. 8주간 치료 후 TOLT-ER 4mg군은 70%, TOLT-ER 2mg군은 60%, OXY-ER 5mg군은 59%, OXY-ER 10mg군은 60%에서 방광 상태가 호전되었다고 한다. 두 약물 모두 입안

건조는 용량에 비례하여 증가했고, oxybutynin만 통계적으로 유의한 차이를 보일 정도로 차이가 컸다. TOLT-ER 4mg이 OXY-ER 10mg보다 입안건조의 심한 정도가 적었다고 한다(Sussman & Garely, 2002). 그러나 이 연구는 개방표지로 진행되었다는 한계가 있다.

환자들을 65세 이상과 이하로 나누고 TOLT-ER 4mg으로 12주간 치료한 후 효과와 안전성 및 순응도를 위약대조군과 비교한 연구에서는 위약 대비 배뇨증상이 호전되었으나 나이에 따른 그룹 간 차이는 나타나지 않았다고 한다. 나이와 상관없이 입안건조 증상이 가장 흔한 부작용으로 보고되었다(<65: TOLT-ER 22.7%, 위약 8.1%; ≥65: TOLT-ER 24.3%, 위약 7.2%). 기타 다른 임상검사에서 인지능력을 포함한 중추신경계 및 시야, 심장에 대한 안전성이 확인되었고, 부작용으로 인해 치료를 중단하는 경우도 그룹 간에 차이가 없었다(<65: 5.5%; ≥65: 5.1%)(Zinner et al, 2002).

Tolterodine은 임상적으로 심전도상 QT 간격 interval에 의미 있는 영향을 주지 않는다고 보고되었다. 심박수에 대한 영향을 평가한 연구에서는 darifenacin이나 위약과 달리 심박수를 증가시킨다고 보고되었다. Darifenacin과 비교해서는 +1.84 beats/min, 위약대비 +1.42 beats/min 증가하는 것으로 보고되었으나, 그 임상적 의미는 아직 정립되어 있지 않다(Olshansky & Serra, 2008).

과민성방광으로 진단된 여성에게 일차치료로 방광훈련과 tolterodine 투여 혹은 방광훈련과 tolterodine 약물치료를 같이 한 경우를 전향적으로 연구한 결과, 각각의 치료는 모두 효과가 있었으며, 약물치료와 방광훈련을 같이 한 경우에서 효과가 가장 좋았다고 보고되었다(Song et al, 2006).

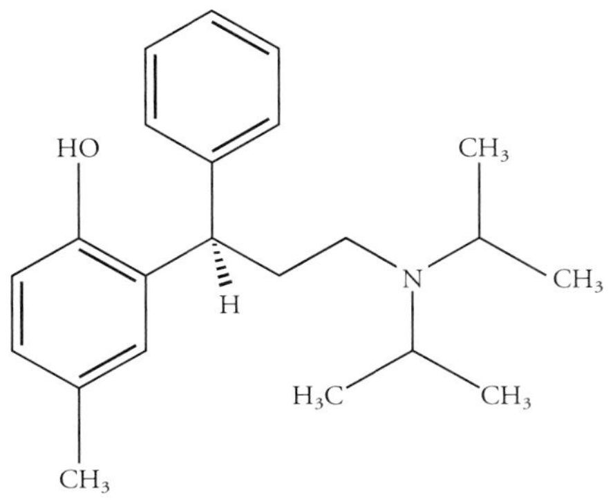

[그림 17-6] Tolterodine의 화학구조식

많은 연구 결과가 단순한 방광훈련만으로도 약물 치료의 효과를 증대한다고 보고하고 있다. 그러나 단순한 골반근운동만으로는 약물 단독치료 효과 이외의 추가 이득은 얻을 수 없다는 보고도 있다 (Millard et al, 2004).

과민성방광 증상을 포함한 하부요로증상을 보이는 전립선비대증 환자에서 TOLT-ER의 효과는 잘 알려져 있다. 단독 혹은 α-차단제와의 병용치료 모두 효과가 입증되었다. 그 효과는 전립선 크기와는 상관없이 나타나고, 요저류현상을 증가시키지 않는 것으로 보고되고 있다(그림 17-6).

Ⅶ Darifenacin Hydrobromide
(Enablex®): **C₂₈H₃₀N₂O₂**

3가 아민으로 중등도의 지질친화성을 보이며, 위장관 흡수가 잘되고, cytochrome P450 동형isoforms CYP3A4와 CYP2D6에 의해 간에서 대사된다. UK-148993, UK-73689, UK-88862가 주요 대사산물로, UK-148993만 의미 있는 항무스카린

작용을 보인다고 한다. 그러나 다른 여러 대사산물들도 미약하지만 임상효과를 나타내는 데 관여한다고 알려져 있다. Darifenacin은 M3에 선택적인 항무스카린제이며, 방출조절controlled-release 제형으로 개발되어 7.5mg 혹은 15mg을 하루 1회 복용하도록 되어 있다. 효과는 이중맹검으로 시행한 많은 위약대비연구에서 증명되었고, 약물의 효과도 2주에 대부분의 증상이 개선되는 것으로 알려져 있다. Nocturnal awakening에는 뚜렷한 개선효과를 보이지 못했고, 가장 흔한 부작용은 가볍거나 중등도인 입안건조와 변비 증상이었으며, 중추신경계와 심장에 대한 안전성은 위약과 큰 차이가 없었다(Haab et al, 2004). 첫 요절박 증상을 느끼고 배뇨를 하거나 요실금이 발생하기까지의 시간을 warning time으로 정하여 위약과 비교한 연구에서 darifenacin은 위약 대비 평균 4.3분의 warning time 증가를 보였다고 한다. 그러나 임상에서 사용하는 용량보다 많은 30mg을 사용한 점이나, 병원 환경에서 측정하여 훈련 효과가 있을 수 있다는 점 등 방법상의 한계가 있었다(Cardozo & Dixon 2005). 445명의 과민성방광 환자를 대상으로 darifenacin 15mg을 투여하여 시행한 warning time 연구에서는 수치적으로는 warning time의 증가를 보였으나 위약 대비 의미 있는 증가를 보이지는 않았다(Zinner et al, 2006). Darifenacin 치료가 건강 관련 삶의 질에 대한 항목에도 개선효과를 보였으며, 행동치료 및 timed voiding, 음식조절 등을 같이 할 때 배뇨 관련뿐 아니라 건강 관련 삶의 질 개선효과도 극대화된다고 한다(Chancellor et al, 2008). 인지능력에 대한 영향은 위약 대비 차이가 없는 것으로 보고되었다. Darifenacin 15mg과 75mg(supratherapeutic doses)을 투여한 군과 대

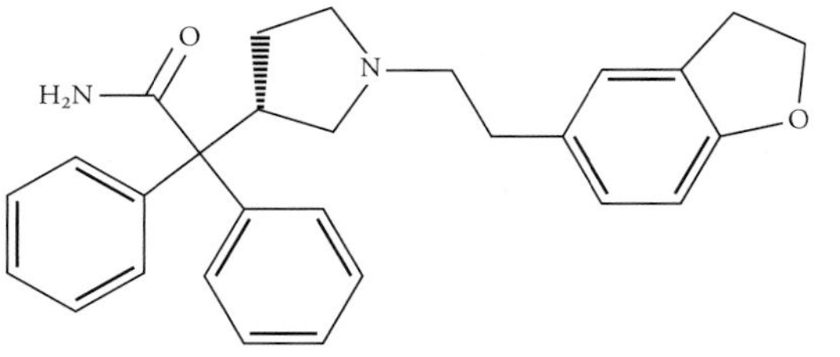

[그림 17-7] Darifenacin의 화학구조식

조군에 위약 혹은 moxifloxacin(positive control, 400mg)을 사용하여 심전도상 QT/QTc 간격에 대한 영향을 비교한 연구에서는 QT/QTc 간격에 대한 darifenacin의 영향이 나타나지 않았다. 결론적으로, 건강한 지원자에게 darifenacin 15mg을 투여하는 경우 QT/QTc 간격의 연장은 나타나지 않았다(Serra et al, 2005). 위약 대비 심박수에 대한 영향도 없다고 보고되었다(그림 17-7)(Olshansky et al, 2008).

Ⅷ Solifenacin Succinate(Vesicare®): $C_{23}H_{26}N_2O_2$

Solifenacin은 3가 아민으로 위장관에서 흡수가 잘되며, 생체이용률이 90% 가까이 된다. 반감기는 45~68시간이고, 대사 과정에 cytochrome P450(CYP3A4)가 관여하며, M1, M2보다 M3에 좀 더 선택적인 특성을 가진다. 효과는 대부분 치료 2주 후부터 나타나며, solifenacin 5mg과 10mg을 사용하면 tolterodine보다 입안건조 증상이 적게 나타났고 위약보다 효과가 있었다. 초기 무작위대조시험에서 solifenacin 5mg, 10mg과 tolterodine 2mg을 하루 2회 복용하는 것과

위약을 비교한 연구에서 하루 배뇨 횟수가 위약은 −8%, solifenacin 10mg은 20%, solifenacin 5mg은 17%, tolterodine은 15% 감소했다. 입안건조는 위약은 4.9%, solifenacin 5mg은 14%, solifenacin 10mg은 21.3%, tolterodine 2mg을 하루 2회 복용한 경우는 18.6%에서 나타났다고 한다(Chapple et al, 2004).

911명의 환자를 대상으로 solifenacin 5mg과 10mg, 그리고 위약을 무작위로 투여하여 비교한 연구에서는(Cardozo et al, 2004) 하루 배뇨 횟수가 위약 대비 의미 있게 감소했고 요실금 빈도도 감소했다. 요실금이 있는 환자에게 solifenacin을 투여한 경우는 50%가 요실금 없이 요자제 urinary continence를 보였다고 한다. 야간뇨 횟수도 solifenacin 10mg을 투여한 경우 위약 대비 의미 있게 감소했다. 입안건조 현상은 solifenacin 5mg군은 7.7%, 10mg군은 23%에서 나타났다고 보고되었다(위약 2.3%)(Chapple et al, 2004). 40주까지 추적한 결과에서도 효과나 약물에 대한 순응도가 계속 유지되었다(Haab et al, 2005).

Solifenacin 5mg과 10mg, TOLT-ER 4mg을 위약대조 이중맹검으로 전향적 조사한 STAR 시험에서 배뇨 횟수의 감소효과는 TOLT-ER에 비해 나쁘지 않은 non-inferior 결과를 보였고, 요절박 빈도(−2.85 대 −2.42), 요실금(−1.60 대 −0.83) 및 절박요실금(−1.42 대 −0.83)에 대한 효과는 solifenacin이 의미 있게 더 좋은 효과를 보였다. 연구 종료 시점에서 요자제 상태 비율도 59% 대 49%로 solifenacin 치료군이 더 높게 보고되었다. 가장 흔한 부작용은 입안건조와 변비 증상으로(solifenacin 30%, 6.4%; tolterodine 23%, 2.5%), solifenacin군에서 더 높게 나타났다. 중단율은 5.9%와 7.3%로 두 군 모

symptoms of overactive bladder. Int J Clin Pract 2008;62:606-13.

Chapple CR, Parkhouse H, Gardener C, Milroy EJ. Double-blind, placebo-controlled, cross-over study of flavoxate in the treatment of idiopathic detrusor instability. Br J Urol 1990;66:491-4.

Chapple CR, Rechberger T, Al-Shukri S, Meffan P, Everaert K, Huang M, et al; YM-905 Study Group. Randomized, double-blind placebo- and tolterodine-controlled trial of the once-daily antimuscarinic agent solifenacin in patients with symptomatic overactive bladder. BJU Int 2004;93: 303-10.

Chapple CR, Van Kerrebroeck PE, Jünemann KP, Wang JT, Brodsky M. Comparison of fesoterodine and tolterodine in patients with overactive bladder. BJU Int 2008;102:1128-32.

Chapple CR. Muscarinic receptor antagonists in the treatment of overactive bladder. Urology 2000;suppl 5A:33-46(discussion 50).

Clemett D, Jarvis B. Tolterodine: a review of its use in the treatment of overactive bladder. Drugs Aging 2001;18:277-304.

Collas D, Malone-Lee JG. The pharmacokinetic properties of rectal oxybutynin: a possible alternative to intravesical administration. Neurourol Urodyn 1997;16:346.

Davila GW, Daugherty CA, Sanders SW; Transdermal Oxybutynin Study Group. A short-term, multi-center, randomized double-blind dose titration study of the efficacy and anticholinergic side effects of transdermal compared to immediate release oral oxybutynin treatment of patients with urge urinary incontinence. J Urol 2001;166:140-5.

De Laet K, De Wachter S, Wyndaele JJ. Systemic oxybutynin decreases afferent activity of the pelvic nerve of the rat: new insights into the working mecha-nism of antimuscarinics. Neurourol Urodyn 2006;25:156-61.

Deaney C, Glickman S, Gluck T, Malone-Lee JG. Intravesical atropine suppression of detrusor hyper-reflexia in multiple sclerosis. J Neurol Neurosurg Psychiatry 1998;65:957-8.

Diokno AC, Appell RA, Sand PK, Dmochowski RR, Gburek BM, Klimberg IW, et al.; OPERA Study Group. Prospective, randomized, double-blind study of the efficacy and tolerability of the extended-release formulations of oxybutynin and tolterodine for overactive bladder: results of the OPERA trial. Mayo Clin Proc 2003;78:687-95.

Dmochowski RR, Davila GW, Zinner NR, Gittelman MC, Saltzstein DR, Lyttle S, et al; Transdermal Oxybutynin Study Group. Efficacy and safety of transdermal oxybutynin in patients with urge and mixed urinary incontinence. J Urol 2002;168:580-6.

Dmochowski RR, Sand PK, Zinner NR, Gittelman MC, Davila GW, Sanders SW; Transdermal Oxybutynin Study Group. Comparative efficacy and safety of transdermal oxybutynin and oral tolterodine versus placebo in previously treated patients with urge and mixed urinary incontinence. Urology 2003;62:237-42.

Dmochowski RR, Sand PK, Zinner NR, Staskin DR. Trospium 60 mg once daily (QD) for overactive bladder syndrome: results from a placebo-controlled interventional study. Urology. 2008;71:449-54.

Dorschner W, Stolzenburg JU, Griebenow R, Halaska M, Schubert G, Murtz G, et al. Efficacy and cardiac safety of propiverine in elderly patients: a double-blind, placebo-controlled clinical study. Eur Urol 2000;37:702-8.

Douchamps J, Derenne F, Stockis A, Gangji D, Juvent M, Herchuelz A. The pharmacokinetics of oxybutynin in man. Eur J Clin Pharmacol 1988;35: 515-20.

Eglen RM, Hegde SS, Watson N. Muscarinic receptor subtypes and smooth muscle function. Pharmacol Rev 1996;48:531-65.

Fader M, Glickman S, Haggar V, Barton R, Brooks R, Malone-Lee J. Intravesical atropine compared to oral oxybutynin for neurogenic detrusor overactivity: a double-blind, randomized crossover trial. J Urol 2007;177:208-13.

Finney SM, Andersson KE, Gillespie JI, Stewart LH. Antimuscarinic drugs in detrusor overactivity and the overactive bladder syndrome: motor or sensory actions? BJU Int 2006;98:503-7.

Fröhlich G, Burmeister S, Wiedemann A, Bulitta M. Intravesical instillation of trospium chloride, oxybutynin and verapamil for relaxation of the bladder detrusor muscle. A placebo controlled, randomized clinical test. Arzneimittelforschung 1998; 48:486−91.

Fusgen I, Hauri D. Trospium chloride: an effective option for medical treatment of bladder overactivity. Int J Clin Pharmacol Ther 2000;38:223−34.

Haab F, Cardozo L, Chapple C, Ridder AM; Solifenacin Study Group. Long−term open−label solifenacin treatment associated with persistence with therapy in patients with overactive bladder syndrome. Eur Urol 2005;47:376−84.

Haab F, Stewart L, Dwyer P. Darifenacin, an M3 selective receptor antagonist, is an effective and well− tolerated once−daily treatment for overactive bladder. Eur Urol 2004;45:420−9.

Halaska M, Ralph G, Wiedemann A, Primus G, Ballering−Brühl B, Hofner K, Jonas U. Controlled, double−blind, multicentre clinical trial to investigate long−term tolerability and efficacy of trospium chloride in patients with detrusor instability. World J Urol 2003;20:392−9.

Harriss DR, Marsh KA, Birmingham AT, Hill SJ. Expression of muscarinic M3−receptors coupled to inositol phospholipid hydrolysis in human detrusor cultured smooth muscle cells. J Urol 1995;154:1241−5.

Haruno A, Yamasaki Y, Miyoshi K, Miyake H, Tsuchiya K, Kosaka M, et al. Effects of propiverine hydro− chloride and its metabolites on isolated guinea pig urinary bladder. Folia Pharmacol Japon 1989;94:145− 50.

Haustein KO, Huller G. On the pharmacokinetics and metabolism of propiverine in man. Eur J Drug Metab Pharmacokinet 1988;13:81−90.

Hegde SS, Choppin A, Bonhaus D, Briaud S, Loeb M, Moy TM, et al. Functional role of M2 and M3 muscarinic receptors in the urinary bladder of rats in vitro and in vivo. Br J Pharmacol 1997;120:1409−18.

Hills CJ, Winter SA, Balfour JA. Tolterodine. Drugs 1998;55:813−20.

Holmes DM, Montz FJ, Stanton SL. Oxybutinin versus propantheline in the management of detrusor instability. A patient−regulated variable dose trial. Br J Obstet Gynaecol 1989;96:607−12.

Homma Y, Yamaguchi O. A randomized, double− blind, placebo− and propiverine−controlled trial of the novel antimuscarinic agent imidafenacin in Japanese patients with overactive bladder. Int J Urol. 2009;16:499−506.

Hughes KM, Lang JC, Lazare R, Gordon D, Stanton SL, Malone−Lee J, et al. Measurement of oxybutynin and its N−desethyl metabolite in plasma, and its application to pharmacokinetic studies in young, elderly and frail elderly volunteers. Xenobiotica 1992;22:859−69.

Hussain RM, Hartigan−Go K, Thomas SH, Ford GA. Effect of oxybutynin on the QTc interval in elderly patients with urinary incontinence. Br J Clin Pharmacol 1994;37:73−5.

Iijima K, De Wachter S, Wyndaele JJ. Effects of the M3 receptor selective muscarinic antagonist darifenacin on bladder afferent activity of the rat pelvic nerve. Eur Urol 2007;52:842−7.

Jensen D Jr. Uninhibited neurogenic bladder treated with prazosin. Scand J Urol Nephrol 1981;15:229− 33.

Jünemann KP, Al−Shukri S. Efficacy and tolerability of trospium chloride and tolterodine in 234 patients with urge−syndrome: a double−blind, placebo− controlled multicentre clinical trial (abstract 85B). Neurourol Urodyn 2000;19:488−90.

Kachur JF, Peterson JS, Carter JP, Rzeszotarski WJ, Hanson RC, Noronha−Blob L. R and S enantiomers of oxybutynin: pharmacological effects in guinea pig bladder and intestine. J Pharmacol Exp Ther 1988;247:867−72.

Kelleher CJ, Cardozo LD, Khullar V, Salvatore S. A medium−term analysis of the subjective efficacy of treatment for women with detrusor instability and low bladder compliance. Br J Obstet Gynaecol 1997;104:988−93.

Khullar V, Rovner ES, Dmochowski R, Nitti V, Wang J, Guan Z. Fesoterodine dose response in subjects with overactive bladder syndrome. Urology 2008;71: 839− 43.

Kobayashi F, Yageta Y, Segawa M, Matsuzawa S. Effects of imidafenacin (KRP−197/ONO−8025), a new anti−cholinergic agent, on muscarinic acetylcholine receptors. High affinities for M3 and M1 receptor subtypes and selectivity for urinary bladder over salivary gland. Arzneimittelforschung. 2007;57:92− 100.

Kondo S, Morita T, Tashima Y. Muscarinic cholinergic receptor subtypes in human detrusor muscle studied by labeled and nonlabeled pirenzepine, AFDX−116 and 4DAMP. Urol Int 1995;54:150−3.

Lee KS, Choo MS, Kim DY, Kim JC, Kim HJ, Min KS, et al. Combination treatment with propiverine hydrochloride plus doxazosin controlled release gastrointestinal therapeutic system formulation for overactive bladder and coexisting benign prostatic obstruction: a prospective, randomized, controlled multicenter study. J Urol 2005;174(4 Pt 1):1334−8.

Madersbacher H, Halaska M, Voigt R, Alloussi S, Höfner K. A placebo−controlled, multicentre study comparing the tolerability and efficacy of propiverine and oxybutynin in patients with urgency and urge incontinence. BJU Int 1999;84:646−51.

Madersbacher H, Knoll M. Intravesical application of oxybutynine: mode of action in controlling detrusor hyperreflexia. Preliminary results. Eur Urol 1995;28: 340−4.

Malone−Lee J, Shaffu B, Anand C, Powell C. Tolterodine: superior tolerability than and comparable efficacy to oxybutynin in individuals 50 years old or older with overactive bladder: a randomized controlled trial. J Urol 2001;165:1452−6.

Mansfield KJ, Liu L, Mitchelson FJ, Moore KH, Millard RJ, Burcher E. Muscarinic receptor subtypes in human bladder detrusor and mucosa, studied by radioligand binding and quantitative competitive RT−PCR: changes in ageing. Br J Pharmacol 2005; 144:1089−99.

Marschall−Kehrel D, Feustel C, Persson de Geeter C, Stehr M, Radmayr C, Sillén U, et al. Treatment with propiverine in children suffering from nonneurogenic overactive bladder and urinary incontinence: results of a randomized placebo−controlled phase 3 clinical trial. Eur Urol 2009;55:729−36.

Michel MC, Wetterauer U, Vogel M, de la Rosette JJ. Cardiovascular safety and overall tolerability of solifenacin in routine clinical use: a 12−week, open−label, post−marketing surveillance study. Drug Saf 2008;31:505−14.

Milani R, Scalambrino S, Milia R, Sambruni I, Riva D, Pulici L, et al. Double−blind crossover comparison of flavoxate and oxybutynin in women affected by urinary urge syndrome. Int Urogynecol J 1993;4:3−8.

Millard RJ; Asia Pacific Tolterodine Study Group. Clinical efficacy of tolterodine with or without a simplified pelvic floor exercise regimen. Neurourol Urodyn 2004;23:48−53.

Murakami S, Yoshida M, Iwashita H, Otani M, Miyamae K, Masunaga K, et al. Pharmacological effects of KRP−197 on the human isolated urinary bladder. Urol Int. 2003;71:290−8.

Nilvebrant L, Andersson KE, Gillberg PG, Stahl M, Sparf B. Tolterodine−−a new bladder−selective anti−muscarinic agent. Eur J Pharmacol 1997;327:195−207.

Nilvebrant L, Andersson KE, Matiasson A. Characterization of the muscarinic cholinoceptors in the human detrusor. J Urol 1985;134:418−23.

Nilvebrant L, Sparf B. Dicyclomine, benzhexol and oxybutynine distinguish between subclasses of muscarinic binding sites. Eur J Pharmacol 1986;123: 133−43.

Noronha−Blob L, Kachur JF. Enantiomers of oxybutynin: in vitro pharmacological characterization at M1, M2 and M3 muscarinic receptors and in vivo effects on urinary bladder contraction, mydriasis and salivary secretion in guinea pigs. J Pharmacol Exp Ther 1991;256:562−7.

Olshansky B, Ebinger U, Brum J, Egermark M, Viegas A, Rekeda L. Differential pharmacological effects of antimuscarinic drugs on heart rate: a randomized, placebo−controlled, double−blind, crossover study with tolterodine and darifenacin in healthy participants > or = 50 years. J Cardiovasc Pharmacol Ther 2008;13:241−51.

Olshansky B, Serra DB. Thorough QT study with recommended and supratherapeutic doses of tolterodine. Clin Pharmacol Ther 2008;83:231−2.

Ouslander JG, Shih YT, Malone−Lee J, Luber K. Overactive bladder special considerations in the geriatric population. Am J Manag Care 2000;6(suppl 11):S599−606.

Palmer LS, Zebold K, Firlit CF, Kaplan WE. Complications of intravesical oxybutynin chloride therapy in the pediatric myelomeningocele population. J Urol 1997;157:638−40.

Pietzko A, Dimpfel W, Schwantes U, Topfmeier P. Influences of trospium chloride and oxybutynin on quantitative EEG in healthy volunteers. Eur J Clin Pharmacol 1994;47:337-43.

Pontari MA, Braverman AS, Ruggieri MR Sr. The M2 muscarinic receptor mediates in vitro bladder contractions from patients with neurogenic bladder dysfunction. Am J Physiol Regul Integr Comp Physiol. 2004;286:R874-80.

Serra DB, Affrime MB, Bedigian MP, Greig G, Milosavljev S, Skerjanec A, et al. QT and QTc interval with standard and supratherapeutic doses of darifenacin, a muscarinic M3 selective receptor antagonist for the treatment of overactive bladder. J Clin Pharmacol 2005;45:1038-47.

Smith PH, Cook JB, Prasad EW. The effect of Ubretid on bladder function after recent complete spinal cord injury. Br J Urol 1974;46:187-92.

Song C, Park JT, Heo KO, Lee KS, Choo MS. Effects of bladder training and/or tolterodine in female patients with overactive bladder syndrome: a prospective, randomized study. J Korean Med Sci 2006; 21:1060-3.

Stahl MM, Ekström B, Sparf B, Mattiasson A, Andersson KE. Urodynamic and other effects of tolterodine: a novel antimuscarinic drug for the treatment of detrusor overactivity. Neurourol Urodyn 1995;14:647-55.

Stöhrer M, Madersbacher H, Richter R, Wehnert J, Dreikorn K. Efficacy and safety of propiverine in SCI-patients suffering from detrusor hyperreflexia--a double-blind, placebo-controlled clinical trial. Spinal Cord 1999;37:196-200.

Sussman D, Garely A. Treatment of overactive bladder with once-daily extended-release tolterodine or oxybutynin: the antimuscarinic clinical effectiveness trial (ACET). Curr Med Res Opin 2002;18:177-84.

Takeda M, Takahashi S, Nishizawa O, Gotoh M, Yoshida M, Masumori N. Imidafenacin, a novel anticholinergic, significantly improves nocturia, sleep disorders and quality of life in OAB patients: EVOLUTION (evaluating the value of nocturia-quality of life questionnaire utilization with treatment of imidafenacin for OAB patients suffering from nocturia) study. Jpn J Urol Surg. 2010;23:1443-52.

Takeda M, Takahashi S, Nishizawa O, Gotoh M, Yoshida M. Imidafenacin, a novel anticholinergic, significantly improves both nocturia and sleep disorders in OAB patients: EPOCH (evaluation of anticholinergics in in patients with overactive bladder and nocturia for cared-health) study. Jpn J Urol Surg. 2009;22:53-60.

Thüroff JW, Bunke B, Ebner A, Faber P, de Geeter P, Hannappel J, et al. Randomized, double-blind, multicenter trial on treatment of frequency, urgency and incontinence related to detrusor hyperactivity: oxybutynin versus propantheline versus placebo. J Urol 1991;145:813-6.

Todorova A, Vonderheid-Guth B, Dimpfel W. Effects of tolterodine, trospium chloride, and oxybutynin on the central nervous system. J Clin Pharmacol 2001;41:636-44.

Ückert S, Stief CG, Odenthal KP, Truss MC, Lietz B, Jonas U. Responses of isolated normal human detrusor muscle to various spasmolytic drugs commonly used in the treatment of the overactive bladder. Arzneimittelforschung 2000;50:456-60.

Van Kerrebroeck P, Kreder K, Jonas U, Zinner N, Wein A. Tolterodine once-daily: superior efficacy and tolerability in the treatment of the overactive bladder. Urology 2001;57:414-21

Versi E, Appell R, Mobley D, Patton W, Saltzstein D. Dry mouth with conventional and controlled-release oxybutynin in urinary incontinence. The Ditropan XL Study Group. Obstet Gynecol 2000;95:718-21.

Waldeck K, Larsson B, Andersson KE. Comparison of oxybutynin and its active metabolite, N-desethyl-oxybutynin, in the human detrusor and parotid gland. J Urol 1997;157:1093-7.

Yamada S, Seki M, Ogoda M, Fukata A, Nakamura M, Ito Y. Selective binding of bladder muscarinic receptors in relation to the pharmacokinetics of a novel antimuscarinic agent, imidafenacin, to treat overactive bladder. J Pharmacol Exp Ther 2011;336:365-71.

Yamaguchi O, Marui E, Kakizaki H, Itoh N, Yokota T, Okada H, et al.; Japanese Solifenacin Study Group. Randomized, double-blind, placebo- and propiverine-controlled trial of the once-daily antimuscarinic agent solifenacin in Japanese patients with overactive bladder. BJU Int 2007;100:579-87.

Yamazaki T, Muraki Y, Anraku T. In vivo bladder selectivity of imidafenacin, a novel antimuscarinic agent, assessed by using an effectiveness index for

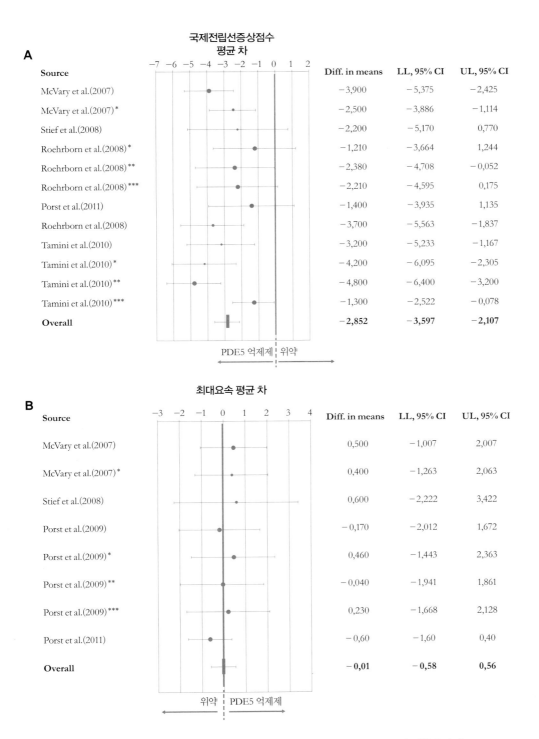

[그림 18-3] 메타분석에서 나타난 PDE5 억제제와 위약 간 하부요로증상에 대한 효과 비교

나타냈다. 이들을 정리하면, PDE5 억제제의 단독 사용이 의미 있는 IPSS 개선을 일으키고 α-차단제와의 병용 시에는 의미 있는 IPSS 개선과 함께 최대요속 증가를 가져오지만, PDE5 억제제 단독 사용만으로는 최대요속 증가를 일으키지는 못하는 것으로 요약된다. 그러나 Oelke 등(2012)이 진행한 최근의 국제 무작위 대조군연구에서는 기존의 연구 결과와는 다르게 PDE5 억제제인 tadalafil 5mg 매일 복용군에서도 tamsulosin 0.4mg 복용군과 대등할 정도로 위약 대비 유의한 최대요속 증가가 관찰됐다고 보고되었다. 따라서 이 점은 향후 더 증명될 필요가 있다. 국내 환자들을 대상으로 한 연구도 발표되었다. 168명의 발기부전 환자들을 대상으로 tadalafil 5mg을 매일 복용하도록 한 결과, 첫 방문 시 IPSS가 8점 이상이었던 환자들의 경우 12주 치료 후 IIEF-5의 개선과 함께 IPSS도 평균 4.8점 개선되었다.

Ⅱ 안전성

메타분석에 의하면 PDE5 억제제 단독요법군은 16%(301명/1879명)에서, 위약군은 6.0%(52명/870명)에서 부작용이 발생했다. 또한 α-차단제 단독요법군(5.1%, 5명/99명)과 α-차단제 및 PDE5 억제제 병용요법군(6.8%, 7명/103명) 간의 부작용 발생률은 유사했다. PDE5 억제제와 관련된 주요 부작용은 홍조, 두통, 요통, 현기증, 소화불량 등이었다. α-차단제와의 병용연구에서는 안면홍조, 두통, 현기증 등의 부작용이 관찰되었다.

PDE5 억제제와 α-차단제의 병용투여 시 혈압강하에 대한 안전성이 중요한 문제이다. 오전

[표 18-1] **PDE5 억제제 사용 시 주의사항**

병용 금기 약품	nitrates
	nicorandil
	doxazosin, terazosin
사용 금기 환자	불안정 협심증 환자
	3개월 이내의 심근경색증 환자
	6개월 이내의 뇌졸중 환자
	심부전이나 저혈압 환자
	심각한 간부전이나 신부전 환자
	비동맥성전부허혈시신경병증*non-arteritic anterior ischemic optic neuropathy* 환자
α-차단제와 병용 시	α-차단제 우선 사용 후 혈압 안정 상태에서 PDE5 억제제를 저용량부터 사용
	PDE5 억제제 복용 중인 환자는 α-차단제를 저용량으로 시작

에 tadalafil 5mg을 투여하고 저녁에 α-차단제(tamsulosin 0.2mg 또는 alfuzosin 10mg)를 투여한 경우 의미 있는 혈압저하가 나타나지 않았다는 보고가 있다. 한편, 비선택적 α-차단제와 tadalafil 5mg를 병용투여한 경우에는 혈압저하 관련 부작용이 15.4%에서 발생하여, 비선택적 α-차단제와 위약을 같이 사용한 경우(9.4%) 또는 선택적 α-차단제를 tadalafil 5mg과 병용투여한 경우(6.6%)보다 발생률이 높다고 보고되었다.

이와 관련하여 유럽비뇨기과학회 진료지침에서는 PDE5 억제제와 nitrates, potassium channel opener인 nicorandil 혹은 비선택적 α-차단제인 doxazosin과 terazosin 등과의 병용을 금지했으며, 또한 불안정 협심증, 3개월 이내의 심근경색증, 6개월 이내의 뇌졸중, 심부전, 저혈압, 심각한 간부전이나 신부전, 전부허혈시신경병증 환자의 사용도 금했다(〈표 18-1〉).

Ⅲ 진료지침에서의 PDE5 억제제

2012년 제7회 대한전립선학회-대한배뇨장애요실금학회 공동심포지엄에서 발표된 양성전립선비대증 치료에 관한 consultation meeting 보고 중 PDE5 억제제 관련 부분은 다음과 같이 그 효능의 가능성을 인정했다.

① PDE5 억제제는 하부요로증상을 개선시킨다.
② PDE5 억제제는 요속 증가를 개선시키지는 못한다. 한편 최근 연구에서는 α-차단제와 병용 시 α-차단제 단독에 비해 요속이 개선됐다는 보고가 있으며, PDE5 억제제 단독요법도 위약군에 비해 요속을 증가시킨다는 보고가 있다.
③ α-차단제와 PDE5 억제제 병용요법은 상승효과를 가져와 결과적으로 배뇨증상 개선을 나타낸다.
④ α-차단제와 PDE5 억제제 병용요법은 저혈압을 초래할 수 있으므로 주의가 필요하다.
⑤ PDE5 억제제 단독요법 또는 α-차단제와의 병용요법은 발기부전과 하부요로증상을 동반한 환자에서 치료적 가치가 있을 것이다.

한편 2013년에 발행된 유럽비뇨기과학회의 남성 하부요로증상의 치료 알고리즘은 α-차단제 사용과 거의 동일한 적응증에 PDE5 억제제인 tadalafil 5mg 매일 복용법을 제시했으며, 메타분석 결과를 토대로 상대적으로 젊고 비만지수가 낮으며 중증의 증상을 나타내는 환자에서 효과적으로 사용될 수 있을 것이라고 했다.

Ⅳ 향후 연구 진행 방향

현재까지의 연구들이 PDE5 억제제 단독요법 혹은 α-차단제와의 병용요법에 주된 관심을 쏟은 데 반해 최근에는 전립선의 크기가 큰 양성전립선비대증 환자에서 크기를 감소시켜 증상을 치료하는 finasteride 사용 시 tadalafil을 병용투여함으로써 하부요로증상과 성기능을 모두 개선시키려는 연구들이 시도되고 있다. Casabé 등(2014)에 의하면 45세 이상으로 전립선의 용적이 30mL 이상이고 IPSS가 13점 이상인 환자들을 대상으로 위약/finasteride군과 tadalafil/finasteride군의 6개월 사용 결과를 비교한 결과, IPSS, IPSS-subscore의 개선도가 4, 12, 26주 모두 tadalafil/finasteride군이 우월했다. 또한 IIEF-EF는 위약/finasteride군에서는 각 기간별로 -1.1, 0.6, 0.0으로 큰 개선이 없었던 반면, tadalafil/finasteride군에서는 3.7, 4.7, 4.7로 유의한 개선이 있었다고 보고됨으로써, 전립선이 크고 중등도 이상의 증상을 호소하는 양성전립선비대증 환자에서 finasteride와 tadalafil의 병용요법이 좋은 선택이 될 수 있음을 시사했다. 향후 이런 종류의 연구들이 더 진행되고 결과들이 축적된다면 중증 양성전립선비대증 환자에서 사용할 수 있는 새로운 병용요법이 제시될 수도 있을 것으로 기대된다.

Ⅴ 결론

발기부전 및 전립선비대증과 관련된 하부요로증상을 호소하는 환자에게 PDE5 억제제가 하부요로증상을 개선시키는 효과와 안전성이 있다고 입증되었다. 특히 비만도가 낮은 환자, 젊은 환자 및 중증의 하부요로증상을 가진 환자에서 더 효과적일 듯하다. α-차단제와 PDE5 억제제의 병용요법은 치료 상승효과를 보이지만 저혈압 증상의 발생 가능성을 고려해야 한다. 향후 finasteride 등 5-α환원효소억제제제와 tadalafil 병용요법에 대한 보다 많은 연구와 장기적인 안전성, 비용-효율성에 대한 연구들이 필요하다.

참고문헌

Andersson KE, de Groat WC, McVary KT, Lue TF, Maggi M, Roehrborn CG, et al. Tadalafil for the treatment of lower urinary tract symptoms secondary to benign prostatic hyperplasia: pathophysiology and mechanism(s) of action. Neurourol Urodyn 2011;30: 292-301.

Bechara A, Romano S, Casabé A, Haime S, Dedola P, Hernández C, et al. Comparative efficacy assessment of tamsulosin vs. tamsulosin plus tadalafil in the treatment of LUTS/BPH pilot study. J Sex Med 2008;5:2170-8.

Casabé A, Roehrborn CG, Da Pozzo LF, Zepeda S, Henderson RJ, Sorsaburu S, et al. Efficacy and safety of the coadministration of tadalafil once daily with finasteride for 6 months in men with lower urinary tract symptoms and prostatic enlargement secondary to benign prostatic hyperplasia. J Urol 2014;191:727-33.

Gacci M, Corona G, Salvi M, Vignozzi L, McVary KT, Kaplan SA, et al. A Systematic Review and Meta-analysis on the Use of Phosphodiesterase 5 Inhibitors Alone or in Combination with α-Blockers for Lower Urinary Tract Symptoms Due to Benign Prostatic Hyperplasia. Eur Urol 2012;61:994-1003.

Gacci M, Eardley I, Giuliano F, Hatzichristou D, Kaplan SA, Maggi M, et al. Critical analysis of the relationship between sexual dysfunctions and lower urinary tract symptoms due to benign prostatic hyperplasia. Eur Urol 2011;60:809-25.

Gacci M, Vittori G, Tosi N, Siena G, Rossetti MA, Lapini A, et al. A randomised, placebo-controlled study to assess safety and efficacy of vardenafil 10 mg and tamsulosin 0,4 mg versus tamsulosin 0,4 mg alone in the treatment of lower urinary tract symptoms secondary to benign prostatic hyperplasia. J Sex Med 2012;9:1624-33.

Guillaume M, Lonsdale F, Darstein C, Jimenez MC, Mitchell MI. Hemodynamic interaction between a daily dosed phosphodiesterase 5 inhibitor, tadalafil, and the alpha-adrenergic blockers, doxazosin and tamsulosin, in middle-aged healthy male subjects. J Clin Pharmacol 2007;47:1303-10.

Kang DH, Lee JY, Chung JH, Cho JM, Lee SH, Park J, Kim TH, et al. Comparison of efficacy for erectile function and lower urinary tract symptoms of tadalafil 20 mg on-demand and 5 mg once daily in patients with erectile dysfunction. Int J Clin Pract 2012;66:813-820.

Kaplan SA, Gonzalez RR, Te AE. Combination of alfu-zosin and sildenafil is superior to monotherapy in treating lower urinary tract symptoms and erectile dysfunction. Eur Urol 2007;51:1717-23.

Kim JH, Hwa JS, Lee CH, Yeo JG, Han JH, Lee JY, et al. Report from consultation meeting for the treatment of benign prostatic hyperplasia: medical treatment. In Proceedings, 7th Joint symposium of the Korean continence society and the Korean prostate society. 2012;7-44.

Kloner RA, Jackson G, Emmick JT, Mitchell MI, Bedding A, Warner MR, Pereira A. Interaction between the phosphodiesterase 5 inhibitor, tadalafil and 2 alpha-blockers, doxazosin and tamsulosin in healthy normotensive men. J Urol 2004;172:1935-40.

Kohler T, McVary K. The relationship between erectile dysfunction and lower urinary tract symptoms and the role of phosphodiesterase type 5 inhibitors. Eur Urol 2009;55:38-48.

Laydner HK, Oliveira P, Oliveira CR, Makarawo TP, Andrade WS, Tannus M, et al. Phosphodiesterase 5 inhibitors for lower urinary tract symptoms secondary to benign prostatic hyperplasia: a systematic review. BJU Int 2011;107:1104-9.

과 비교한 결과 방광수축력지수 및 방광 배뇨 효율성에 부정적인 영향을 미치지 않았으며(Nitti et al, 2013), 3상 임상연구에서 약물 복용 12주 후 대조군과 비교한 결과 24시간 평균 요실금 횟수 및 배뇨 횟수에서 유의한 감소가 나타났다. 또한 이전에 항무스카린제를 사용한 군과 사용하지 않은 군에서 모두 효과가 있는 것으로 나타났다. 항무스카린제와는 다른 약물학적 기전을 보이기 때문에 항무스카린제와의 병용요법에 관한 연구가 진행 중이다. Mirabegron은 과민성방광 증상에 대한 단독요법으로 승인되었으나 두 약물의 병용요법에 대한 2상 임상연구가 진행되었고, mirabegron(25mg 혹은 50mg)과 solifenacin(5mg 혹은 10mg) 병용요법

시 solifenacin 5mg 단독치료 시보다 회당 평균 배뇨량 및 빈뇨의 횟수가 유의하게 감소됨이 확인되었다. 항무스카린제의 경우 입안건조, 변비 등의 부작용 때문에 치료 1년 경과 시 약 60%의 환자가 약물을 중단하는 것으로 알려져 있다(Wagg et al, 2012). Mirabegron은 항무스카린제에 비해 입안건조, 변비, 요저류 등의 부작용 및 두통, 졸림somnolence, 인지장애도 적을 것으로 예상되나 비교연구가 아직 부족한 상태이다. 고혈압이 가장 흔한 합병증으로 나타났으며, 과민성방광 약물치료에서 약물 중단의 중요한 원인이 되는 입안건조 및 변비, 두통 증상은 유의하게 적은 것으로 확인되었다.

참고문헌

Abrams PH, Dunn M. A double blind trial of bromocryptine in the treatment of idiopathic bladder instability. Br J Urol 1979;51:24−7.

Abrams P, Artibani W, Cardozo L, Dmochowski R, van Kerrebroeck P, Sand P; International Continence Society. Reviewing the ICS 2002 terminology report: the ongoing debate. Neurourol Urodyn 2009;28:287.

Andersson KE, Bengtsson B. Paulsen O. Desamino−8−D−Arginine vasopression(DDAVP): Pharmachology and clinical use. Drugs Today 1988;24:509.

Asplund R, Aberg H. Diurnal variation in the levels of antidiuretic hormone in the elderly. J Intern Med 229:131−4.

Azzouzi AR, Fourmarier M, Desgrandchamps F, Ballereau C, Saussine C, Haillot O, et al. Other therapies for BPH patients: desmopressin, anti−cholinergic, anti−inflammatory drugs, and botulinum toxin. World J Urol 2006;24:383−8.

Bae WJ, Bae JH, Kim SW, Chung BH, Kim JH, Kim CS, et al. Desmopressin add−on therapy for refractory nocturia in men receiving α−blockers for lower urinary tract symptoms. J Urol 2013;190:180−6.

Baldessarini KJ. Drugs in the treatment of psychiatric disorders. In: Hardman JG, et al, editors. The pharmacological basis of therapeutics, 7th ed. New York: McMillan Publishing Co 1985;387−445.

Cugini P, Battisti P, Di Palma L, Cavallini M, Pozzilli P, Scibilia G, et al. Secondary aldosteronism documented by plasma renin and aldosterone circadian rhythm in subjects with kidney or heart transplantation. Ren Fail 14:69–76.

Hunsballe JM, Djurhuus JC. Clinical options for imipramine in the management of urinary incontinence. Urol Res 2001;29:118−25.

Igawa Y, Yamazaki Y, Takeda H, Hayakawa K, Akahane M, Ajisawa Y, et al. Functional and molecular biological evidence for a possible beta3−adrenoceptor in the human detrusor muscle. Br J Pharmacol 1999;126:819−25.

Weiss JP, Snyder JA, Ellison WT, Belkoff LH, Kleine BM. Fastdissolving desmopressin (MELT) is well tolerated in nocturia: results of a randomized, placebocontrolled study [abstract 1528]. J Urol 2010; 183:589−90.

Johnson TM 2nd, Burrows PK, Kusek JW, Nyberg LM, Tenover JL, Lepor H, et al. The effect of doxazosin, finasteride and combination therapy on nocturia in men with benign prostatic hyperplasia. J Urol 2007;178:2045−50.

Le Normand L. Comment je prescris le Minirin chez l'adulte. Progrès FMC 2005;15:2−3.

Leone Roberti Maggiore U, Cardozo L, Ferrero S, Sileo F, Cola A. Del Deo F, et al. Mirabegron in the treatment of overactive bladder. Expert Opin Pharmacother 2014;15:873−87.

Lose G, Mattiasson A, Walter S, Lalos O, van Kerrebroeck P, Abrams P, et al. Clinical experiences with desmopressin for long−term treatment of nocturia. J Urol 2004;172:1021−5.

Lose G, Lalos O, Freeman RM, van Kerrebroeck P; Nocturia Study Group. Efficacy of desmopressin (Minirin) in the treatment of nocturia: a double−blind placebo−controlled study in women. Am J Obstet Gynecol 2003;189:1106−13.

Maggi CA, Borsini F, Lecci A, Giuliani S, Meli P, Gragnani L, et al. Effect of acute or chronic administration of imipramine on spinal and suprapubic micturition reflexes in rats. J Pharmacol Exp Ther 1989;248:278−85.

Mattiasson A, Abrams P, Van Kerrebroeck P, Walter S, Weiss J. Efficacy of desmopressin in the treatment of nocturia: a double−blind placebo−controlled study in men. BJU Int 2002;89:855−62.

Nitti VW, Rosenberg S, Mitcheson DH. Urodynamics and safety of the ß3−adrenoceptor agonist mirabegron in males with lower urinary tract symptoms and bladderoutlet obstruction. J Urol 2013;190:1320−7.

Tyagi P, Thomas CA, Yoshimura N, Chancellor MB. Investigations into the presence of functional Beta1, Beta2 and Beta3−adrenoceptors in urothelium and detrusor of human bladder. Int Braz J Urol 2009;35:76−83.

van Kerrebroeck P, Abrams P, Chaikin D, Donovan J, Fonda D, Jackson S, et al. The standardisation of terminology in nocturia: report from the Standardisation Sub−committee of the International Continence Society. Neurourol Urodyn 2002;21:179−83.

van Kerrebroeck P, Rezapour M, Cortesse A, Thüroff J, Riis A, Nørgaard JP. Desmopressin in the treatment of nocturia: a double−blind, placebo−controlled study. Eur Urol 2007;52:221−9.

Wagg A, Compion G, Fahey A, Siddiqui E. Persistence with prescribed antimuscarinic therapy for overactive bladder: a UK experience. BJU Int 2012;110:1767−74.

Wang CJ, Lin YN, Huang SW, Chang CH. Low dose oral desmopressin for nocturnal polyuria in patients with benign prostatic hyperplasia: a double−blind, placebo controlled, randomized study. J Urol 2011; 185:219−23.

Weiss JP, Blaivas JG, Stember DS, Brooks MM. Nocturia in adults: etiology and classification. Neurourol Urodyn 1998;17:467−72.

Yamaguchi O, Chapple CR. Beta3−adrenoceptors in urinary bladder. Neurourol Urodyn 2007;26:752−6.

Yoong HF, Sundaram MB, Aida Z. Prevalence of nocturnal polyuria in patients with benign prostatic hyperplasia. Med J Malaysia 2005;60:294−6.

Yoshimura K, Ohara H, Ichioka K, Terada N, Matsui Y, Terai A, et al. Nocturia and benign prostatic hyperplasia. Urology 2003;61:786−90.

제 20 장

병용요법

강택원

1996년 Lepor 등이 최초로 다기관 무작위 이중맹검연구를 통해 finasteride와 terazosin의 단독 또는 병용요법에 대한 결과를 발표한 이후 전립선비대증의 증상을 완화하고 진행을 억제하기 위한 여러 방법이 시도되고 있다. 여기에는 α–차단제와 5–α 환원효소억제제5α-reductase inhibitor; 5–ARI, 항콜린제, 5형 포스포디에스테라아제phosphodiesterase type 5; PDE5 억제제inhibitor의 조합에 대한 연구 결과들이 포함된다.

I α–차단제와 5–ARI

1. 작용기전

α–차단제와 5–ARI의 병용은 증상을 완화하고 질병의 진행을 억제하기 위해 서로 다른 기전을 가진 약물을 병용하여 상승효과를 가져오도록 하는 것이다.

2. 사용 약물

Alfuzosin, doxazosin, tamsulosin, terazosin, silodosin, naftofidil과 같은 α–차단제와 dutasteride, finasteride와 같은 5–ARI를 병용한다. α–차단제들의 경우 수시간 내 또는 며칠 이내에 임상적 효과가 시작되며, 5–ARI들은 몇 달의 시간이 필요하다. 이 각각의 약물들은 다양한 조합이 가능한데, finasteride와 alfuzosin, doxazosin, terazosin, 그리고 dutasteride와 tamsulosin의 병용요법combined therapy이 최근의 임상시험들을 통해 시도되었다. 이러한 약물들은 각각 약물군들에 따른 효과와 부작용들을 보였고, 개별 약물들과 비교해서 복합 약물들이 서로 약물동력학적 차이를 보이지는 않았다.

3. 효과

병용요법을 단독요법 또는 위약과 비교한 연구들로는 PREDICT(Prospective European Doxazosin and Combination Therapy) 연구, MTOPS(Medical

Therapy of Prostatic Symptoms) 연구, CombAT(Combination versus Avodart or Tamsulosin) 연구 등이 있다. 약물 투여 초기에 α–차단제는 finasteride보다 증상 개선에 효과적이었고, 병용요법은 α–차단제 단독요법에 비해 우월하지 못했다. 위약군이 포함된 경우 α–차단제는 위약군에 비해 월등한 효과를 보인 반면, finasteride군은 그렇지 못했다. MTOPS 1년 연구에서도 비슷한 결과가 나타났다.

최근 MTOPS 4년 연구와 CombAT 2, 4년 연구에서 새로운 결과들이 보고되었다. CombAT 연구는 상대적으로 높은 전립선특이항원PSA, 큰 전립선을 가진 고령의 환자가 포함되어 연구 대상의 질환 진행 가능성이 높았다. 앞서 진행된 MTOPS 연구의 경우 추적기간이 6~12개월로 짧을 때의 결과에 비해, 장기간 진행된 연구의 결과들에서는 병용요법이 단독요법에 비해 국제전립선증상점수IPSS, 최고요속 개선에서 우월한 결과를 보였고, 급성요저류와 수술 필요성을 경감하는 효과가 나타났다. CombAT 연구의 경우 9개월 후부터 각각의 단독요법에 비해 병용요법에서 증상과 최고요속 개선이 나타났고, α–차단제 단독요법에 대한 급성요저류와 수술 필요성의 경감 효과는 8개월 이후부터 우세하게 나타났다고 한다. Chung 등(2012)은 황인종과 백인종을 비교한 연구에서 5–ARI에 대한 반응이 인종 별로 다를 수 있으나 치료효과는 비슷했다고 보고했다. MTOPS 연구와 CombAT 연구의 결과가 다른 이유는 α–차단제와 5–ARI의 종류보다 대상 환자들의 포함과 제외 기준이 달랐기 때문으로 생각된다. Dutasteride와 finasteride 단독요법은 병용요법과 비슷하게 효과적으로 전립선의 부피를 20~27% 정도로 줄였다.

α–차단제의 사용 중지에 대한 연구 결과들 중에

서 dutasteride, tamsulosin 병용요법 중 6개월 후에 tamsulosin을 중지한 경우 거의 3/4의 환자가 증상이 악화되지 않았으나, IPSS 20이 초과된 중증 환자의 경우에는 장기간의 병용요법이 더 효과적이었다. Finasteride와 α–차단제 병용요법을 9개월간 사용하다 α–차단제를 중지하고 3, 9개월째의 결과를 관찰한 다른 연구에서는 3개월(IPSS 변화 1.24), 9개월(IPSS 변화 −0.44)에 하부요로증상 개선효과가 지속되었다.

MTOPS 연구와 CombAT 연구 모두 단독요법보다 병용요법에서 IPSS가 4점 이상 감소했다. 또한 병용요법이 급성요저류, 요로감염, 요실금, 혈청크레아티닌creatinine 50% 이상 증가 등으로 정의할 수 있는 질환 진행을 예방하는 데 더 우수하고 건강 관련 삶의 질을 개선하는 것으로 나타났다. 〈표 20-1〉은 두 연구의 병용요법에서 나타난 질환 진행의 예방효과를 나타낸다.

4. 안전성과 고려할 점

CombAT 연구와 MTOPS 연구 결과 전반적인 부작용은 단독요법에 비해 병용요법에서 더 많이 발생했다. 따라서 병용요법은 일차적으로 중등도 이상의 증상을 가지고 질환의 진행이 우려되는 환자를

[표 20-1] 질환의 진행을 억제하고 삶의 질을 개선하는 병용요법의 효과

분류	MTOPS 연구	CombAT 연구
전반적인 질환 진행 위험	66%	44%
증상의 진행	64%	41%
급성요저류	81%	68%
요실금	65%	26%
전립선비대와 관련된 수술	67%	71%

대상으로 하며, 최소 1년 이상의 치료를 계획해야 한다. α-차단제 투약 중지는, 6개월 이상 사용한 후 증상이 호전된 환자들의 경우 고려할 수 있다.

Ⅱ α-차단제와 항콜린제

하부요로증상은 폐색 증상뿐 아니라 저장증상으로 인해 일상생활에 지장을 주는데, 특히 저장증상이 삶의 질을 더욱 악화시키는 것으로 알려져 있다. 따라서 저장증상을 바르게 진단하고 치료하는 것이 매우 중요하다. 최근 유럽비뇨기과학회의 전립선비대증 치료지침은, 중등도 이상의 하부요로 증상 환자가 단독요법으로 충분히 치료되지 않는 경우 α-차단제와 항콜린제의 병용요법을 고려해야 한다는 내용을 근거수준 1b로 권고했다.

1. 작용기전과 사용 방법

α_1 수용체와 무스카린수용체 M2, M3에 동시에 작용하여 상승효과를 이루어 폐색증상과 저장증상을 동시에 개선하고자 하는 방법이다. 저장증상은 방광의 배뇨근이상 외에 방광출구폐색으로 인해 발생할 수도 있는데, 이 경우 α-차단제 단독요법으로도 호전될 수 있으므로 저장증상이 있다고 해서 모든 환자에게 처음부터 항콜린제를 사용할 필요는 없다. 단, 배뇨근과활동성이 있는 경우에는 대부분 α-차단제만으로는 저장증상이 호전되지 않으므로 치료 초기부터 항콜린제를 사용하는 것이 좋다. 배뇨근과활동성 유무를 파악하기 위해 모든 전립선비대증 환자에게 치료 전 요역동학검사를 할 필요는 없지만, 임상증상만으로 배뇨근과활동성의 유무를 판정하는 것은 쉽지 않다. 실제 임상

에서는 대부분 요역동학검사를 시행하지 않고 약물치료를 시작하는 경우가 많고, 이 경우 α-차단제 단독요법이 효과가 없을 때 항콜린제 단독 또는 α-차단제와의 병용요법이 효과적일 수 있다. 저장증상이 동반된 하부요로증상 환자를 치료할 때는 요역동학검사 결과 배뇨근과활동성이 있거나 절박뇨, 절박요실금 등 뚜렷한 과민성방광 증상이 있는 경우 초기에 항콜린제를 사용하는 것이 바람직하다. 그렇지 않은 경우에는 요저류*urinary retention* 등의 부작용을 피하고 방광출구폐색에 의한 이차적 저장증상의 호전을 위해 먼저 α-차단제를 사용하고 저장증상이 좋아지지 않을 때 항콜린제 사용을 고려하는 것이 좋다.

2. 사용 약물과 효과

많은 약제들의 조합이 가능하며, 현재까지 α-차단제 중 doxazosin, tamsulosin, terazosin, naftopidil과 항콜린제 중 oxybutynin, propiverine, solifenacin, tolterodine, fesoterodine 등에 대한 연구 결과들이 보고되었다. 2005년 우리나라에서 수행된 Lee 등의 연구는 환자 211명을 대상으로 doxazosin 4mg 단독 사용과 doxazosin, propiverine 20mg 병용요법의 효과와 안전성을 조사했다. 두 군 모두에서 배뇨 횟수, 최고요속, 평균 배뇨량, IPSS의 호전이 나타났으며, doxazosin 단독요법군에 비해 병용요법군에서 배뇨 횟수, 평균 배뇨량, 저장증상, 절박뇨 증상의 호전이 더 우수했다. 병용요법에서 잔뇨가 좀 더 많아지는 것이 관찰되었으나 요저류를 일으킬 정도는 아니었으며, 전반적 부작용 발생률도 더 높았으나 이로 인한 약물 중지는 단독요법에 비해 높지 않았다. Kaplan 등(2006b)이 빈뇨와 절박뇨를 보이는 환자 879명을

위약군과 함께 tolterodine군, tamsulosin군, 병용요법군으로 나누어 치료한 결과 병용요법군이 가장 좋은 효과를 보였으며, 부작용은 모든 군에서 유의하지 않은 수준이었다. 그 외의 연구들에서도 α-차단제 단독요법에 비해 병용요법에서 빈뇨, 야간뇨, 절박뇨, 요실금 증상의 호전과 삶의 질 개선 효과가 높았다. 이 약물들의 장기 사용 결과는 충분하지 않으나, 단기간의 사용 결과를 보면 잘 선택된 환자들을 상대로 한 치료는 안전하며 치료효과도 좋았다.

3. 부작용

가장 빈번한 부작용은 입안건조이다. 대부분의 연구에서 잔뇨 증가가 보고되었는데, 평균 잔뇨량의 증가는 많지 않으나 많은 잔뇨와 심지어 요저류가 발생하는 경우도 있기 때문에 주의해야 한다. 요저류 위험을 줄이기 위해 200mL 이상의 잔뇨가 있는 환자에게는 사용하지 않도록 하고, 사용 중 배뇨지연, 잔뇨량 증가, 요저류 증상이 발생하는 경우 항콜린제 사용을 즉시 중지하도록 권고해야 한다. 확실한 폐색 증상과 많은 잔뇨를 보이는 환자의 경우 항콜린제를 추가하는 것보다 수술치료 등을 고려하는 것이 좋다.

Ⅲ α-차단제와 PDE5 억제제

하부요로증상과 발기부전은 병리기전 일부를 공유하며, 하부요로증상과 그 치료약물은 발기부전의 위험인자로 작용한다. 또한 MSAM-7(Multinational Survey of the Aging Male)의 보고에 의하면 발기부전을 호소하는 환자는 하부요로증상이 동반된 경우가 많기 때문에 발기부전 치료와 함께 하부요로증상에 대한 진단이 필요하고, 치료약물 선택에도 주의해야 한다. McVary 등(2008)은 발기부전 환자 81,659명에 대한 연구에서, 비뇨기과 치료를 받은 사람들이 일반의에게 치료받은 경우보다 먼저 전립선비대증에 대한 적절한 진단과 치료를 받을 수 있었다고 보고했다. 또한 전립선비대증 치료에 이용되는 α-차단제나 5-ARI는 성욕감퇴, 발기부전, 사정장애를 증가시킬 수 있기 때문에 이 문제를 항상 고려해야 한다.

1. 작용기전

Organ bath를 이용한 실험에서 PDE5 억제제와 α-차단제의 병용요법이 전립선과 해면체 평활근 *cavernosal smooth muscle*의 아드레날린 톤을 감소시킨다는 결과가 보고되었다. PDE5 억제제가 최고요속에 미치는 영향은 적지만 하부요로증상의 호전에 도움이 되기 때문에 특히 발기부전을 동반한 하부요로증상 환자에서 α-차단제와 병용할 때 좋은 효과를 기대할 수 있다.

2. 사용 약물과 효과

최근까지 PDE5 억제제와 α-차단제의 병용요법에 관한 무작위 대조연구들은 sildenafil, tadalafil, vardenafil과 alfuzosin, tamsulosin을 이용하여 수행되었다. Gacci 등(2012)의 메타분석연구에 의하면 두 가지 약물을 병용하여 치료한 경우 α-차단제 단독 사용군에 비해 IPSS(-1.8), IIEF(+3.6), 최대요속(+1.5ml/sec) 등에 효과가 있었다. 열홍조, 위식도역류, 두통, 소화불량 등의 부작용은 병용요법군에서 더 높았으나 심각한 부작용은 없었다(6.8% vs. 5.1%). 이 연구 결과에서 특이한 점은

[표 20-2] **혈압 조절을 위해 PDE5 억제제와 α-차단제를 같이 사용할 때의 주의점**

PDE5 억제제를 사용하기 전에 α-차단제 단독 사용 중 혈압이 안정적으로 유지되는가?
→ PDE5 억제제를 최소 용량부터 시작해야 한다.

PDE5 억제제를 이미 사용하고 있는 환자는 최소 용량의 α-차단제로 시작해야 한다.
→ α-차단제를 증량하면서 PDE5 억제제를 사용하면 저혈압이 발생할 수 있다.

혈압약 혹은 혈관 내 유효혈액량 감소를 유발할 수 있는 약제 사용 시 병용투여에 주의해야 한다.

PDE5 억제제 단독으로는 최대요속을 증가시키지 못했으나 병용요법에서는 α-차단제 단독에 비해 더 향상된 최대요속이 나타났다는 점이다.

최근 PDE5 억제제(tadalafil 5mg, daily)를 낮은 용량으로 매일 사용하거나 또는 sildenafil을 평상 시 용량으로 계속 사용하면서 α-차단제 투여를 최소 용량으로 시작하여 하부요로증상과 발기부전을 동시에 치료하려는 방법이 시도되고 있다. 이를 경증의 하부요로증상에 시도해볼 수 있으나, 아직 연구 결과가 더 필요하다. 특히 tadalafil과 doxazosin, vardenafil과 terazosin의 동시 투여도 혈압을 과도하게 하강시키는 효과가 나타날 수 있다. 이 두 가지 약물을 임상적으로 폭넓게 사용하기 위해서는 더 많은 연구 결과들이 필요하다. 두 가지 약물을 같이 처방하거나, 두 질환을 같이 가진 환자에게 투약할 때 혈압 변동과 관련하여 주의할 점은 〈표 20-2〉와 같다.

참고문헌

Athanasopoulos A, Chapple C, Fowler C, Gratzke C, Kaplan S, Stief C, et al. The role of antimuscarinics in the management of men with symptoms of overactive bladder associated with concomitant bladder outlet obstruction: an update. Eur Urol 2011;60:94–105.

Chapple C, Herschorn S, Abrams P, Sun F, Brodsky M, Guan Z, et al. Tolterodine treatment improves storage symptoms suggestive of overactive bladder in men treated with a-blockers. Eur Urol 2009;56: 534–43.

Chung BH, Lee SH, Roehrborn CG, Siami PF, Major-Walker K, Wilson TH, et al.; CombAT Study Group. Comparison of the response to treatment between Asian and Caucasian men with benign prostatic hyperplasia: long-term results from the combination of dutasteride and tamsulosin study. Int J Urol 2012; 19:1031–5.

Debruyne FM, Jardin A, Colloi D, Resel L, Witjes WP, Delauche-Cavallier MC, et al. Sustained-release alfuzosin, finasteride and the combination of both in the treatment of benign prostatic hyperplasia. European ALFIN Study Group. Eur Urol 1998;34: 169–75.

Filson CP, Hollingsworth JM, Clemens JQ, Wei JT. The efficacy and safety of combined therapy with α-blockers and anticholinergics for men with benign prostatic hyperplasia: a meta-analysis. J Urol 2013; 190:2153–60.

Fwu CW, Eggers PW, Kaplan SA, Kirkali Z, Lee JY, Kusek JW. Long-term effects of doxazosin, finasteride and combination therapy on quality of life in men with benign prostatic hyperplasia. J Urol 2013;190:187–93.

Gacci M, Corona G, Salvi M, Vignozzi L, McVary KT, Kaplan SA, et al. systematic review and meta-analysis on the use of phosphodiesterase 5 inhibitors alone or in combination with α-blockers for lower urinary tract symptoms due to benign prostatic hyperplasia. Eur Urol 2012;61:994–1003.

Kaplan SA, Gonzalez RR, Te AE. Combination of alfuzosin and sildenafil is superior to monotherapy in treating lower urinary tract symptoms and erectile dysfunction. Eur Urol 2007;51:1717–23.

Kaplan SA, He W, Koltun WD, Cummings J, Schneider T, Fakhoury A. Solifenacin plus tamsulosin combination treatment in men with lower urinary tract symptoms and bladder outlet obstruction: a randomized controlled trial. Eur Urol 2013;63:158–65.

Kaplan SA, Lee JY, Meehan AG, Kusek JW; MTOPS Research Group. Long-term treatment with finasteride improves clinical progression of benign prostatic hyperplasia in men with an enlarged versus a smaller prostate: data from the MTOPS trial. J Urol 2011;185:1369–73.

Kaplan SA, McCammon K, Fincher R, Fakhoury A, He W. Safety and tolerability of solifenacin add-on therapy to alpha-blocker treated men with residual urgency and frequency. J Urol 2009;182:2825–30.

Kaplan SA, McConnell JD, Roehrborn CG, Meehan AG, Lee MW, Noble WR, et al.; Medical Therapy of Prostatic Symptoms (MTOPS) Research Group. Combination therapy with doxazosin and finasteride for benign prostatic hyperplasia in patients with lower urinary tract symptoms and a baseline total prostate volume of 25 ml or greater. J Urol 2006a;175:217–20.

Kaplan SA, Roehrborn CG, Abrams P, Chapple CR, Bavendam T, Guan Z. Antimuscarinics for treatment of storage lower urinary tract symptoms in men: a systematic review. Int J Clin Pract 2011;65:487–507.

Kaplan SA, Roehrborn CG, Rovner ES, Carlsson M, Bavendam T, Guan Z. Tolterodine and tamsulosin for treatment of men with lower urinary tract symptoms and overactive bladder: a randomized controlled trial. JAMA 2006b;296:2319–28.

Kirby RS, Roehrborn C, Boyle P, Bartsch G, Jardin A, Cary MM, et al.; Prospective European Doxazosin and Combination Therapy Study Investigators. Efficacy and tolerability of doxazosin and finasteride, alone or in combination, in treatment of symptomatic benign prostatic hyperplasia: the Prospective European Doxazosin and Combination Therapy (PREDICT) trial. Urology 2003;61:119–26.

Lee JY, Kim HW, Lee SJ, Koh JS, Suh HJ, Chancellor MB. Comparison of doxazosin with or without tolterodine in men with symptomatic bladder outlet obstruction and an overactive bladder. BJU Int 2004;94:817–20.

Lee KS, Choo MS, Kim DY, Kim JC, Kim HJ, Min KS, et al. Combination treatment with propiverine hydrochloride plus doxazosin controlled release gastrointestinal therapeutic system formulation for overactive bladder and coexisting benign prostatic obstruction: a prospective, randomized, controlled multicenter study. J Urol 2005;174:1334–8.

Lepor H, Williford WO, Barry MJ, Brawer MK, Dixon CM, Gormley G, et al. The efficacy of terazosin, finasteride or both in benign prostatic hypertrophy. N Engl J Med 1996;335:533–9.

MacDiarmid SA, Peters KM, Chen A, Armstrong RB, Orman C, Aquilina JW, et al. Efficacy and safety of extended-release oxybutynin in combination with tamsulosin for treatment of lower urinary tract symptoms in men: randomized, double-blind, placebo-controlled study. Mayo Clin Proc 2008;83:1002–10.

McConnell JD, Roehrborn CG, Bautista OM, Andriole GL Jr, Dixon CM, Kusek JW, et al.; Medical Therapy of Prostatic Symptoms (MTOPS) Research Group. The long-term effect of doxazosin, finasteride, and combination therapy on the clinical progression of benign prostatic hyperplasia. N Engl J Med 2003;349:2387–98.

McVary K, Foley KA, Long SR, Sander S, Curtice TG, Shah H. Identifying patients with benign prostatic hyperplasia through a diagnosis of, or treatment for, erectile dysfunction. Curr Med Res Opin 2008;24:775–84.

Montorsi F, Roehrborn C, Garcia-Penit J, Borre M, Roeleveld TA, Alimi JC, et al. The effects of dutasteride or tamsulosin alone and in combination on storage and voiding symptoms in men with lower urinary tract symptoms (LUTS) and benign prostatic hyperplasia (BPH): 4-year data from the Combination of Avodart and Tamsulosin (CombAT) study. BJU Int 2011;107:1426–31.

Roehrborn CG, Barkin J, Siami P, Tubaro A, Wilson TH, Morrill BB, et al. Clinical outcomes after combined therapy with dutasteride plus tamsulosin or either monotherapy in men with benign prostatic hyperplasia (BPH) by baseline characteristics: 4-year results from the randomized, double-blind Combination of Avodart and Tamsulosin (CombAT) trial. BJU Int 2011;107:946-54.

Roehrborn CG, Barkin J, Tubaro A, Emberton M, Wilson TH, Brotherton BJ, et al. Influence of baseline variables on changes in International Prostate Symptom Score after combined therapy with dutasteride plus tamsulosin or either monotherapy in patients with benign prostatic hyperplasia and lower urinary tract symptoms: 4-year results of the CombAT study. BJU Int 2014;113:623-35.

Roehrborn CG, Kaplan SA, Jones JS, Wang JT, Bavendam T, Guan Z. Tolterodine extended release with or without tamsulosin in men with lower urinary tract symptoms including overactive bladder symptoms: effects of prostate size. Eur Urol 2009;55:472-9.

Roehrborn CG, Nickel JC, Andriole GL, Gagnier RP, Black L, Wilson TH, et al. Dutasteride improves outcomes of benign prostatic hyperplasia when evaluated for prostate cancer risk reduction: secondary analysis of the REduction by DUtasteride of prostate Cancer Events (REDUCE) trial. Urology 2011;78:641-6.

Roehrborn CG, Siami P, Barkin J, Damião R, Becher E, Miñana B, et al.; CombAT Study Group. The influence of baseline parameters on changes in international prostate symptom score with dutasteride, tamsulosin, and combination therapy among men with symptomatic benign prostatic hyperplasia and an enlarged prostate: 2-year data from the CombAT study. Eur Urol 2009;55:461-71.

Roehrborn CG, Siami P, Barkin J, Damião R, Major-Walker K, Morrill B, et al.; CombAT Study Group. The effects of dutasteride, tamsulosin and combination therapy on lower urinary tract symptoms in men with benign prostatic hyperplasia and prostatic enlargement: 2-year results from the CombAT study. J Urol 2008; 179:616-21.

Roehrborn CG, Siami P, Barkin J, Damião R, Major-Walker K, Nandy I, et al.; CombAT Study Group. The effects of combination therapy with dutasteride and tamsulosin on clinical outcomes in men with symptomatic benign prostatic hyperplasia: 4-year results from the CombAT study. Eur Urol 2010;57:123-31.

Siami P, Roehrborn CG, Barkin J, Damiao R, Wyczol-kowski M, Duggan A, et al; CombAT study group. Combination therapy with dutasteride and tamsulosin in men with moderate-to-severe benign prostatic hyperplasia and prostate enlargement: the CombAT (Combination of Avodart and Tamsulosin) trial rationale and study design. Contemp Clin Trials 2007; 28:770-9.

Yokoyama T, Uematsu K, Watanabe T, Sasaki K, Kumon H, Nagai A; Okayama Urological Research Group, et al. Naftopidil and propiverine hydrochloride for treatment of male lower urinary tract symptoms suggestive of benign prostatic hyperplasia and concomitant overactive bladder: a prospective randomized controlled study. Scand J Urol Nephrol 2009;43:307-14.

제 21 장

보완대체요법

문기혁

보완대체의학*complementary and alternative medicine*은 일반적으로 서양에서 발달한 전통의학*conventional medicine*을 제외한 모든 형태의 비전통의학*unconventional medicine*을 가리킨다(Eisenberg et al, 1998). 미국국립보건원은 이를 "다양한 범위의 치료에 대한 철학, 접근 방법, 치료법을 포괄하는 것으로, 일반적으로 의학 교육을 통해 가르쳐지지 않거나, 병원에서 일반적으로 사용하지 않거나, 의료보험을 통해 그 수가가 지급되지 않는 치료나 진료"라고 정의한다(Woolf et al, 1997).

보완대체의학은 고대 사회 이래로 질병 치료에 이용되었던 수많은 경험적 치료가 바탕을 이루고 있다. 국내에서는 전통적으로 한의학이 의료의 한 축을 이루고 있어 수많은 보완대체요법이 소개되고 있다. 또한 보완대체의학은 치료의 범위가 신체, 정신, 감정 등을 포괄하고 있고, 만성질환이 예방되거나 삶의 질이 향상되고 치료 방법이 자연적이며 부작용이 적을 것이라는 기대로 인해 관심이 급증하고 있다. 기존의 의학이 과학적으로 증명된 사실을 바탕으로 자체적인 논리적 체계를 갖추고 있는 데 반해, 대부분의 보완대체의학들은 경험적인 근거만을 내세우고 있어 한계를 가질 수밖에 없다. 따라서 '의학*medicine*'이라는 표현보다는 '요법*therapy*'이라는 용어가 타당하다. 보완대체의학이 기존의 치료법을 완전히 '대체'한다는 의미는 아니며, 실제로 보완대체요법이라는 이름으로 행해지는 치료 중 대부분이 기존의 양의학적 치료를 부정하기보다는 보조적 혹은 보완적인 목적으로 사용되고 있다.

전립선비대증 치료에서는 대기요법과 함께 적극적인 치료 방법으로 약물요법과 수술요법이 주류를 이루고 있다. 전통적으로 경요도전립선절제술이 가장 효과적인 치료법으로 받아들여졌지만, 최근에는 합병증이 없는 전립선비대증의 하부요로 증상에 대한 치료로 수술보다는 약물요법이 일차 치료로 선택되고 있다. 약물요법이 우선적으로 선호되는 근거는 다음과 같다. 첫째, 전립선비대증은 삶의 질을 악화시키는 질환이며, 따라서 치료의 일

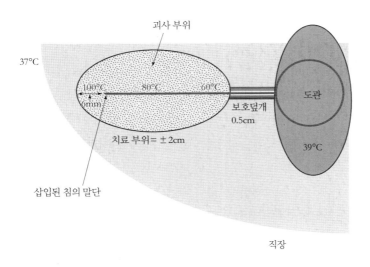

[그림 22-2] **경요도침소작술 시술 중의 온도 분포와 치료 범위**

내에 정확히 위치했는지를 확인할 수 있다. 시술 전 전립선 크기를 측정하여 전립선 내로 유치시킬 침의 길이를 계산할 수 있으며, 시술 도중 경직장초음파로 침 끝을 확인하면서 시술할 수도 있다. 침에서 5~6mm 정도의 거리에 열손상이 퍼질 수 있으므로, 침이 적절한 위치까지 도달했다고 판단되면 요로상피를 보호하기 위해 침의 근위부에서부터 테플론으로 된 보호덮개를 전진시킨다. 그러므로 침 끝이 전립선의 요도면에서 5~6mm 이내에 위치하면 안 되며, 요도는 경요도침소작술 도관에서 5~6mm 정도 나오는 덮개에 의해 보호된다. 침은 2개가 있으므로 1회의 시술에서 2개의 치료 부위가 생성된다.

시술 횟수는 전립선의 크기에 따라 다르나, 대개 20g의 전립선 조직에 한 쌍의 시술이 시행된다. 길이로 표현할 때는 3cm 길이 이내의 전립선요도에는 한 군데, 3~4cm 길이에는 두 군데에 시행하고, 추가되는 cm당 1회의 시술을 추가하며, 한쪽 면이 끝나면 반대편 엽에도 동일하게 반복한다. 방광경부에서 정구*verumontanum*까지 방광경부의 원위부 0.5~1cm에서 시작하여 정구의 근위부 1cm까지 1cm 간격으로 실시한다. 따라서 전립선이 80g 이상으로 클수록 시술 시간 또한 더 길어진다. 한 군데의 시술에 걸리는 5분 동안 전달되는 방사주파의 전력은 2~15W 정도이다. 침 끝의 온도는 80~100℃ 정도이고, 요도 내 온도는 온도감지기에 의해 43~44℃ 정도로 유지된다(그림 22-2). 시술 후에 가는 도뇨관을 유치하는 것이 좋고, 수술 후 1~3일째에 제거한다.

경요도침소작술의 가장 좋은 적응증은 주로 측엽*lateral lobe*비대가 있으며 크기가 60g 이하인 경우지만(Naslund, 1997), 더 큰 전립선에도 시행할 수 있으며, 이 경우 요도 길이 1cm마다 추가 시술을 해야 하므로 시술 시간이 길어지게 된다. 방광경부비대나 중엽비대만 있는 경우에도 시술이 가능하다. Minardi 등(2001)은 경요도침소작술의 이상적인 적응증으로 70세 이하, 전립선 크기가 60g 이하, 최대요속시 배뇨근압*PdetQmax*이 60cmH$_2$O

이하, 잔뇨량이 100mL 이하인 경우를 제시하였다.

3. 치료효과

세계 각국의 경요도침소작술 임상경험을 살펴보면, 국제전립선증상점수IPSS는 최저 50%, 최고 73% 감소하고, 최대요속은 최저 30%, 최고 280% 증가하는 것으로 보고된다(〈표 22-1〉).

방광출구저항에 대한 감소효과를 살펴보면, 경요도침소작술을 시행한 환자에서는 최대요속시 배뇨근압이 78.7cmH_2O에서 64.5cmH_2O로 감소했고, 경요도전립선절제술을 시행한 환자에서는 75.8cmH_2O에서 58.9cmH_2O로 감소했다. AG값 AG number은 각각 61.2에서 37.2, 58.3에서 10.9

로 감소하여 두 군 모두에서 통계적으로 의미 있는 호전이 나타났으나, 경요도침소작술을 시행한 환자군보다 경요도전립선절제술을 시행한 환자군의 개선효과가 통계적으로 의미 있게 높았다(Roehrborn et al, 1999). Minardi 등(2001)은 24명의 전립선비대증 환자에서 경요도침소작술을 시술한 결과, 최대요속시 배뇨근압은 시술한 지 3개월 후에 85.4cmH_2O에서 64.8cmH_2O로 감소(20%)했고, 시술 12개월 후에는 91.6cmH_2O에서 73.5cmH_2O로 감소하여, 3개월 이후에는 변화폭이 미약했다고 보고했다.

요도 외의 다른 경로를 통한 시술도 보고되었는데, Mukhtarov와 Arustamov(2002)는 경요도침

[표 22-1] **각국의 경요도침소작술 임상경험**

연구 집단	환자 수	추적 기간 (개월)	증상점수			최대요속		
			치료 전	치료 후	변화 정도(%)	치료 전	치료 후	변화 정도(%)
United States Prospective Study	130	12	23.7	11.9*	−50	7.8	14.6*	+68
United States Randomized Study	65	12	24.7	11.1*	−55	8.7	15.0*	+72
벨기에 브뤼셀(Schulman et al.)	34	12	21.6	9.0*	−56	9.9	16.8*	+69
	24	24	21.6	8.5*	−61	9.9	16.4*	+66
	14	36	21.6	8.5*	−61	9.9	16.9*	+71
영국 에핑(Virdi et al.)	51	12	20.3	12.0*	−40	7.8	13.8*	+76
	51	24	20.3	5.4*	−73	7.8	14.4*	+84
이탈리아 밀라노(Campo et al.)	72	12	20.8	6.2*	−70	8.2	15.9*	+93
	42	18	20.8	6.7*	−67	8.2	14.1*	+71
남아프리카공화국 요하네스버그 (Steele et al.)	41	12	22.4	7.0*	−68	6.6	10.2*	+54
	38	24	22.4	9.5*	−57	6.6	11.0*	+66
European Multicenter (Ramon et al.)	68	12	22.0	7.5*	−66	8.7	11.6*	+33
영국 셰필드(Chapple et al.)	58	12	22.0	10.0*	−54	8.8	11.5*	+30
그리스 이오안니나 (Giennakopoulos et al.)	50	12	22.4	9.1*	−59	7.6	16.8*	+121
오스트레일리아(Millard et al.)	20	12	19.0	8.2*	−56	3.0	11.4*	+280

*: $p < 0.01 \sim 0.0001$

소작술에서와 유사한 장비로 방광을 경유하여 시술한 23예를 1년간 관찰한 결과, 경요도 접근법보다 더 우수한 결과를 보였으며, 이 방법 역시 금기증이 거의 없고 외래에서 가능하다고 했다. Valli와 Cesaroni(2000)는 회음을 통해 경피소작술을 시행하여 출혈이나 합병증 없이 효과적으로 치료했다고 보고했다.

4. 부작용

그동안 시술된 경요도침소작술에 대한 보고들에서 가장 흔한 부작용은 수술 후 요저류인데, 보고자마다 다르지만 대략 13.3~41.6%에서 발생했으며, 수술 후 24시간 내에 약 40%에서 발생됐다. 두 번째로 흔한 부작용은 방광자극증상으로, 시술 초기에 약 40%에서 발생했다. 경요도침소작술의 작용기전을 고려하면 이 수치는 생각보다 높지만, 증상 자체는 경미하고 1~7일 내에 소실된다. Daehlin 등(2002)은 26예 시술 후 약 절반 정도에서 첫 1~2주간 회음통증이 나타나 진통제가 흔히 사용되었다고 했다. 요로감염은 3.1% 정도에서 발생하나, 예방적 항생제 투여로 부고환염이나 패혈증 등으로 발전하는 것은 완벽히 차단할 수 있었다. 요도협착은 드문 합병증으로, 발생률이 최대 1.5%까지 보고되었다. 혈뇨는 많은 환자에서 보이지만, 대개 경미하고 단기간만 지속된다. 단, 아스피린을 복용하고 있는 환자는 시술 7일 전에 끊어야 한다. 역행사정을 포함한 성기능장애는 다른 치료법과 비교할 때 극히 드물고, 요실금은 보고되지 않았다.

장기 효과는 재치료가 필요한지의 여부로 가장 잘 판정할 수 있는데, 일반적으로 경요도전립선절제술보다는 재치료율이 높으리라고 생각되나, 시술 후 2년 동안 관찰한 보고들에서 효과가 없어서 재

수술이 필요했던 경우는 12.7~14% 정도로 낮았다 (Schulman & Zlotta, 1995; Steele & Sleep, 1997).

5. 결론

전립선비대증에 시행하는 경요도침소작술은 여러 보고자에 의해 안전하고 비교적 효과적임이 입증되고 있다. 특히 전신마취나 척추마취를 견디기 힘든 고위험 환자에게도 적용할 수 있고, 효과적이며, 부작용 또한 적고, 입원할 필요가 없이 외래에서 시술한 후 귀가할 수 있다는 점이 매력적이다. 단기적으로는 최대요속과 증상점수 등이 의미 있게 개선되는 것으로 알려지고 통계적으로나 임상적으로 효과가 증명되었으나, 장기적으로도 치료성적이 우수한지는 추가 연구에서 확인되어야 할 것이다.

Ⅱ 경요도극초단파치료

1. 작용기전 및 장비

극초단파microwave는 조직 침투력이 뛰어나고 초점거리가 짧으며 수분이 포함된 조직에서는 수분을 이용하여 쉽게 고열을 발생시킬 수 있는 특성을 가지고 있다. 그러나 주파수가 낮으면 목적한 병소를 벗어나 먼 곳에 열을 발생시켜 주위 조직을 파괴하기 때문에, 병소가 극초단파 발생기에 가까운 경우에는 병소에만 고열을 발생시키기 어렵다. 주파수를 높이면 침투 거리가 짧아져 극초단파를 발사하는 단자와 가까운 1~2cm 사이의 병소에만 극초단파를 집중시킬 수 있으므로, 원하는 병소만을 고열로 괴사시킬 수 있다. 보통 사용하는 주파수는 915~1,296MHz이다. 전립선은 요도를 통해 비교적 쉽게 접근할 수 있는 표재성 장기와 같고, 형태

도 요도가 그 중앙에 있는 원형이라고 생각할 수 있으므로 극초단파를 응용하기에 알맞은 장기이다. 즉, 극초단파의 주파수를 높이면 요도에서 가까운 비대해진 전립선선종만을 선택적으로 괴사시킬 수 있고, 요도와 비교적 멀리 떨어진 직장이나 요도조임근 부위의 열 발생을 막아 이 조직들의 손상 없이 전립선비대증을 제거할 수 있다는 이론이다.

극초단파치료 시에는 주파수와 전력이 높아야 요도와 가까운 곳에 국소적으로 높은 열을 발생시킬 수 있다. 이때 요도상피를 보호하고 치료 시의 통증을 줄이기 위해 요도 표면을 충분히 냉각해야 한다. 치료단자를 위치시키는 방법은 직장 내강에 위치시키는 형태와 전립선요도에 위치시키는 형태 두 가지가 있다. 이 중 요도에 위치시키는 방법이 전립선 중앙에서 극초단파를 직접 침투시켜 고르게 열을 발생시킬 수 있으므로 효과적이다.

이런 조건에 맞추어 전립선요도에 단자를 삽입하고, 이 단자에서 전립선으로 극초단파를 방출하여 45~80℃의 높은 열을 발생시켜 치료하는 방법이 경요도극초단파치료transurethral microwave thermotherapy; TUMT이다.

경요도극초단파치료의 안전성과 효과를 높이기 위해서는 전립선에만 국소적으로 높은 열을 발생시켜야 한다. 이를 위해서는 극초단파의 주파수와 전력을 높이고 요도에서 조사해야 한다. Carter와 Tubaro(2000)는 전립선 내 온도가 50℃가 되면 치료효과가 급격히 상승한다고 했는데, 최신 경요도극초단파치료 기기는 50℃ 이상의 열을 낼 수 있도록 성능이 크게 개선되었다.

열치료의 치료 근거는 열에 의한 세포나 조직의 손상에서 찾을 수 있다. 이로써 나타나는 효과는 다음과 같다. ① 열에 의해 전립선선종세포의 괴사와 세포자멸사가 유도되며, ② 전립선요도와 방광경부의 신경수용체 파괴로 인한 자극반응 소실로 빈뇨 등의 배뇨증상이 감소하고, ③ 균 증식이 억제되고 살균작용이 일어나며, 전립선의 면역반응이나 약제 침투성이 증가한다(Brehmer & Baba, 2000).

2. 시술 방법

국소마취를 유도하고, 극초단파 단자가 잘 들어가도록 환자의 요도에 리도카인 젤을 주입한다. 이 단자 안에는 극초단파 조사선과 관류관, 온도감지기가 있다. 아무런 조작 없이 극초단파를 조사하면 요도 온도가 90℃ 가까이 상승하므로 환자의 고통이 심해 치료를 할 수 없다. 따라서 찬 관류액을 흘려 요도 표면을 차게 하여 환자가 고통을 느끼지 못하게 하고, 온도감지기로 요도 표면 온도를 측정하여 45℃ 이하로 유지한다. 항문을 통해 직장에도 온도감지기를 삽입하여, 치료하는 동안 전립선 상·중·하부의 표면 온도가 43℃ 이하가 되도록 감시한다. 이런 상태로 맞추어놓으면 전립선 내부 온도는 대략 50℃ 내외가 된다. 이 4군데의 온도를 보며 필요한 만큼 출력을 조절하여 안전하게 치료한다(그림 22-3). 치료 시간은 1시간이며 1회 치료를 원칙으로 하나, 필요하면 2~3회 시행하기도 한다. 치료 후에는 필요에 따라 도뇨관을 3~5일 동안 삽입하고 항생제를 투여한다. 치료 온도가 높으면 통증을 유발하므로, 최근에는 전립선에 mepivacaine epinephrine을 주사함으로써 통증을 줄이고 혈류를 감소시켜 치료효과를 높이기도 한다(Schelin, 2002). 가장 많이 사용되는 기종인 Prostatron의 고에너지 적용 프로그램인 Prostasoft 2.5에 이어 출시된 3.5에서는 에너지가 단계적으로 높아지는

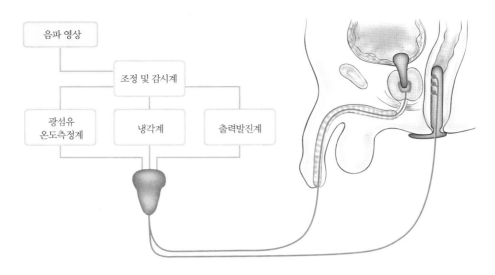

[그림 22-3] **경요도극초단파치료의 모식도** 전립선요도 중앙에서 극초단파가 방사되고, 도뇨관을 통하여 찬물이 순환되며, 요도와 직장에 삽입한 4개의 온도감지기로 요도 표면 온도가 측정된다.

대신 초기부터 80W로 치료가 시행되고 치료 시간이 1시간에서 30분으로 단축되었다. 이 시술법은 치료를 시작한 초기에는 2.5에 비하여 통증이 더 심하지만 10분을 넘기면 비슷해진다(Francisca et al, 2000).

3. 치료효과

De Wildt 등(1996)은 Prostasoft 2.5로 치료한 85명의 환자를 대상으로 연구한 결과, 전립선 용적이 40mL 이상인 전립선비대증이면서 심한 방광출구폐색이 있는 환자에서 결과가 좋았다고 보고했다. De la Rosette 등(1996)은 중등도이거나 심한 방광출구폐색 환자에서 치료효과가 좋다고 했다.

그러나 Walden 등(1998)은 Prostasoft 2.0으로 치료한 결과, 심한 폐색이 있는 환자보다 폐색이 심하지 않거나 중등도인 환자에서 치료 결과가 좋았다고 보고했다. 마찬가지로 Javle 등(1996)도, 심하지 않거나 중등도의 증상을 보이는 환자의 호전율

[표 22-2] **경요도극초단파치료의 환자 선택 기준**

전립선암이 있으면 배제
국제전립선증상점수 >15
요속의 감소
요도 길이: 35~50mm(ver. 2.0), 25~50mm(ver. 2.5)
요도방광경검사에서 중엽비대가 있으면 배제

이 더 높았다고 했다. 이렇게 상반된 결과는 아마도 기계의 기술적 차이에서 기인했을 가능성이 높으나, 정확한 답을 얻기 위해서는 더 많은 연구가 필요하다. 참고로 Tunuguntla와 Evans(2002)가 기술한 환자 선택 기준을 〈표 22-2〉에 소개한다. Yang과 Choi(2001)는 전립선 용적이 30~60mL이고 대칭이며 석회화가 많지 않은 환자, 최대요속이 7mL/sec 이상인 환자 중 요저류 병력과 전립선비대증 외의 요인이 없는 환자, 성적으로 활동적인 환자, 수술 고위험군 환자, 관혈적 수술을 거부하는 환자에게 시도하는 것이 좋다고 했다.

치료효과의 지속성을 살펴보면, 평균 증상 호전

율은 60%였고, 최대효과는 3개월 후에 나타났으며, 6개월과 12개월 후에는 지속적인 호전 상태가 유지되었다. 이러한 호전 효과는 2.5년까지 의미 있게 유지되었다. 시술 3개월 후에 최대요속이 시술 전 9~10mL/sec에서 5~6mL/sec 증가했고, 6개월과 12개월 후에는 평균적으로 약 50% 정도의 호전 상태가 유지되다가 30개월 후부터 악화되는 소견을 보였다. 그러나 경요도전립선절제술을 시행한 환자의 경우에는 최대요속의 호전 효과가 탁월했으며, 장기적으로 안정적인 상태가 유지되었다.

4. 부작용

환자들은 통상적으로 경요도극초단파치료에 잘 순응한다. 가끔 회음의 경미한 작열감을 느끼거나, 경미한 정도부터 심한 정도까지 요절박을 경험하는 경우도 있다. 보통 치료에 확신을 갖게 하고 주의를 다른 곳에 기울이게 하는 것만으로도 증상을 조절할 수 있지만, 환자가 매우 불편해할 경우에는 극초단파 방출을 일시 중지하는 것이 도움이 될 수 있다. 저에너지 치료에 비하여 고에너지 치료는 시술 전 또는 시술 중에 진통제 투여가 더 자주 필요하다(de la Rosette et al, 1997). 요저류는 거의 모든 환자에서 발생하는 것으로 생각되며, 평균 기간은 거의 2주이다(de Wildt et al, 2000). 또한 혈뇨와 요로감염이 주로 관찰되지만, 보통 경미하며 쉽게 치료된다(de la Rosette et al, 1997). 요저류와 이에 따르는 도뇨관 유치를 피하기 위해 일시적 생분해성 요도부목urethral stent을 유치하는 것이 연구되었고(Devonec & Dahlstrand, 1998), 다른 연구에서는 전립선요도 내 부목stent 유치가 증상 완화뿐 아니라 요속의 향상에도 기여한다고 결론지었다(Djavan et al, 1999). 성기능에는 고에너지 치료가 저에너지 치료보다 더 많은 영향을 미친다는 것이 밝혀졌다. 발기장애의 발생률은 0%에서 6%까지 보고되었다(de la Rosette et al, 1997). 역행사정은 0%에서부터 최대 33%에서까지 발생한다는 보고가 있다(Francisca et al, 1999). Yang과 Choi(2001)의 연구에서는 약 60%에서 요저류가 발생했으나 1~2주 내에 모두 회복되었고, 대부분 혈뇨, 혈정액증 등의 일과성이고 사소한 것들이었다. 또한 일시적인 발기장애, 요실금이 나타났으나 6개월 내에 소실되었다. 약 3% 미만에서 진정한 합병증이라 할 수 있는 무사정anejaculation이 관찰되었다는 보고가 있다. 요실금 발생은 보고된 예가 없다(de la Rosette et al, 1997).

미국 FDA에 의하면, 결장조루술colostomy과 부분음경절제술이 필요할 정도의 루fistula 10예, 음경/요도 조직손상 6예가 보고되었다(Feigal, 2001). 따라서 과거에 방사선치료를 받았거나 골반수술을 받은 경력이 있는 환자의 경우 주의해야 하고, 시술 중 환자의 반응을 주의 깊게 관찰해야 한다.

5. 결론

경요도극초단파치료는 아직까지 경요도전립선절제술의 보완적인 치료법으로 생각되나, 적응증을 좀 더 엄격히 하고 국소적으로 전립선 내의 온도를 더 높일 수 있는 기기를 사용하면 만족할 만한 치료효과를 얻을 수 있으며, 특히 수술 고위험군 환자에서는 유용한 치료 방법으로 생각된다. 또한 발전된 기기로 치료한 최근의 결과 보고에 따르면 최대요속 증가, 국제전립선증상점수 개선에서도 경요도전립선절제술에 버금가는 효과를 보이고 있다. 더 많은 연구가 이루어져야 하겠지만 향후 경요도극초단파치료가 유망한 치료법으로 자리 잡을 가능성도 있는 듯하다.

Ⅲ 고온수유도전립선고열치료

1. 작용기전 및 장비

고온수유도전립선고열치료*water induced thermotherapy for ablation of prostatic tissue; WIT*의 원리는 열에 의한 응고괴사를 유발하여 폐색성 전립선 조직을 제거하는 것이다. 전도성 열에너지의 열원은 고온수다. 극초단파 발생기나 레이저 섬유 같은 다른 에너지원들에서는 전자기 방사선에 의하여 열이 발생하므로, 장치로부터 상대적으로 더 먼 곳에서 열작용이 일어난다. 고온수유도전립선고열치료에서는 조직의 가열이 전립선 조직의 전기적 혹은 광학적 특성과 무관하기 때문에 전도열이 시가*cigar* 모양의 치료풍선 주위에 골고루 분포하게 된다(그림 22-4).

ArgoMed Thermoflex® System(ArgoMed, Inc., Cary, N.C.)은 Thermoflex 조종대와 일회용 고온수유도전립선고열치료 도관으로 구성되어 있다. 조종대는 미세열조절기*microprocessor-controlled heating unit*, 연동펌프*peristaltic pump*, 그리고 온도감지기로 이루어져 있다. 조종대로 정확하게 온도를 조절하여 물을 데우고 유지하며, 폐쇄도관 시스템*closed-loop catheter system*을 통하여 물을 순환시키고, 치료 장비와 상황을 시각적으로 확인할 수 있다. 45분 단독치료법은 온도상승기, 치료기, 그리고 5분 정도의 냉각기 단계로 이루어진다.

고온수유도전립선고열치료용 전립선 도관에는 2cm부터 0.5cm 간격으로 6cm까지 9개의 길이가 다른 풍선이 있다. 풍선의 길이는 측정된 전립선요

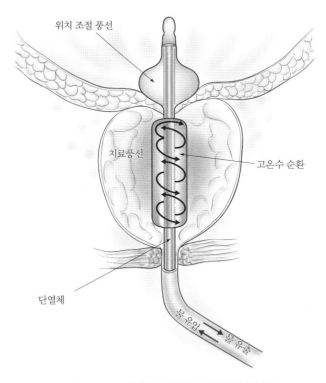

위치 조절 풍선

치료풍선

고온수 순환

단열체

물 유입

물 유출

[그림 22-4] 고온수유도전립선고열치료의 모식도

도의 길이(방광경부와 정구 사이)에 따라 결정된다. 따라서 적절한 크기의 치료풍선을 선택하기 위하여 치료 전에 반드시 전립선요도의 길이를 정확하게 측정해야 한다.

11개의 내강으로 구성된 도관의 몸체에는 8개의 단열성 공기실*air chamber*(정상 조직들을 보호하도록 고안된 공간), 중앙에 위치한 요배출 통로, 그리고 물의 순환을 위한 입구와 출구가 있다. 도관의 끝에는 2개의 구멍이 있어서 치료 중에도 지속적인 요 배출이 가능하다. 그리고 도관 끝의 근위부에는 치료풍선이 있다(그림 22-5). 도관의 바깥지름은 18Fr이다.

Larson 등(1998)은 8명의 환자에게 개복전립선적출술 예정일의 15~30일 전에 50Fr의 풍선을 사용하여 60℃로 고온수유도전립선고열치료를 시행했다. 시행 전에, 경직장초음파유도하에 전립선의 다양한 곳에 20~30개의 온도감지기를 유치했다. 치료 중 온도는 일정하게 유지되었으며, 전립선의 첨부와 기저부 쪽으로 갈수록 점차 온도가 내려가는 양상을 보였다. 풍선의 중앙부로부터 방사

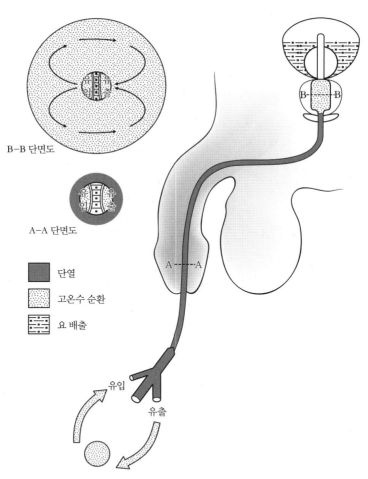

B-B 단면도

A-A 단면도

▮ 단열

▨ 고온수 순환

▤ 요 배출

유입

유출

[그림 22-5] **고온수유도전립선고열치료 도관이 유치된 모습과 구조**

경이 22Fr이고 길이는 35∼95mm이며, 36개월까지 유치시킬 수 있다(그림 22-6). 수술을 받기에 부적합한 전립선비대증 환자 30명에게 Memokath를 유치한 후의 결과를 보면, 모든 환자가 정상적으로 배뇨했고 평균 최대요속은 16mL/sec였지만, 환자별로 4mL/sec에서 25mL/sec에 이르기까지 차이가 많았다. 그리고 3명의 환자에서 5일부터 5개월 사이에 요저류가 나타났고, 2명의 환자는 전립선 첨부 폐색과 부목 이동으로 인해 부목을 제거했다(Poulsen et al, 1993). 이후 초기 모델에서 나타난 전립선 첨부의 비대반응으로 인한 폐색을 줄이기 위해 변형된 형태가 개발되었다.

ProstaCoil은 니티놀 재질로 만든 자가팽창 및 자가고정식self-retaining 부목이다. 방사선투시하에 17Fr 유도도관을 통하여 삽입하는데, 유도도관에서 빠져나오면 원래 크기로 팽창한다. 종류별로 외경이 24∼30Fr이며, 길이는 40∼80mm로 다양하고, 36개월까지 유치시킬 수 있다. 임상보고가 많지 않지만, Yachia 등(1994)은 평균 14개월 동안 추적

관찰한 결과, 평균 최대요속이 21.3mL/sec였다고 했다. 그중 1명(3%)은 요실금과 요절박으로 인해 부목을 제거했으며, 5명(17%)은 위치를 재조정했다.

나선형 부목은 일시적 부목의 초기 형태 중 하나로, 요실금이나 부목의 위치 이동 등의 문제점이 있지만, 국소마취하에 비교적 간단히 삽입할 수 있다는 장점이 있다. 널리 사용되지는 않으므로, 부작용을 최소화할 수 있는 새로운 재질과 형태가 계속 개발될지는 의문스럽다.

2) 폴리우레탄 부목polyurethane stent

요도 내 도관(Angiomed), Barnes 부목(Bard, Inc.), Trestle 부목(Microvasive) 등 3가지 종류가 있다.

① 요도 내 도관intraurethral catheter

Nissenkorn(1991)이 처음 소개한 것으로, 재질은 Puroflex라는 폴리우레탄이며, 16Fr의 외경에 길이는 40mm에서 60mm까지 있다. 도관의 모양을 보면 근위부 방광 쪽은 Malecot 도관처럼 생겼고 끝이 갈라져 있으며, 원위부 요도 쪽에는 나일론 실이 달려 있는데, 설치 후 위치 조정을 한 다음

A

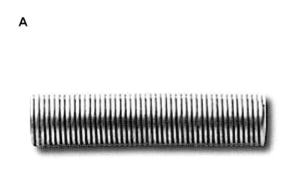

B

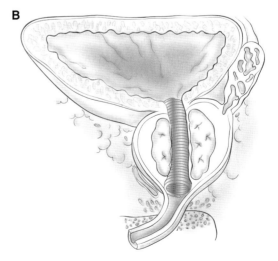

[그림 22-6] A. Memokath. B. Memokath를 전립선요도 내에 유치한 모습

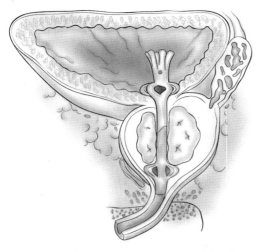

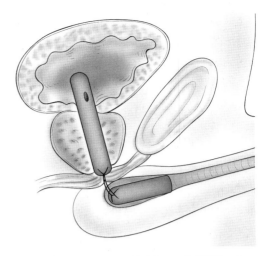

[그림 22-7] 폴리우레탄 요도 내 도관을 전립선요도에 유치한 모습

[그림 22-8] Trestle 부목을 요도에 장착한 모습

자른다(그림 22-7). 다른 부목에 비해 유치 가능 기간이 짧아 6개월 내에 교환해야 하지만 상대적으로 가격이 저렴하다. 외국의 보고에 따르면 43명의 요저류 환자에게 요도 내 도관을 삽입한 후 36명(84%)이 자가배뇨가 가능했다(Sassine & Schulman, 1994). 국내 연구에서도 급성 및 만성 요저류를 보인 12예의 수술 고위험군 환자에게 삽입한 후 8예(67%)에서 자가배뇨가 가능했고, 평균 최대요속은 11.8mL/sec였다. 합병증으로 조기에 도관을 제거한 경우는 4예(33%)였는데, 심한 방광자극증상 2예, 지속적 요저류 1예, 고열을 동반한 요로감염 1예였다(Jang et al, 1996).

이후에 언급할 Barnes 부목과 Trestle 부목은 레이저나 고열을 이용한 전립선비대증 시술 후의 일시적 요저류를 예방하기 위해 전립선요도 내 도관을 일부 변형하여 개발한 것이다.

② Barnes 부목Barnes stent

요도 내 도관을 약간 변형한 것으로, 폴리우레탄 재질로 되어 있고 외경이 16Fr이며, 근위부 말단은 Malecot 도관 모양이고 원위부에는 특별한 것이 없다. 전립선에 레이저치료를 받은 25명의 환자에게 사용한 결과, 22명(88%)은 수술 후 배뇨에 문제가 없었고 12주째에 쉽게 제거할 수 있었다(Barnes et al, 1996).

③ Trestle 부목Trestle stent

전립선 연결도관prostatic bridge catheter이라고 불리는 부목으로, 두 개의 관과 하나의 연결고리로 되어 있다. 전립선에 위치하는 관은 22Fr의 외경에 길이가 75mm이고 끝은 부드러운 재질로 되어 있다. 연결고리는 24mm의 실로 되어 있고 요도조임근에 위치하도록 하며, 원위부 관은 길이가 35mm로 구부요도에 위치시킨다(그림 22-8). 특수하게 고안된 삽입기구를 이용하여 국소마취하에 유치시킨다. Djavan 등(1999)은 경요도극초단파치료를 받은 54명의 환자 중 48명(89%)이 1개월간 특별한 합병증 없이 부목을 유지할 수 있었고, 증상 개선과 요속의 개선에 도움이 되었다고 했다.

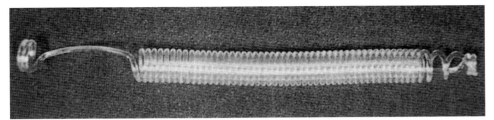

[그림 22-9] **생물분해성 SR-PLGA 부목**

3) 생물분해성 부목*biodegradable stent*

레이저나 극초단파치료 등의 저침습적 치료 후 부종 등으로 인해 발생하는 일시적 요저류를 예방하기 위해 부목을 사용하는데, 생물분해성 재료를 사용하면 나중에 제거하지 않아도 되는 장점이 있다. 사용하는 재료에 따라 글리콜산중합체를 이용한 SR-PGA(self-reinforced polyglycolide) 부목, 젖산을 이용한 SR-PLLA(self-reinforced poly-L-lactide) 부목, 혼성중합체*copolymer*를 이용한 SR-PLGA (self-reinforced polylactide/polyglucolide) 부목 등이 있다. 혼성중합체로 만든 것은 2~4개월 후에 생물분해되기 때문에 PGA나 PLLA로 만든 것보다 유치 기간이 길다(그림 22-9). 이런 생물분해성 부목은 비용효율 면에서 아직 유용성이 떨어진다.

(2) 영구적 부목

영구적 부목*permanent stent*은 재발요도협착 환자에 처음 도입되었는데, 현재는 배뇨근조임근협동장애 *detrusor-sphincter dyssynergia*(Chancellor et al, 1999; Gajewski et al, 2000), 전립선암 근접치료 후의 방광출구폐색(Konety et al, 2000), 근치전립선절제술 후의 해부학적 요도협착과 요실금(Meulen et al, 1991)이나 복합요도협착(Tillem et al, 1997) 등에 사용되고 있다.

1) UroLume

UroLume(American Medical Systems) 내요도 보형물*endourethral prosthesis*은 바깥쪽으로 팽창하려는 구조로 된 원통형의 그물망 부목이다. 금속 초합금 *metal superalloy* 재질로 되어 있고, 42Fr의 외경에 길이는 1.5cm에서 4cm이다. 특수 고안된 21Fr의 유치기구를 이용하여 방광경으로 직접 보면서 전립선요도 내에 삽입한다(그림 22-10). 요도 상피세포가 점차 자라 들어와 전체를 덮으면 방광경과 겸자로 부목을 제거한다. Chapple 등(1990)이 처음으로 UroLume 부목을 사용한 결과를 보고했는데, 평균 8.2개월 동안 추적관찰한 결과 12명 중 11명(92%)이 만족스러운 배뇨를 했고, 평균 최대요속은 13.6mL/sec였다. 북미 UroLume 연구자 모임의 대규모 다기관연구에서 비요저류군 95명과 요저류군 31명을 24개월 동안 추적관찰한 결과, 비요저류군의 증상점수는 14.3점에서 5.4점으로 호전되었고, 최대요속은 9.1mL/sec에서 13.1mL/sec로 증가했다. 요저류군은 24개월 후 증상점수가 4.1점, 최대요속은 11.4mL/sec였다(Oesterling et al, 1994). 유럽에서 시행된 다기관연구에서는, 부목의 철사 굵기를 증가시켜 요도벽 쪽으로 팽창하면서 길이가 줄어드는 단점을 보완한 모델을 이용하여 12개월 동안 추적관찰한 결과, 비요저류군의 증상점수는 14.1점에서 6.4점으로 호전되었고, 최대요

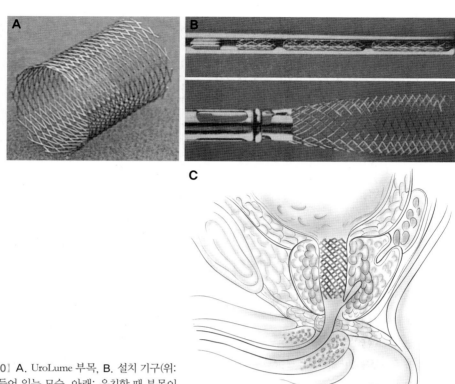

[그림 22-10] A. UroLume 부목, B. 설치 기구(위: 기구 속에 들어 있는 모습, 아래: 유치할 때 부목이 확장되어 나옴), C. 요도에 유치된 모습

속은 9.3mL/sec에서 15.7mL/sec로 증가했다. 요저류군은 12개월 후 증상점수는 4.5점이었고, 최대요속은 13.1mL/sec였다(Guazzoni et al, 1994). 그러나 장기 추적관찰 결과 합병증이 38%나 보고되어 이 변형된 부목은 더 이상 사용되지 않았다. 초기의 만족할 만한 보고에도 불구하고 이후의 보고에서 요로상피의 육아종 형성, 부목의 위치 이동, 지속적인 방광자극증상과 사정 시 통증 등 비교적 합병증이 많아서 일반적인 사용을 제한해야 한다는 주장이 있다(Bajoria et al, 1995).

2) Memotherm

Memotherm(Angiomed)은 형상기억합금인 니티놀 재질로 만들어져 온도에 반응하여 42Fr까지 팽창하지만, 길이가 줄어들지는 않는다. 특수 고안된 장착용 기구를 이용하여 방광경으로 직접 보면서 유치하는데, 길이는 1.5cm에서 8cm까지 다양하며 한 가닥으로 엮어 만들어져 제거하기 쉽다. Williams와 White(1995)는 요역동학검사에서 방광출구폐색으로 확인된 48명의 환자에게 Memotherm을 설치한 결과, 37명(77%)만이 배뇨에 성공했고, 나머지에게는 치골상부방광루를 설치해야 했으며, 합병증이 많아 13명에서는 제거해야 했으므로 결과가 만족스럽지 않다고 했다. 다른 보고도 요로감염과 절박뇨(56%), 요도상피의 과증식(34%), 요도협착(10%) 등 합병증의 발생률이 높았다고 했다(Gesenberg & Sintermann, 1998). 국내의 보고에 따르면 마취 고위험군 6예에서 사용하여 6개월 동안 추적관찰한 결과, 증상점수는 28점에

가 흡수될 때까지는 증상이 심하지 않으며, 3L가 흡수되면서부터 심한 증상이 나타난다고 보고되었다. 또한 수술 중 호흡 에탄올 측정, 수술 중 환자 몸무게 측정, 방광압력 상승 방지 등이 경요도절제 술후증후군 예방에 효과가 있는 것으로 나타났다. 이런 방법들은 경요도절제술후증후군을 조기 발견하는 데 유용하지만, 임상적으로 널리 이용되지는 않는다.

경요도절제술후증후군의 치료법은 증상을 조기에 발견하는 것과, 신속히 수술을 끝내는 것이다. 유출된 용액이 지연 흡수되어 수술 후 24시간 후에도 경요도절제술후증후군이 발생할 수 있다. 수술 시 혈청 내 삼투압과 나트륨을 자주 체크해야 하며, 환자의 활력징후를 잘 살펴보아야 한다. 혈청 내 나트륨이 125mEq/L 이하로 떨어지지 않는 한 의식의 변화는 오지 않으며, 대개는 생리식염수 투여와 이뇨제 투여로 잘 치료된다. 교뇌 수초용해 *pontine myelinolysis*를 방지하기 위해서 나트륨의 교정은 시간당 1.5mmol/L를 넘지 않아야 한다. 심한 경우에는 3% 생리식염수 250~500cc를 6시간 이상 투여하며, 필요하면 이뇨제와 함께 투여한다.

(4) 수술 후 배뇨장애

경요도전립선절제술 시행 후 초기에 약 0.5~12%의 환자에서 배뇨장애*failure to void*가 발생한다. 저장성방광*hypotonic bladder*을 갖지 않은 환자는 장기간 요저류의 발생률이 1% 미만이다. 경요도전립선절제술을 받은 환자 379명을 대상으로 시행한 연구에서는 수술 후 초기에 약 12%에서 배뇨장애가 나타났다고 한다. 급성요저류를 보였던 환자의 10%, 만성요저류를 보였던 환자의 38%, 만성적으로 많은 잔뇨가 남는 상태에서 급성요저류를 보인

환자의 44%가 경요도전립선절제술 후에 배뇨를 하지 못하는 것으로 나타났다. 수술 전에 요저류가 나타났던 경우에는 감염과 같은 이환율이 증가했다. 수술받은 환자 중 1%는 장기간의 도관 유치가 필요했다.

(5) 부고환염과 요로감염

부고환염의 발생률은 1.1%, 요로감염은 15.5%로 보고되고 있다. 과거에는 부고환염을 예방하기 위해 정관수술을 실시하기도 했는데, Baum-rucker(1985)는 수술 시 정구손상을 피하고, 항상 새 도관을 사용하며, 항생제를 충분히 사용하고, 조기에 도관을 제거함으로써 부고환염을 예방할 수 있다고 했다.

2. 후기 합병증

(1) 발기장애와 역행사정

경요도전립선절제술 시행 후 발생하는 발기장애*erectile dysfunction*는 주로 주관적인 기준으로 평가하기 때문에 정확한 빈도를 측정하기는 어렵다. 일부 보고에 따르면 평균 발생빈도는 3~40% 정도라고 한다. 발생기전을 보면, 신경근다발*neuromuscular bundle*이 전립선피막의 3시와 5시 방향을 지나가게 되는데, 이것이 경요도전립선절제술 시행 시 절제경에서 방출되는 열에 의해 손상을 입기 때문이라고 설명되고 있으나, 이와 상관없다는 반대 주장을 제시한 보고도 있다. 일부 보고에서는 나이가 많은 경우(65세 이상)와 선종의 크기가 작은 경우에는 절제경이 신경근다발에 근접하게 되기 때문에 발기장애의 빈도가 증가한다는 가설을 제시했다. 역행사정*retrograde ejaculation*은 경요도전립선절제술 시행 후 환자의 약 75%에서 보고되고 있

으므로, 수술 전에 환자에게 그 위험성을 충분히 설명해야 한다. 최근 보고에서는 경요도전립선절제술 시행 후 수술 후 발기장애는 4.2%, 역행사정은 31%의 빈도를 보였다고 한다.

(2) 요실금과 배뇨장애

경요도전립선절제술 시행 후의 완전요실금total urinary incontinence의 빈도는 1% 미만으로 매우 낮다. 복압요실금stress urinary incontinence은 절제 시의 외요도조임근 손상으로 인해 이차적으로 생길 수 있으며, 약 1~2%에서 발생한다. 절박요실금urge incontinence은 약 5~25%의 빈도로 발생한다. 절박뇨는 가장 오래 지속되는 증상 중 하나인데, 불안정한 방광배뇨근에 의해 발생하며, 그 빈도는 7~77%이다. 일부 보고는 대상 환자를 잘 선별하고 적절한 기구를 사용하면 요실금의 발생빈도를 최소화할 수 있다고 했다.

(3) 지속적 배뇨증상과 재발

경요도전립선절제술 시행 후 약 80~90%는 치료 결과가 좋은 반면, 약 15%에서는 추가 치료가 필요한 지속적인 배뇨증상이 나타난다. 가장 흔한 지속적인 배뇨증상으로는 야간빈뇨, 절박뇨, 주간빈뇨 등이 있으며, 이는 선종의 재성장, 방광경부구축, 요도협착으로 인해 나타날 수 있다. 수술 후 시행한 요역동학검사 결과 4~37%에서 폐색을 입증할 만한 소견이 보였으며, 방광배뇨근의 불안정 또는 방광 순응도compliance의 감소가 67% 이상에서 나타나는 것으로 보아 지속적인 배뇨증상에는 주로 배뇨근의 이상이 관여함을 알 수 있다. 따라서 경요도전립선절제술 시행 후 지속적인 배뇨증상을 보이는 경우 요역동학검사를 통해 방광기능을 검사

하여 이러한 증상의 원인을 제거해야 할 것이다.

(4) 요도협착과 방광경부구축

요도협착의 발생빈도는 많게는 3.1%, 적게는 1.9%로 보고되고 있다. 방광경부구축은 0.5~3%에서 발생한다고 보고되고 있으며, 전립선선종의 크기가 작은 경우 그 빈도가 증가한다고 한다. 이러한 이유로 선종이 작은 경우 일부에서는 경요도전립선절제술보다는 경요도전립선절개술transurethral incision of the prostate; TUIP을 권유하고 있다.

(5) 재수술률

Sidney 등(1992)이 발표한 보고에서 8,000명의 환자를 대상으로 경요도전립선절제술을 시행한 후 잔존 선종으로 인한 재수술률reoperation rate을 보면, 수술 후 첫해에 1.3%, 5년째에 4.2%, 7년째에 7.6%가 재수술을 받았다. Lu-Yao 등(1994)도 285,000명의 전립선비대증 환자를 대상으로 재치료가 필요한 경우를 연구한 결과, 75세 이상에서 5.7%, 75세 이하에서 5.4%가 두 번째 경요도전립선절제술이 필요했다고 발표했다. 재수술이 필요한 이유가 불충분한 절제 때문인지, 선종의 재성장 때문인지는 구별하기 어려운데, 이는 대부분의 연구에서 전립선비대증과 수술 후 협착 혹은 방광경부구축을 감별하기 어렵기 때문이다.

(6) 사망률

지난 50~60년 동안 경요도전립선절제술과 관련된 수술 후 사망률mortality은 의미 있게 감소했다. 최근 보고에 따르면 수술 후 30일 이내에 사망할 전체 위험률은 0.1%이며, 대부분의 사망은 심근경색에 기인했다고 한다. Concato 등(1992)은 개복전립선

절제술과 경요도전립선절제술의 사망 위험이 똑같이 낮다고 했다.

Ⅶ 치료 성적

경요도전립선절제술의 치료 성적은 내시경검사를 통해 확인되는 것과 같은 객관적인 변화보다는 주로 수술 전의 국제전립선증상점수와 밀접한 관련이 있다. 경요도전립선절제술 후 환자의 78~96%에서 증상이 호전되었고, 85%에서 증상점수가 감소했다. 전립선절제율 30%를 전후하여 배뇨증상점수가 크게 달라지므로, 경요도전립선절제술 시에 효과적인 배뇨 개선을 위해서는 측정된 전립선 용적에서 최소한 30% 이상 절제하는 것이 바람직하다고 한다.

 Bruskewitz 등(1997)은 수술 후 첫해에 84%에서, 3년째에 75%에서 좋은 치료 결과가 나타났다고 했다. 경요도전립선절제술 시행 후 국제전립선증상점수, 배뇨 후 잔뇨량, 최대요속 등 대부분의 증상이 개선되는 양상을 보임에도 불구하고 야간빈뇨는 가장 오랫동안 지속되는 증상 중 하나이다.

 일부 문헌에 따르면 최대요속은 평균 6~10mL/sec 향상되었으며, 증상 개선은 3~5년 동안 지속되었다. Wasson 등(1995)은 경요도전립선절제술을 시행한 군과 추적관찰만 시행한 군을 비교한 결과, 경요도전립선절제술을 시행한 군의 환자들이 치료 결과에 매우 만족했으며, 다른 부작용은 관찰되지 않았다고 했다. 최근에 500명을 대상으로 경요도전립선절제술을 시행한 결과 수술 후 첫해에 90%에서 만족스러운 결과를 얻었다. 최근 29개의 전향적 연구를 대상으로 시행된 메타분석에서 경

요도전립선절제술 시행 후 하부요로증상의 개선은 70.6%(95% CI 66.4~75.5%)의 좋은 결과를 보이는 것으로 확인되었다.

Ⅷ 경요도전립선절개술

경요도전립선절개술은 방광출구폐색에 효과적인 것으로 인정된 치료 방법이다. 이 수술은 작은 전립선에서 나타나는 전립선비대증의 수술치료로서, 또한 경요도전립선절제술을 대체하는 치료 방법으로서 효율성과 안정성이 입증되었다.

1. 적응증

경요도전립선절개술은 경요도전립선절제술과 적응증이 유사하다. 즉, 재발요로감염, 요저류, 방광출구의 폐색증상과 자극증상 등에 대해 시행하며, 심장판막수술 환자와 같이 항응고제를 사용하는 환자나 다른 심한 내과 질환 때문에 경요도전립선절제술이 적절하지 않은 사람에도 시행할 수 있다.

 대개 경요도전립선절개술을 시행하기에 적절한 전립선의 크기는 30g 정도로 생각되나, 수술자에 따라 20~40g의 범위에서 시행하고 있다. Jahnson 등(1998)은 약 2년간 20~40g 정도의 전립선에 시행한 경요도전립선절개술과 경요도전립선절제술을 비교하여, 경요도전립선절개술을 받은 환자 중 약 25%가 2년 내에 이차 수술이 필요했고, 많은 수에서 절개 부위의 유착이 발생했다고 보고했다. 반면에 전립선이 20g 이하인 환자에서는 경요도전립선절개술과 경요도전립선절제술 사이에 효과의 차이가 없었다는 보고도 있다.

 경요도전립선절개술을 시행하기에 적절한 경우

는 수술 전에 방광요도경으로 전립선을 관찰했을 때 전립선요도가 짧고 방광경부의 상승이 심한 경우, 측엽으로 인한 폐색이 심하지 않은 경우이다. 일차적인 방광경부구축, 중엽비대 등도 경요도전립선절개술을 시행하기에 적절한 경우이다.

2. 기술

경요도전립선절개술은 5, 6, 7, 12시 방향 중 한 곳에 시행하거나 3시와 9시, 4시와 8시, 또는 5시와 7시 방향 중 두 부위에 시행한다. 12시 방향에 절개를 시행하면 등쪽정맥복합체를 손상시켜 심한 출혈을 야기할 수 있으므로 주의가 필요하다. 두 부위 절개와 한 부위 절개 중 어느 쪽이 더 좋은 방법인가에 대해서는 아직도 논란이 많다. 두 방법의 효과는 서로 유사한 것으로 보고되고 있으며, Turner-Warwick 등(1973)은 한 부위 절개는 5%, 두 부위 절개는 15% 정도의 역행사정 빈도를 보인다고 보고했으나, 다른 보고들에서도 같은 결과가 나타나지는 않았다. 한 부위 절개는 수술 시간이 짧고 부작용이 적다는 이점이 있다. 대개 절개는 요관구에서 1cm 정도 원위부에서 시작하여(6시 방향의 경우에는 요관능선*ureteral ridge*의 가운데 부위에서 시작) 정구의 측부나 정구에 가까운 근위부까지 시행한다. 5시와 7시 방향 부위를 절개하는 방법은 직장손상의 위험성을 줄일 수 있다. 3시와 9시 방향 부위 절개는 신경혈관다발을 손상할 가능성이 있다.

과거에는 대개 전립선 주위 지방층까지 절개하는 것이 원칙이었다. 그 이유는 전립선이 작고 배뇨장애가 있는 경우에는 전립선피막을 형성하는 α-교감신경의 지배를 받는 전립선 기질이 배뇨장애를 초래할 가능성이 있다고 알려져 있으므로, 전립선피막을 절개하면 α-교감신경에 의한 전립선요도 수축을 억제할 수 있어 배뇨증상 호전을 기대할 수 있기 때문이다. Orandi(1985)는 전립선피막 안까지만 절개하고 방광경부는 보존하는 방법을 추천했는데, 이는 전립선피막을 통과하여 절개할 경우에 발생할 수 있는 출혈이나 역행사정의 위험성을 줄이기 위해서다.

사용하는 기구에 따라 나누면 Collins 칼을 사용하는 방법과 절제 고리를 사용하는 방법이 있다. 고리는 5, 6, 7시 방향 부위에 고랑*groove*을 만들기 위해 사용하며, 이 방법으로 전립선 조직을 얻을 수 있다. Lin은 4시와 8시 방향 사이의 중엽을 제거하는 방법을 제시했다. 이러한 방법은 경요도전립선절개술이라기보다는 제한적 경요도전립선절제술이라고 하는 것이 적절한데, 양측절개 후 중엽이 크게 남아 있는 경우에 적합하며, 비교적 좋은 결과가 보고되고 있다.

마취 방법에는 경요도적으로 방광경부와 그 주위에 국소적으로 마취제를 주입하는 방법, 회음에서 국소마취제를 주입하는 방법 등이 있으나 대개 척추마취를 시행하고 있다.

3. 결과

경요도전립선절개술의 결과는 증상점수와 최대요속의 변화로 판단할 수 있다(〈표 23-2〉). Madsen과 Bruskewitz(1995)는 경요도전립선절개술이 경요도전립선절제술과 유사한 좋은 결과를 보였다고 보고했다. Orandi(1985)는 15년간 646예의 경요도전립선절개술 환자를 추적검사하여 79%에서 완전한 증상 완화, 11%에서 증상 호전이 나타났으나, 10%는 호전이 없었다고 보고했다. 호전이 없었던 10%의 환자에게는 경요도전립선절제술을 시행하였으며, 그중 절반만 증상이 호전되었다. Kelly 등 (1989)은 경요도전립선절개술 후에 압력요류검사를 시행했을 때 배뇨압이 감소했으나 경요도전립선절제술보다는 효과가 적었다고 했다.

Soonawalla와 Pardanani(1992)는 220명의 환자에게 시행된 경요도전립선절개술과 경요도전립선절제술에 대한 무작위 전향적 추적연구 결과를 보고했다. 30g 이하의 전립선에 수술이 시행되었는데, 경요도전립선절개술 시에는 수술 시간이 짧았다. 경요도전립선절제술 시에는 38명의 환자에게 수혈을 했으나 경요도전립선절개술 시에는 수혈을 하지 않았다. 1년까지의 추적검사에서 경요도전립

[표 23-2] 경요도전립선절제술 및 경요도전립선절개술의 수술 성적 비교

Trials	Intervention	Patients (n)	Absolute decrease (%) in symptoms at 12 months		Q_{max} (mL/s) at 12 months		Transfusion	Re-operation at 12 months	Level of evidence
			absolute	(%)	absolute	(%)	(%)	(%)	
Dorflinger et al. (1992)	TURP	31	$-11.6^{\dagger}$	$-88^{\dagger}$	$+22.9^{\dagger,\ddagger}$	$+294^{\dagger,\ddagger}$	13	$3.2^{\ddagger}$	1b
	TUIP	29	$-12.6^{\dagger}$	$-85^{\dagger}$	$+16.3^{\dagger}$	$+223^{\dagger}$	$0^{\S}$	20.7	
Jahnson et al. (1998)	TURP	43	$-13^{\ddagger}$	$-82^{\dagger}$	$+19.5^{\dagger,\ddagger}$	$+229^{\dagger,\ddagger}$	2.4	$7.1^{\ddagger}$	1b
	TUIP	42	$-11.8^{\dagger}$	$-77^{\dagger}$	$+13.8^{\dagger}$	$+148^{\dagger}$	0	23.2	
Riehmann et al. (1995)	TURP	61	$-9.5^{\dagger}$	$-67^{\dagger}$	no significant difference between groups			16	1b
	TUIP	56	$-10^{\dagger}$	$-63^{\dagger}$				23	
Saporta et al. (1996)	TURP	20	$-9.4^{\dagger}$	$-63^{\dagger}$	$+17.3^{\dagger}$	$+266^{\dagger}$		$0^{\ddagger}$	1b
	TUIP	20	$-9.3^{\dagger}$	$-64^{\dagger}$	$+14.6^{\dagger}$	$+197^{\dagger}$		15	
Soonwalla et al. (1992)	TURP	110			$+20.1^{\dagger}$	$+251^{\dagger}$	34.5		1b
	TUIP	110			$+19.5^{\dagger}$	$+246^{\dagger}$	$0^{\S}$		
Tkoocz et al. (2002)	TURP	50	$-12^{*,\dagger}$	-70^{*}	$+6.9^{*,\dagger}$	$+255^{\dagger}$			1b
	TUIP	50	$-13^{*,\dagger}$	-77^{*}	$+7.6^{*,\dagger}$	$+222^{\dagger}$			
Lourenco et al. (2009)	TURP	345	no significant difference between groups		no significant difference between groups		28.3	$7.2^{\ddagger}$	1a
	TUIP	346					$1.1^{\S}$	18	
Yang et al. (2001)	TURP	403	-11.2 to -13	-63 to -82	$+17.3$ to $+22.9^{\ddagger}$	$+266$ to $+352^{\ddagger}$	25.1	5.5	1a
	TUIP	392	-10 to -13.5	-63 to -83	$+13.8$ to $+16.3$	$+189$ to $+223$	$0.87^{\S}$	9.3	

∗: 24 month post-operatively, †: significantly different compared to baseline, ‡: significantly different in favour of TURP, §: significantly different in favour of TUIP

선절개술과 경요도전립선절제술은 증상점수와 최대요속에서 큰 차이가 없었고 모두 좋은 효과를 보였다.

Riehmann 등(1995)은 전립선이 20g 이하인 120명의 환자에서 시행된 경요도전립선절개술과 경요도전립선절제술을 비교하기 위해 약 34개월 동안 추적검사를 시행한 결과 증상점수와 최대요속에서 별 차이가 나타나지 않았다고 보고했다. 경요도전립선절제술 환자군의 16%, 경요도전립선절개술 환자군의 23%는 증상 호전을 위하여 부가적인 치료가 필요했으나 통계적으로 유의하지는 않았다. Dorflinger 등(1992)은 경요도전립선절개술과 경요도전립선절제술을 비교하기 위해 60명의 환자에게 무작위로 비교 수술을 했는데, 그 결과 경요도전립선절개술의 수술 시간이 짧고 출혈이 적었으며 수혈의 빈도도 적었으나, 최대요속은 경요도전립선절제술 환자군이 더 좋았다고 했다. 40g 이하의 전립선을 가진 환자에 대한 연구에서는 경요도전립선절제술이 경요도전립선절개술보다 좋은 결과를 보였다고 했다.

전립선비대증 진료지침 소위원회BPH Guideline Panel가 1983년부터 1990년까지 시행된 경요도전립선절개술과 경요도전립선절제술에 관한 문헌을 분석한 결과, 증상이 완화된 환자가 경요도전립선절제술에서는 75~96%, 경요도전립선절개술에서는 78~83%로 경요도전립선절제술의 효과가 약간 더 좋았으며, 합병증의 빈도는 경요도전립선절개술이 낮았다. 이러한 면에서 경요도전립선절개술은 이 수술이 적절한 환자에게는 매력적인 치료방법이다.

4. 합병증

Mebust 등(1989)은 3,885명의 환자에게 시행한 경요도전립선절제술의 합병증을 분석한 결과, 사망률이 0.2%였고, 다른 합병증은 18% 정도였다고 보고했다. 수술 중에는 수혈을 요하는 출혈이 2.5%, 경요도절제술후증후군이 2%, 부정맥이 1.1%의 빈도를 보였으며, 수술 후에는 배뇨 실패가 6.5%, 수혈이 3.9%, 출혈로 인한 요저류가 3.3%, 요로감염이 2.3%로 나타났다. 대개 경요도전립선절제술 후에는 12.5%, 경요도전립선절개술 후에는 1.2% 정도에서 수혈을 하는 것으로 보고되었다.

성기능장애는 경요도전립선절제술 후에는 3.3~34.8%에서, 경요도전립선절개술 후에는 3.9~24.4%에서 발생한다고 알려져 있다. Conford 등(1998)은 77명의 환자에서 holmium:YAG 레이저로 7시 방향에 경요도전립선절개술을 시행한 결과, 모든 환자의 성기능이 유지되었으나, 8~10%에서는 역행사정이 생겼다고 보고했다. Riehmann 등(1995)은 120명의 환자를 대상으로 무작위로 경요도전립선절개술과 경요도전립선절제술을 시행한 결과, 경요도전립선절제술 환자의 68%, 경요도전립선절개술 환자의 35%에서 역행사정이 발생했다고 보고했다. 대개 역행사정은 경요도전립선절개술 환자의 6~55%, 경요도전립선절제술 환자의 25~99%에서 발생하는 것으로 보고되고 있다. Turner-Warwick 등(1973)은 경요도전립선절개술 가운데 한 부위 절개에서는 5% 이하, 두 부위 절개에서는 15%에서 역행사정을 보였다고 했으나, Hedlund와 Ek(1985)는 별 차이가 없다고 했다. Orandi(1985)는 646명에게 경요도전립선절개술을 시행한 결과 약 9.6%의 재수술률을 보였다고 보고했다.

20g 이하의 전립선을 가진 환자에게 경요도전립선절제술을 시행하면 방광경부구축의 위험성이 증

분류	Level of evidence	Grade of recommendation
Monopolar TURP is the current surgical standard procedure for men with prostate sizes of 30-80 mL and moderate-to-severe LUTS secondary to BPO. Monopolar TURP provides subjective and objective improvement rates superior to medical or minimally invasive treatments. However, the morbidity of monopolar TURP is higher than for drugs or other minimally-invasive procedures.	1a	A
Bipolar TURP achieves short- and mid-term results comparable to monopolar TURP. Bipolar TURP has a more favourable peri-operative safety profile compared with monopolar TURP.	1a	A
TUIP is the surgical therapy of choice for men with LUTS secondary to BPO and prostate sizes < 30 mL without middle lobes.	1a	A

BPO: benign prostatic obstruction, LUTS: lower urinary tract symptoms, TUIP: transurethral incision of the prostate, TURP: transurethral prostatectomy

가하지만, 경요도전립선절제술 후에 방광경부절개를 시행하면 방광경부구축의 빈도가 낮아지는 것으로 알려져 있다. 보통 경요도전립선절제술 후에 방광경부구축은 0.14∼20% 정도에서 발생한다고 알려져 있으나, Orandi(1985)는 경요도전립선절개술을 시행한 846명의 환자에서 방광경부구축은 1예도 발생하지 않았다고 보고했다.

Ⅸ 결론

경요도전립선절제술은 전립선비대증으로 인한 하부요로증상을 개선하는 좋은 치료법 중 하나이며, 전립선비대증 치료 방법 중 대표적인 '황금률'로 여겨지고 있다. 경요도전립선절제술의 결과가 성공적인지는 요속, 배뇨 후 잔뇨량, 내시경 소견과 같은 객관적 소견과 함께 국제전립선증상점수를 확인하여 알 수 있다. 또한 방광출구폐색 환자 중에서 전립선의 크기가 작고(30g 이하) 전립선 측엽이 크지 않은 경우 경요도전립선절개술은 안전하고 효과적인 치료 방법이다. 경요도전립선절제술을 시행하기에는 내과적 문제가 많아 위험성이 높은 경우나 임신을 원하는 환자에서는 경요도전립선절개술이 적절한 치료 방법이 될 수 있다. 이를 바탕으로 2014년 유럽비뇨기과학회가 제시한 권고 사항은 〈표 23-3〉과 같다.

최근 20년 동안 적절한 수술 대상자 선택, 안전한 마취법, 더욱 향상된 치료기구 등에 의해 이환율과 사망률이 꾸준히 감소했으며, 경요도전립선절제술 시행 후의 1일 입원 방식 혹은 일부 국한된 환자에게 시행하는 외래 수술의 안전성도 증명되었다. 하지만 내과 치료 혹은 다른 새로운 치료법을 같이 사용함으로써 경요도전립선절제술의 치료효과가 높아지거나 치료 기간이 연장되는지는 좀 더 지켜봐야 할 것이다.

참고문헌

Barnes RW. Endoscopic prostatic surgery. London: Kimptom 1943.

Baumrucker GO. The new Baumrucker resectoscope. J Urol 1985;133:997−8.

Berry SJ, Coffey DS, Walsh PC. The development of human benign prostatic hyperplasia with age. J Urol 1984;132:474−9.

Birch BR, Gelister JS, Parker CJ, Chave H, Miller RA. Transurethral resection of prostate under sedation and local anesthesia (sedoanalgesia). Experience in 100 patients. Urology 1991;38:113−8.

Bishop P. Bipolar transurethral resection of the prostate−a new approach. AORN J 2003;77:979−83.

Bruskewitz RC, Reda DJ, Wasson JH. Testing to predict outcome after transurethral resection of prostate. J Urol 1997;157:1304−8.

Concato J, Horwitz RI, Feinstein AR. Problems of comorbidity in mortality after prostatectomy. JAMA 1992;267:1077−82.

Cornford PA, Biyani CS, Powell CS. Transurethral incision of the prostate using the holmiun:YAG laser: a catheterless procedure. J Urol 1998;159:1229−31.

Dorflinger T, Jensen FS, Krarup T. Transurethral prostatectomy compared with incision of the prostate in the treatment of prostatism caused by small benign prostate glands. Scand J Urol Nephrol 1992;26:333−8.

Drago JR. Transurethral incision of prostate. Urol 1991;38:305−6.

Edwards LE, Bucknall TE, Pittam MR. Transurethral resection of the prostate and bladder neck incision: a review of 700 cases. Br J Urol 1985;57:168−71.

Hahn RG, Sandfeldt L, Nyman CR. Double−blind randomized study of symptoms associated with absorption of glycine 1.5% or mannitol 3% during transurethral resection of prostate. J Urol 1998;160:397−401.

Hedlund H, Ek A. Ejaculation and sexual dysfunction after endoscopic bladder neck incision. Br J Urol 1985;57:164−7.

Holtgrewe HL. Transurethral prostatectomy. Urol Clin North Am 1995;22:357−68.

Hutch JA, Rambo ON Jr. A study of the prostate, prostatic urethra and the urinary sphincter system. J Urol 1970;104:443.

Iglesias JJ, Sporer A, Seebode JJ. Iglesias resectoscope with continuous irrigation, suction and low intra−vesical pressure. Br J Urol 1975;47:683−6.

Jahnson S, Dalen M, Gustavsson G, Pedersen J. Trans−urethral incision versus resection of the prostate for small to medium benign prostatic hyperplasia. Br J Urol 1998;81:276−81.

Jang JH, Song JM. Factors Affecting the Morbidity after Transurethral Prostatectomy for Benign Prostatic Hyperplasia. Korean J urol 1994;35:165−71.

Kelly MJ, Roskamp D, Leach GE. Transurethral incision of the prostate: a preoperative and postoperative analysis of symptoms and urodynamic findings. J Urol 1989;142:1507−9.

Kim GH, Kim CI, Lee SC. Predictive Factors for Successful Surgical Outcome of Benign Prostatic Hypertrophy. Korean J Urol 1995;36:417−24.

Lee SB, Song KH, Song JM. Clinical Assessment of Transurethral Resection of Prostate (TURP) using Continuous Irrigating System. Korean J Urol 2000;41:1259−63.

Lourenco T, Pickard R, Vale L, Grant A, Fraser C, MacLennan G, et al. Minimally invasive treatments for benign prostatic enlargement: systematic review of randomised controlled trials. BMJ 2008;337:966−9.

Lourenco T, Shaw M, Fraser C, MacLennan G, N'Dow J, Pickard R. The clinical effectiveness of transurethral incision of the prostate: a systematic review of randomised controlled trials. World J Urol 2010;28:23−32.

Lu−Yao GL, Barry MJ, Chang CH, Wasson JH, Wennberg JE. Transurethral resection of the prostate among Medicare beneficiaries in the United States: time trends and outcomes. Prostate Patient Outcomes Research Team (PORT). Urology 1994;44:692−8.

Madsen FA, Bruskewitz RC. Transurethral incision of the prostate. Urol Clin North Am 1995;22:369−73.

May F, Hartung R. Surgical atlas. Transurethral resection of the prostate. BJU Int 2006;98:921−34.

Mebust WK, Holtgrewe HL, Cockett AT, Peters PC. Transurethral prostatectomy: immediate and post-operative complications. A cooperative study of 13 participating institutions evaluating 3,885 patients. J Urol 1989;141:243−7.

Mebust WK. Transurethral prostatectomy. AUA update series 1994; X Ⅲ (18).

Nesbit RM. Transurethral prostatectomy. Springfield, IL: Charles C Thomas 1943.

Nitti VW, Kim Y, Combs AJ. Voiding dysfunction following transurethral resection of the prostate: symptom and urodynamic findings. J Urol 1997;157: 600−3.

Nudell DM, Cattolica EV. Transurethral prostatectomy: an update. AUA Update Series 2000;19:34−40.

Olsson J, Nilsson A, Hahn RG. Symptoms of the trans-urethral resection syndrome using glycine as the irrigant. J Urol 1995;154:123−8.

Omar MI, Lam TB, Alexander CE, Graham J, Mamoulakis C, Imamura M, et al. Systematic review and meta−analysis of the clinical effectiveness of bipolar compared with monopolar transurethral resection of the prostate (TURP). BJU Int 2014;113:24−35.

Orandi A. Transurethral incision of the prostate (TUIP): 646 cases in 15 years: a chronological appraisal. Br J Urol 1985;57:703−7.

Orandi A. Transurethral incision of the prostate. J Urol 1973;110:229−31.

Orandi A. Transurethral resection versus transurethral incision of the prostate. Urol Clin North Am 1990;17: 601−2.

Orandi A. Urological endoscopic surgery under local anesthesia: a cost reducing idea. J Urol 1984;132: 1146−7.

Reich O, Gratzke C, Bachmann A, Seitz M, Schlenker B, Hermanek P, et al. Morbidity, mortality and early outcome of transurethral resection of the prostate: a prospective multicenter evaluation of 10,654 patients. J Urol 2012;180:246−9.

Reynard JM, Shearer RJ. Failure to void after trans-urethral resection of prostate and mode of pre-sentation. Urology 1999;53:336−9.

Riehmann M, Knes JM, Heisey D, Madsen PO, Bruskewitz RC. Transurethral resection versus incision of the prostate: a randomised, prospective study. Urology 1995;45:768−75.

Saporta L, Aridogan IA, Erlich N, Yachia D. Objective and subjective comparison of transurethral resection, transurethral incision and balloon dilatation of the prostate. A prospective study. Eur Urol 1996;29:439−45.

Sidney S, Quesenberry CP Jr., Sadler MC, Cattolica EV, Lydick EG, Guess HA. Reoperation and mortality after surgical treatment of benign prostatic hypertrophy in a large prepaid medical care program. Med Care 1992;30:117−25.

Song JM, Wang JS. Clinical Observation of Trans-urethral Prostatectemy. Korean J Urol 1981;22:383−90.

Soonawalla PF, Pardanani DS. Transurethral incision versus transurethral resection of the prostate. A subjective and objective analysis. Br J Urol 1992;70: 174−7.

Tscholl R, Largo M, Poppinghaus E, Recker F, Subotic B. Incidence of erectile impotence secondary to transurethral resection of benign prostatic hyperplasia, assessed by preoperative and postoperative Snap Gauge tests. J Urol 1995;153:1491−3.

Turner−Warwick RT, Whiteside CG, Worth PH, Milroy EJ, Bates CP. A urodynamic view of the clinical problems associated with bladder neck dysfunction and its treatment by endoscopic incision and transtrigonal posterior prostatectomy. Br J Urol 1973;45:45−9.

Uchida T, Ohori M, Soh S, Sato T, Iwamura M, Ao T, et al. Factors influencing morbidity in patients undergoing transurethral resection of the prostate. Urol 1999;53:98−105.

Wasson JH, Reda DJ, Bruskewitz RC. A comparison of transurethral surgery with watchful waiting for moderate symptoms of benign prostate hyperplasia. The Veterans Affairs Cooperative Study Group on Transurethral Resection of Prostate. N Engl J Med 1995;332:75−9.

제 24 장

레이저전립선수술

정재일, 이승욱, 윤장호

I 광선택적전립선기화술

KTP:YAG(yttrium-aluminum-garnet) 레이저는 Nd:YAG 레이저에서 기원한다. Nd:YAG 레이저 빔이 KTP 결정체crystal를 통과하면 2배의 빈도로 작용하여 1,064nm에서 532nm의 파장을 발생시킨다. KTP 레이저를 이용한 광선택적전립선기화 술photoselective vaprozation of prostate; PVP은 비접촉-측면투사-기화술이다. KTP 레이저 에너지는 선택적으로 헤모글로빈hemoglobin에 흡수되어 물이 아닌 세포 내의 발색단chromophore과 작용한다. 조직을 뚫는 깊이는 0.8mm이다. 이러한 특징을 바탕으로 헤모글로빈에서의 흡수는 에너지를 헤모글로빈, 전립선 조직의 표면에 가두어 빠르게 광열작용으로 발산시켜 1±0.2mm 두께로 응고작용을 한다. 열은 혈관의 표면을 응고시키며, 이는 KTP 레이저의 지혈작용을 설명해준다. 임상적으로 이 기술에는 많은 이점이 있다. 즉각 전립선요도 통로를 확보할 수 있고, 지혈효과가 탁월하

며, 저장성용액의 흡수도 없으므로 효율성이 경요도전립선절제술과 동등하거나 버금간다. 이 기술은 정맥마취, 전립선차단, 부분마취 또는 전신마취에 이르기까지 여러 방법으로 시행할 수 있다. 특히 헤파린heparin, coumadin, 비스테로이드항염증제 nonsteroidal anti-inflammatory drugs; NSAIDs, 아스피린aspirin 등을 복용하는 환자의 시술에 적절하다. 종종 치료 후에도 관류가 필요하지 않으며, 도뇨관 유치 기간도 짧고, 도뇨관이 필요 없는 경우도 많다. 생리식염수를 사용하므로 희석저나트륨혈증dilutional hyponatremia의 위험도 적다.

KTP 레이저 장비는 20W, 40W, 60W로 점점 출력을 높여왔고, 최근에는 평균 출력 80W, 최대 출력 280W의 StarPlus quasi-continuous-wave KTP/532 레이저(Niagara PV; Laserscope, San Jose, Calif.)가 개발되어 임상에 쓰이고 있으며, higher-powered 120W LBO 레이저(GreenLight HPS)에 이어 180W LBO 시스템(GreenLight XPS)이 개발되어 기화vaporization 속도를 개선했다.

1. 시술 방법

70°로 측면 굴절을 유발하는 석영*quartz* 구조물과 석영 캡슐로 덮인 직경 600μm의 Laparoscope ADD(angled delivery device) 측면투사 bare fiber로 시행한다. 광선 직경은 2mm 거리에서 1.2mm이다. 생리식염수를 관류액으로 사용하며, 표준형 23Fr 관류레이저내시경을 통해 삽입한다. StarPlus KTP/532에서는 80W의 레이저 출력이 생성되고, 이는 모든 환자에게 적용된다. 시술 지속 시간은 14~28분(평균 19.8±4.9분)이다. 적용되는 전체 레이저 에너지는 44~102kJ이며, 평균 68±22kJ이다. 조사식(free-beam) 레이저 기술을 사용하여 직시하에 시행하며, 레이저를 조직으로부터 1~2mm 떨어뜨려 고정시킨 상태에서 방광경부부터 측엽*lateral lobe*까지 기화시킨다. 레이저 광선을 측엽의 가로와 세로 방향을 따라 천천히 이동시키며 조직을 기화시킨다. 조심스럽게 첨부 조직 쪽으로 가며 조직을 제거하면서 외요도조임근을 확실하게 보호해야 한다. 만약 중엽*median lobe*이 너무 크면 내시경의 움직임을 원활히 하고 세척하기 용이하도록 측엽 제거 전에 중엽을 부분적으로 기화시키고, 도중에 마저 기화시킨다. 이때 말단부 요도능*crista urethralis*과 정구*verumontanum*를 보존해야 한다. 시술을 마친 후에는 내시경을 제거하고 22Fr 도뇨관을 수술자의 재량에 따라 유치한다. 외래 치료도 가능하다.

2. 치료효과〈표 24-1〉

Bouchier-Hayes 등(2010)이 발표한 무작위 대조 연구에 따르면 경요도전립선절제술*transurethral resection of the prostate; TURP*과 80-W GreenLight 레이저를 시행한 군에서 평균적으로 최대요속 Q_{max}, 국제전립선증상점수*IPSS*, 삶의 질*QOL*이 비슷한 호전을 보였으나, 전립선 크기는 80-W GreenLight 레이저군이 월등한 감소를 보였다. Rieken 등(2010)은 레이저전립선절제술의 합병증에 대해 조사한 결과 GreenLight PV가 이환율*morbidity*이 낮았고, TURP에 비해 출혈량이 적었으며, 도뇨관 유치 기간과 입원 기간이 짧았다고 보고했다. 도뇨관 유치 기간은 평균 24시간 이내였고, 일부에서는 도뇨관을 유치하지 않아도 문제가 없었다. 그리고 경요도절제술후증후군*post-TUR syndrome*은 아직까지 보고되지 않았다. 가장 많이 발생한 합병증은 도뇨관 재삽입, 배뇨통, 그리고 혈뇨였다. GreenLight PV를 시행받은 후 성기능저하는 드물게 나타났다. 2개의 증례 보고에서는 역행사정의 비율이 각각 36%, 52%였다. Bruyère 등(2010)은 GreenLight PV를 시행받은 149명(80-W: 63예, 120-W: 86예)을 대상으로 국제발기능지수*International Index of Erectile Function; IIEF*를 조사했는데, 두 군은 수술 전후로 별다른 차이를 보이지 않았다. Al-Ansari 등(2010)은 새로운 HPS 120-W 레이저를 TURP와 비교했는데, 최대요속, IPSS, 그리고 잔뇨에서 눈에 띄는 경과 호전이 나타났다.

3. 결론

60W KTP 레이저도 그 효과가 인정되고 있지만, 기화 효율이 떨어지고, 경요도전립선절제술이 가능한 모든 전립선에 시술하기에는 시술 시간이 많이 걸린다. 80W StarPulse KTP/532 레이저 치료는 60W 연속파 레이저 치료에 비해 안전하고 용이하며 효과적이어서 좀 더 신속하게 전립선 조직을 절제할 수 있으며, 외래 환자 시술이 가능한 전립선

[표 24-1] KTP 레이저의 치료효과

Study	Type	LoE	Treatment	Pts, n	FU, mo	bIPSS	IPSS	bQ_{max}, mL/s	Q_{max}, mL/s	DoC, days	LoS, days	Blood trans, %	Dysuria, %	Re-cath, %	Strictures, %	Re-operation, %
Bouchier-Hayes et al.	RCT	1b	80W	59	12	25.3 (5.9)	8.9 (7.6)	8.8 (2.6)	18.6 (8.2)	13.8h (9.6)	1.1 (0.4)	0	8.5	1.7	6.8	10.2
			TURP	50		25.4 (5.7)	10.9 (9.4)	8.9 (3.0)	19.4 (8.7)	44.2h (33.6)	3.3 (1.0)	2.0	14.0	4.0	8.0	4.0
Horasanli et al.	RCT	1b	80W	39	6	18.9 (5.1)	13.1 (5.8)	8.6 (5.2)	13.3 (7.9)	1.7 (0.8)	2.0 (0.7)	0	NA	15.3	8.1	17.9
			TURP	37		20.2 (6.8)	6.4 (7.9)	9.2 (5.6)	20.7 (11.3)	3.9 (1.2)	4.8 (1.2)	8.1	NA	2.7	5.1	0
Alivizatos et al.	RCT	1b	80W	65	12	20.0	9.0	8.6	16.0	1.0	2.0	0	15.0	7.7	3.1	1.5
			OP	60		21.0	8.0	8.0	15.1	5.0	6.0	13.3	20.0	16.7	5.0	0
Al-Ansari et al.	RCT	1b	120-W HPS	60	36	27.2 (2.3)	11.0 (2.4)	6.9 (2.2)	17.0 (1.8)	1.4 (0.6)	2.3 (1.2)	0	93.3*	NA	7.4	11.0
			TURP	60		27.9 (2.7)	9.0 (2.6)	6.4 (2.0)	20.0 (2.1)	2.7 (0.9)	4.1 (0.6)	20.0	31.7*	NA	3.6	1.8
Ruszat et al.	Case series	4	80W	500	12 (302) 60 (27)	18.3 (6.5)	6.4 (5.3) 7.6	8.4 (5.0) (5.6)	18.6 (9.6) 17.5 (7.5)	1.8 (1.2)	3.7 (2.9)	0.4	14.8	11.0	8.0	6.8
Hai	Case series	4	80W	321	60	24.0 (5.3)	5.0 (3.0)	8.6 (3.5)	21.1 (6.3)	NA	NA	NA	NA	NA	1.2	8.9
Woo/Choi et al.	Case series	4	120-W HPS	305	4.2	NA	NA	NA	NA	NA	NA	4	11.8	4.6	0.7	0.7
Spaliviero et al.	Case series	4	120-W HPS	70	12	22.0	4.0	9.4	20.0	1.0 (0.5)	NA	0	0†	2.8	0	0

LoE: 근거의 정도, Pts: 환자, FU: 뒤이은 진료, mo: 개월, bIPSS: baseline IPSS, bQmax: baseline Qmax, DoC: 도뇨관 삽관 기간, LoS: 입원 기간, Trans: 수혈, Re-cath: 도뇨관 재삽관, Strictures: urethral, meatal, bladder neck, Re-operation: due to obstruction, NA: 유효하지 않음, h: 시간
*: 배뇨통/급뇨, †: 방해

비대증 수술법으로 현재까지 사용되고 있다. 최근에는 180W LBO 시스템이 보급되어 시술 시간이 더욱 단축되었다. 현재까지 결과는 상당히 고무적이며, 수술 후 불편감을 최소화하고 합병증을 줄일 수 있다는 장점이 있다. 그러나 이 장비의 타당성을 증명하기 위해서는 장기간의 대규모 환자 코호트연구가 필요하다.

II Holmium 레이저를 이용한 전립선수술

Holmium:YAG 레이저(holmium 레이저)는 CO_2 레이저의 절개효과와 Nd:YAG 레이저의 응고효과를 모두 가지고 있으며, 2,140nm의 파장과 350ms의 파동으로 에너지를 생산하는 solid-state 레이

저이다. 정형외과, 안과, 이비인후과, 순환기내과 등 여러 분야에서 이용되고 있으며, 최근에 비뇨기 수술에 적용되기 시작했다. holmium 레이저는 굴곡 형태가 가능한 silica 석영 섬유*fiber*를 이용하기 때문에 내시경수술에 적합하고, 지혈 및 절개 효과를 모두 가지고 있어 다양한 비뇨기과 수술에 적용할 수 있다. 이 절에서는 holmium 레이저의 물리적 특성, 레이저와 조직 간의 상호작용, 그리고 holmium 레이저를 이용한 전립선비대증 수술에 대해 정리한다.

1. Holmium 레이저의 물리적 특성과 조직반응

모든 레이저는 고유한 파장과 작동방식에 따라 레이저와 조직 간의 상호작용이 결정되는데, 이것이 궁극적으로 그 레이저의 다양한 적응증을 결정하게 된다(〈표 24–2〉).

Holmium 레이저는 2,140nm의 파장에서 펄스 방식으로 작동하며, 희귀 원소인 holmium과 YAG 결정체가 활성매체이다. 상업적으로 판매되는 기종마다 사양이 약간 다른데, 파동의 길이는 $250\sim350\mu sec$, 파동에너지는 $0.2\sim4J/pulse$, 진동수는 $5\sim45Hz$, 그리고 평균 출력은 $3.0\sim80W$로

다양하다. Holmium의 파장은 기종에 관계없이 일정한데, 이 파장 때문에 의료용으로 이용되는 다른 레이저들과 차별화되는 holmium 레이저의 고유한 특성들이 나타난다.

2,140nm 파장의 빛은 전자가 분광의 자외선 근처에 속하기 때문에 육안으로 볼 수 없으므로, 수술 시에는 색깔 있는 길잡이 빛을 사용해야 한다. 물에 대한 holmium 레이저의 광학흡수계수*optical absorption coefficient*는 $40cm^{-1}$이며, 방사되는 레이저는 물에 잘 흡수되는데, 0.5mm 두께의 물에서도 95% 레이저 에너지가 흡수된다. 조직성분이 대부분 물로 되어 있기 때문에 대부분의 레이저 에너지가 조직의 표면에서만 작용하게 되므로 holmium 레이저는 훌륭한 절개 특성과 함께 조직을 기화시키는 특성도 갖게 된다.

CO_2 레이저는 10,600nm의 파장을 갖고 있으며, 이 또한 물에 최대한으로 흡수되므로 조직 절개효과가 우수하다. 그러나 흡수계수($800cm^{-1}$)가 holmium 레이저보다 크기 때문에 조직 침투성이 약해 침투 깊이가 약 0.05mm에 불과하다. 따라서 CO_2 레이저는 미세한 절개는 가능하지만 잔여 레이저 에너지가 부족하여 직경 $0.5\sim1.0$mm 이상의

[표 24–2] **비뇨기과에서 사용하는 레이저의 종류와 적응증**

	Holmium:YAG	Nd:YAG	Pulsed Dye	KTP	Diode
파장(nm)	2,140	1,064	504	532	800~1,100
첨부 깊이(nm)	0.5	5	1~2	3~4	파장에 따라 다양
적응증					
요로결석	○		○		
방광종양	○	○		○	
요도협착	○	○		○	
콘딜로마	○	○		○	
전립선질환	○	○		○	○

[표 24-3] 각종 비뇨기계 질환에 권장되는 holmium 레이저의 물리적 조건

적용 분야	주파수당 에너지(J/pulse)	주파수(Hz)	평균 출력(w)
요도협착 절개	0.6~2.0	8~15	4.8~30
이행상피세포암 소작	0.6~1.2	5~15	4.8~18
전립선절제	2.4~2.6	25~30	60~80
쇄석술	0.6~1.2	6~15	4.8~18

혈관에 대한 지혈효과는 불충분하다. 이에 반해 holmium 레이저는 조직 기화 시 열손상의 범위가 0.5~1mm여서 조직을 기화시킬 때 직경 1mm의 혈관을 효과적으로 지혈할 수 있다.

Nd:YAG 레이저는 1,064nm의 파장에서 작용하며, 물에 대한 흡수계수는 $2~10cm^{-1}$로서 물에 잘 흡수되지 않고 조직 내로 에너지가 분산된다. 따라서 조직에 고열을 유발하여 조직의 열손상 및 응고 깊이가 4~6mm에 이른다. 그러므로 조직의 응고에는 효과적이지만 절개효과는 없다. 또한 Nd:YAG 레이저는 연속적인 파장으로 작용하여 열이 지속적으로 발생하기 때문에 열손상의 깊이를 조절하기 힘들다. 연조직에서는 열을 가한 조직이나 주변 조직으로 열이 전달되는 데 걸리는 시간이 약 310ms로 추정되고 있는데, holmium 레이저를 사용하는 경우 이 레이저의 펄스 길이가 250μsec로 더 짧기 때문에 열에너지의 확산이 어려워 열손상의 부위가 매우 좁아지게 된다. Holmium 레이저로 조직을 기화시킬 때 발생하는 열손상 범위는 0.5~1.0mm 정도이며, 이는 Nd:YAG 레이저보다 5~10배 작고, CO_2보다 10~15배 넓다. 이러한 특성으로 인해 holmium 레이저는 효과적인 절개, 적은 열손상 및 지혈효과를 보이며, 시술자가 원하는 만큼 절개하고 눈에 보이는 정도만 조직손상을 유발하는 이른바 'What you see is what you get'이 가능하다.

연조직에 대한 holmium 레이저의 적용 분야로는 요관이나 요도의 절개, 표재성이행상피세포암 제거, 방광경부절개, 전립선절제, 그리고 외성기의 콘딜로마 제거를 들 수 있다(《표 24-3》). Holmium 레이저는 광열효과를 통해 주변 조직의 열손상을 최소화하면서 모든 성분의 요석을 효과적으로 분쇄할 수 있어 요로결석 치료에도 이용되고 있다. 이러한 다양한 적응증에 따라 적용 방법이 약간씩 달라진다. 레이저의 에너지를 전달하는 섬유는 말단투시, 측면투시가 모두 가능하며, 그 굵기는 200μm에서 1,000μm로 다양하다.

[표 24-4] Holmium 레이저의 장점과 제한점

장점
다양한 비뇨기과 기술에 적용 가능
절개와 응고 효과를 겸비
내시경시술에 이용 가능
말단투사와 측면투사형 모두 적용 가능
조직 투과 깊이가 얕으므로 주위 장기의 손상 위험이 적어 정확한 수술이 가능
1mm 이상의 굵은 혈관도 효과적인 지혈 가능
모든 성분의 결석을 효과적으로 분쇄 가능
이행상피세포암에 대해 마취 없이 또는 최소 마취하에 외래 시술 가능
전립선절제술 시 큰 전립선와를 만들 수 있고 조직검사 가능

제한점
초기 비용이 많이 듦

Holmium 레이저는 이러한 특성으로 인해 비뇨기과 영역에서 다양한 용도로 사용할 수 있는 장점을 가지고 있다(《표 24-4》).

2. Holmium 레이저 사용 시의 주의사항

레이저 에너지를 사용할 때는 환자와 시술자의 안전을 최우선으로 고려해야 한다. 사용하는 레이저의 특성이나 사용 시 주의사항에 대한 자세한 내용을 기록한 표지판을 수술실 내에서 잘 보이는 곳에 게시해야 한다. 보안경을 착용하면 좋으나 모든 시술이 체내에서 이루어지는 경우, 특히 안경을 낀 경우에는 반드시 착용할 필요는 없다. 또한 수술에 참여하는 모든 의료진은 레이저 안전수칙, 수술기술 및 안전에 관한 내용을 포함한 레이저 사용 교육을 받아야 한다.

수술자는 레이저를 사용하기 전에 반드시 섬유 fiber에 이상이 없는지 확인해야 하는데, 만약 섬유에 결함이 있으면 레이저 에너지가 새어나가서 원하지 않는 손상을 일으키게 된다. 어떠한 시술을 하더라도 항상 레이저 섬유의 끝이 시야 안에 있어야 한다. 레이저를 작동 중일 때는 섬유가 내시경 안으로 빠져서는 안 되며, 만약 이러한 일이 발생하면 내시경이 손상된다. Holmium 레이저는 유도철선 guide wire이나 도뇨관을 절단할 수 있기 때문에 섬유가 이러한 기구에 닿지 않도록 해야 한다.

3. Holmium 레이저를 이용한 전립선비대증수술
(1) 경요도 Ho-Nd:YAG 병용레이저전립선절제술

1995년 holmium 레이저를 이용한 전립선절제술이 처음으로 보고되었다. 뉴질랜드의 Giling 등(1995)은 Nd:YAG 레이저를 이용한 내시경하레이저전립선소작술endoscopic laser ablation of the prostate을 발전시킬 목적으로 경요도 Ho-Nd:YAG 병용레이저전립선절제술combination endoscopic laser ablation of the prostate; CELAP을 시행했다. 비록 내시경하레이저전립선소작술이 저침습적이지만, 배뇨증상을 향상시키는 데 오랜 시간이 걸리고, 오랫동안 도뇨관을 유치해야 하며, 자극증상이 지속된다는 문제점들이 해결되지 않고 있었다. 연구자들이 시행한 병용레이저절제술을 살펴보면, 먼저 Nd:YAG 레이저로 전립선의 표준적인 네 부분을 웅고시키고 이어서 holmium 레이저로 조직을 기화시켰는데, 후자는 측면투사 섬유로 전립선의 측면과 중엽을 기화시켜 통로를 만드는 것이었다. 하지만 시술의 효과가 뛰어나지 않고 배뇨통 등 여러 가지 문제점을 야기한다는 것이 밝혀짐에 따라 조직 절개 및 기화 효과가 뛰어난 holmium 레이저 단독수술이 시도되기 시작했다.

(2) 경요도 holmium 레이저전립선기화술

경요도로 시행하는 holmium 레이저전립선기화술holmium laser ablation of the prostate; HoLAP은 holminuim 레이저의 조직 기화효과를 이용한 수술법으로서 측면투사나 말단투사 섬유를 이용한다. HoLAP은 1994년 60W Ho-레이저를 사용하면서 시작되었다. 이 레이저는 holmium 절제, 탈핵 기술이 발전하면서 사라졌다. 일부에서는 100W Ho-레이저를 사용하기도 한다. 만약 오랫동안 시술한다면 경요도전립선절제술에서와 동일하게 조직을 제거할 수 있겠지만, 측면투사 섬유를 이용하여 holmium 레이저만으로 전립선을 기화시키는 방법은 표준적인 경요도전립선절제술에 비해 비효과적이며 비능률적이다. Gilling 등(1996b)이 79명의 환자에게 이 수술법을 시행한 결과, 수술 후 도뇨관 유치 기간은 2.6(0.25~28)일, 도뇨관 재삽입률은 19%였다. 또한 이 방법은 병리검사에 필요한 조직을 얻을 수 없고, 큰 전립선을 제거하는 데 시간이 많이 걸리기 때문에 작은 전립선에만 적용되는 단점이 있다. 그리고 HoLAP을 TURP와 비교한 무작위 대조군연구에서는 12개월간 추적관찰하는 동안 IPSS와 최대요속에서 유사하게 호전된 결과를 보였다(Mottet et al, 1999). 병원 입원 기간과 도뇨관을 착용한 기간은 HoLAP군이 더 짧았다. Elzayat 등(2009)은 무작위 대조군연구에서 HoLAP(80~100W)과 PVP를 비교한 결과 두 군 모두 기능적으로 호전을 보였으며 합병증 발생 역시 차이가 없었다고 했다.

(3) 경요도 holmium 레이저전립선절제술

경요도 holmium 레이저전립선절제술holmium laser resection of the prostate; HoLRP에서는 경요도전립선절제술에서와 같은 전립선절제효과를 수술과 동시에 얻을 수 있다. Nd:YAG나 KTP 레이저를 이용한 전립선응고요법은 안전하고 어느 정도 효과적인 경요도전립선수술 방법 중 하나지만, 수술 후 도뇨관을 유치시켜야 하고, 수술 후 배뇨증상이 호전되기까지 수 주일이 걸린다는 단점이 있다. 반면 전립선절제요법은 전립선을 수술 중에 기화시키고 절제함으로써 배뇨증상이 즉시 호전될 수 있다. Nd:YAG나 KTP 레이저를 100W 정도까지 높은 출력으로 사용하면 전립선 조직이 기화되기는 하지만 조직을 응고시키는 물리적 성질로 인해 성공률이 매우 낮다. 향후 기술이 발달하면 출력이 더 높은 Nd:YAG나 KTP 레이저로 전립선 조직을 효과적으로 기화할 수 있을 테지만, 아직까지는 큰 조직을 제거하는 데는 비효율적이며 작은 전립선 조

직에만 활용할 수 있다. CO_2 레이저는 10,600nm의 파장을 가지고 있어 조직을 기화시킬 수는 있지만 내시경수술에 사용하기에는 단점이 있다. 그러나 최근 2,140nm의 holmium 레이저를 내시경수술에 도입함으로써 효과적인 전립선절제요법이 가능해졌다.

Nd:YAG나 KTP 레이저와 달리 holmium:YAG 레이저는 조직의 수분에 잘 흡수되어 조직을 쉽게 절제할 수 있다. 따라서 holmium:YAG 레이저가 현재까지는 내시경 절제요법에서 사용 가능한 유일한 레이저라고 할 수 있다. 연속적 파장의 레이저에 비해 단속성 holmium 레이저는 조직의 절개 및 기화 효과를 최대화할 수 있다. 또한 holmium 레이저는 굴곡 형태가 가능한 silica 석영 섬유를 이용하기 때문에 내시경수술에 적합하다. 큰 전립선 조직을 기화할 수 있는 holmium:YAG 레이저의 능력은 개 모델을 통해 처음 증명되었고, 1994년 Gilling 등이 처음으로 전립선절제술에 적용했다. 고출력으로 전립선 조직을 기화시킬 뿐만 아니라 3~4mm 깊이로 표면 조직을 응고시키는 효과도 있어서 수술 도중 혈관을 효과적으로 지혈할 수 있고 관류액 흡수를 억제할 수 있다.

1) 시술 방법

출력이 50W인 holmium 레이저와 55μm 말단투사 섬유를 이용한다. 최대출력이 60W인 기종으로도 시술이 가능하나, 절제 속도가 느리고, 15W의 최대출력을 내는 4개의 동력기가 모두 최대로 작동해야 하기 때문에 장시간 수술 시 파열의 위험성이 있어 80W 출력이 가능한 기종이 유리하다. Holmium 레이저는 파동에너지를 2.0~2.8J/pulse, 진동수를 25~40Hz로 준비하여 50~80W의 출력이 가능하게 한다. 이 수술을 위해서는 몇

가지 기구가 필요하다. 지속적 관류가 가능하고 끝에 레이저 섬유를 고정시키는 장치가 있는 26Fr 절제경과, 절제된 큰 전립선 조직을 절제경초를 통해 배출하는 grasping loop가 필요하다. 레이저 섬유는 끝을 자른 7Fr plain tip 도관 안에 넣어 흔들림을 방지한다. 앞에서 언급했듯이 보안경을 착용하면 좋으나, 모든 시술이 체내에서 이루어지기 때문에 안경을 낀 경우 반드시 착용할 필요는 없다.

시술 방법은 우선 5시 방향 방광경부에서 시작하는데, 외과적 피막이 보일 때까지 절개하여 정구까지 진행한다. 7시 방향에서 같은 방법으로 방광경부에서 정구까지 일직선으로 절개한 후 정구 직상방에서 양측 선을 가로로 연결한다. 외과적 피막을 따라 중엽을 위로 밀면서 방광경부까지 절개하고, 절제경초를 통해 배출시킬 수 있는 크기로 쪼갠다. 이때 외과적 피막까지 충분히 절제해야 전립선 조직이 양 옆으로 밀려가면서 절개할 공간이 확보된다. 올바른 절개면을 따라 수술하면 레이저를 사용하지 않고 절제경으로 미는 것만으로도 효과적으로 박리되기도 한다. 중엽 절제가 끝나면 측엽 절제를 시행한다. 정구 위치에서 5시→1시, 7시→11시 방향으로 원형절개를 시행하여 하부 경계를 정한다. 방광경부의 1시, 11시 방향에서 시작하여 밑으로 진행하여 이미 만들어진 하부 경계선과 절개선을 연결한다. 대개 중엽보다 측엽이 절개하기 힘들며, 큰 전립선에서는 전립선 조직이 절개선 쪽으로 밀리면서 절개선의 깊이를 확인하기 힘든 경우가 많다. 이 경우 절개선을 확장하여 측엽이 밀려서 내려오게 해야 절개선을 확인하기 쉽고 절제경초가 들어갈 공간이 형성된다. 절개 공간 확보가 어려울 경우 절개선 양측의 조직 일부를 기화시키면 시야 확보가 용이해진다. 수술 중 출혈은 심하지 않다. 작

은 혈관들은 절제 도중 지혈되며, 이때 지혈되지 않는 혈관은 1~2mm의 거리에 두고 레이저를 조사하면 지혈이 가능하다. 만일 레이저기계가 holmium과 Nd:YAG 레이저를 같이 발생시킬 수 있는 이중파장 기능을 가지고 있다면, 큰 혈관은 Nd:YAG 레이저로 지혈(5~10초, 40~60W)하는 것이 효과적이다. 절제하는 과정에서 절제경초로 배출할 수 있는 정도로 전립선을 잘게 쪼개 방광 안으로 밀어 넣는다. 전립선 조직을 조각내는 작업은 절제된 전립선 조직이 전립선에 연결되어 있을 때 시행하는 것이 용이하다. 일단 절제되어 방광 내로 들어간 전립선 조직을 다시 조각내는 것은 매우 어려운 작업이다. 절제가 끝나면 조각난 전립선 조직을 grasping loop로 절제경초를 통해 배출한다. 제거된 전립선 조직의 반은 시술 중에 기화되며, 남은 조직으로 병리조직검사가 가능하다.

이 시술의 단점은 익숙해지는 데 시간이 많이 걸린다는 점이다. 처음에 30~40g 정도의 작은 전립선을 대상으로 하고, 중엽 절제에 익숙해지면 측엽 절제를 시도하는 것이 도움이 된다.

2) 수술 후 환자 관리

Holmium:YAG 레이저를 이용한 전립선절제술 후에는 20~26Fr의 Foley 도뇨관을 유치하는데, 일반적으로 수술 후 관류는 필요하지 않다. 도뇨관은 하룻밤 동안 유치시키는 것으로 충분하기 때문에 통원 수술도 가능하다. 또한 경요도전립선절제술에서와 비슷하게 도뇨관 제거 후 바로 배뇨증상이 호전되기 때문에 전립선응고요법에 비해 유리하다.

3) 치료효과

현재 세계적으로 여러 의료기관에서 경요도 holmium 레이저전립선절제술을 시행하고 있다. 전립선비대증으로 인한 방광출구폐색의 치료에 대

한 임상 결과가 미국 팰로앨토*Palo Alto*에서 처음 연구된 후 현재까지 좋은 결과를 보이고 있으며, 그 동안 발표된 임상 성적은 〈표 24-5〉와 같다. 뉴질랜드 연구 그룹의 보고에 의하면 최대요속이 수술 후 50% 이상 향상된 경우가 84%, 15mL/sec 이상이 된 경우가 83%, 미국비뇨기과학회증상점수가 50% 이상 감소한 환자가 90%, 7점 이하가 된 환자가 86%였다(Gilling et al, 1996).

일반적으로 경요도 holmium 레이저전립선절제술을 시행한 환자의 임상적 결과는 경요도전립선절제술 환자와 견줄 만하다. Gilling 등(1999)이 경요도전립선절제술과 경요도 holmium 레이저전립선절제술을 전향적 무작위 방법으로 비교한 연구 결과에서 경요도 holmium 레이저전립선절제술은 몇 가지 장점을 보이고 있다(〈표 24-6〉). 이들은 120명의 전립선비대증 환자에게 경요도 holmium 레이

[표 24-5] 전립선비대증에 시행한 경요도 holmium 레이저전립선절제술의 임상효과에 대한 보고 분석

연구자	환자 수	미국비뇨기과학회증상점수		최대요속(mL/sec)		수술 후 추적관찰 기간(개월)
		수술 전	수술 후	수술 전	수술 후	
Gilling et al.(1996)	381	20.7	4.9	8.6	22.8	6
Krahn(1997)	70	23.0	9.0	7.8	20.0	3
David et al.(1999)	70	23.6	5.0	5.8	20.5	12
Le Duc et al.(1999)	48	18.0	6.0	9.0	17.0	3
Matsuoka et al.(2000)	45	24.0	2.3	6.6	16.5	12
Wu(1997)	18	24.6	9.0	9.4	20.0	3
Denstedt et al.(1997)	17	19.0	9.0	11.0	17.0	3
합계 또는 평균	649	21.4	5.5	8.2	21.2	6
변화 폭		−74%		+159%		

[표 24-6] 경요도 holmium 레이저전립선절제술과 경요도전립선절제술 환자에서 미국비뇨기과학회증상점수, 최대요속, 삶의 질 점수의 변화 비교

변수	수술 전	수술 3주 후	수술 3개월 후	수술 6개월 후	수술 12개월 후
환자 수	120	120	111	106	102
평균 미국비뇨기과학회증상점수±표준편차					
Holmium 레이저	21±6.2	7.7±5.0	5.6±5.1	3.8±3.8	4.2±6.0
경요도전립선절제술	23.0±5.9	7.7±5.3	5.7±5.2	5.0±4.5	4.3±4.1
평균 최대요속±표준편차					
Holmium 레이저	8.9±3.0	21.0±8.9	22.8±10.0	23.9±8.7	25.2±11.9
경요도전립선절제술	9.1±3.2	22.4±10.0	20.2±9.5	22.4±9.0	20.4±8.5
평균 삶의 질 점수±표준편차					
Holmium 레이저	4.5±1.1	1.7±1.3	1.4±1.5	1.1±1.3	0.88±1.4
경요도전립선절제술	4.7±1.1	1.7±1.3	1.6±1.4	1.5±1.4	1.6±1.5

모든 변수에서 p > 0.05

저전립선절제술과 경요도전립선절제술을 시행한 후 3주, 3개월, 6개월, 12개월 후에 환자의 상태를 조사했다. 미국비뇨기과학회증상점수의 호전, 삶의 질 점수의 감소, 그리고 최대요속, 잔뇨량 및 요역동학 지표의 변화는 양 군에서 유사했다. 성기능 및 요실금의 빈도에도 차이가 없었다. 수술 시간은 경요도 holmium 레이저전립선절제술 106.6분, 경요도전립선절제술 46.1분, 수술에 따른 수혈 빈도(0%, 6.6%), 수술 후 도뇨관 유치 기간(13.2시간, 37.2시간), 재원 기간(26.2시간, 47.5시간)은 더 나았다. 수술에 따른 부작용은 경요도 holmium 레이저전립선절제술군에서 유의하게 적었다(〈표 24-7〉). 급성요저류로 인해 수술한 경우에도 좋은 결과가 보고되었다. 급성요저류로 인해 경요도 holmium 레이저전립선절제술을 시행받은 36명의 환자 중 96% 이상이 24시간 내에 도뇨관을 제거할 수 있었다. 2명은 배뇨가 불가능했는데, 이들은 배뇨근기능부전이 있었다.

현재까지의 결과를 종합하면, 경요도 holmium 레이저전립선절제술을 시행받은 환자는 경요도전립선절제술과 유사한 배뇨증상의 호전을 보이며 요역동학 지표의 변화도 유사하지만, 합병증은 유의하게 낮다. 90%는 24시간 내에 도뇨관 제거가 가능하고, 평균 도뇨관 유치 기간은 1.5일이다. 출혈이 적으므로, 수혈이 필요한 경우가 0.2% 이하이고, 요도협착 및 방광경부구축은 5%에서 발생했다. 잔존 전립선 조직을 제거할 필요가 있었던 경우는 0.5%였다. 비록 대부분의 환자들이 수술 직후 배뇨통과 빈뇨를 호소하지만, 증상의 정도는 내시경하레이저전립선소작술이나 holmium 레이저를 이용하는 다른 방법들에 비해 경요도 holmium 레이저전립선절제술을 시행한 경우가 가장 경했다 (Gilling et al, 1996). 경요도 holmium 레이저전립선절제술에 의해 생기는 열손상의 범위가 좁기 때문에 혈관이 많은 전립선의 지혈에는 불충분할 수 있다는 의견도 있다. 그러나 지혈작용은 우수하여 단지 1.5%의 환자만이 혈뇨로 인하여 재입원한다. 수혈이 필요했던 환자들은 매우 드문데, 와파린 *warfarin* 치료를 받고 있던 4명의 환자에서도 출혈합병증 없이 경요도 holmium 레이저전립선절제술을 시행할 수 있었다. 심각한 저나트륨혈증이나 경요도절제술후증후군은 발생하지 않았는데, 이는 레이저의 응고 특성으로 인해 정맥을 효과적으로 막을 수 있어 관류액 흡수를 예방할 수 있었기 때문이라고 생각된다.

4) 장점

경요도 holmium 레이저전립선절제술은 두 가지의 중요한 장점을 갖고 있다. 첫 번째는, holmium 레이저는 경요도전립선절제술의 경우처럼 넓은 공동을 형성하기 때문에 폐색을 일으키는 조직을 즉각 제거할 수 있다는 점이다. 두 번째는, 이 시술은 지

[표 24-7] 경요도 holmium 레이저전립선절제술과 경요도전립선절제술의 수술 12개월 후의 부작용 발생 건수 비교

부작용	Holmium 레이저〔비율(%)〕	경요도전립선절제술〔비율(%)〕
수혈	0	4(6.6)
도뇨관 재삽입	5(8.2)	8(13.1)
재수술	1(1.6)	4(6.6)
요로감염	3(4.9)	5(8.2)
협착		
요도구 및 귀두요도	4(6.6)	5(8.2)
구부 및 음경요도	2(5.3)	1(1.6)
심부정맥혈전증	0	1(1.6)
사망	1(1.6)	1(1.6)
합계	16	29

혈효과가 우수하기 때문에 비교적 출혈 없이 깨끗한 시야에서 수술을 시행할 수 있다는 점이다. 비록 약 50%의 전립선이 절제술을 시행하는 동안 기화되어버리지만, 조직학적 검사를 시행하기에 충분한 조직을 얻을 수 있다는 점은 다른 덜 침습적인 전립선비대증 치료법들에서 조직검사를 할 수 없는 것과 대조적이다.

(4) 경요도 holmium 레이저전립선적출술

경요도 holmium 레이저전립선적출술holmium laser enucleation of the prostate; HoLEP은 개복전립선적출술과 같이 중엽과 측엽을 통째로 절제하는 방법이다. 550µm 말단투사 섬유를 이용하고, 100W(2J, 50Hz) 정도까지의 고출력 holmium 레이저를 사용한다. 수술 방법은 경요도 holmium 레이저전립선절제술과 유사하고, 단지 전립선의 중엽과 측엽을 후향적으로 절제하여 방광 안으로 밀어 넣고 조각내어 제거하는 것이 다르다. 수술 시간을 단축할 수 있어서 100mL까지 큰 전립선에도 시술할 수 있다. 그러나 방광 안으로 들어간 조직을 체외로 배출하는 것이 문제가 된다. 방광 안의 전립선 조직은 관류액에 떠 있는 상태이기 때문에 레이저로 절단하기 어렵다. 따라서 분쇄기morcellator가 있어야 수술 시간을 효과적으로 줄일 수 있다. 처음에는 방광경부의 5시와 7시 방향 두 군데에 holmium 레이저를 투사하여 절개한다. 절개의 깊이는 외과적 피막이 나올 때까지로 하고 후방으로 정구까지 시행한다. 이 두 개의 절개선은 정구 바로 위에서 서로 연결된다. 그다음 중엽을 후향적 방법으로 전립선피막에서 분리한다. 측엽은 그후 따로 분리해낸다. 좌측 측엽 분리를 위해서는 먼저 방광경부의 1시 방향에서 전립선피막이 나올 때까지 전립선 조직을

자르고, 이 절개선을 정구 위치의 5시 방향으로 연결한다. 중엽에서와 비슷한 후향적 방법으로 측엽을 적출enucleation해낸다. 우측 측엽에서도 방광경부의 11시 방향 절개선이 정구의 7시 방향 절개선에 연결되도록 절개한다.

현재 HoLEP을 시행할 때 가장 많은 시간이 걸리는 과정은 방광 안에 둔 조직 조각을 제거하는 것이다. 이 문제는 분쇄기를 사용하여 빠른 시간 내에 수술을 끝냄으로써 해결할 수 있다. 경요도 holmium 레이저전립선절제술에서와 같은 방법으로 중엽과 측엽을 절제하지만 절단하지 않고 방광 안으로 밀어 넣은 후 분쇄기로 조직을 갈아 체외로 배출시킨다. 분쇄기는 40~50g의 전립선 조직을 10~20분 만에 갈 수 있고, 갈아낸 조직은 병리검사를 시행하기에 문제가 없다. 분쇄기는 부착된 전립선 조직을 흡입력으로 잘게 잘라 체외로 배출시킨다. 20Fr 도관을 하루 정도 유치시킨 후 배뇨에 문제가 없으면 퇴원할 수 있다. 개복전립선적출술이 적응되는 100g 이상의 전립선비대증에서도 평균 조직 절단 시간은 16.1분이었고, 도뇨관 유치 시간도 19.7시간으로 짧았으며, 미국비뇨기과학회증상점수 감소와 최대요속 증가도 개복전립선적출술과 비슷했고, 합병증과 이환율은 적었다(Gilling et al, 2000).

그러나 기계적 조직절단술에서 방광벽을 흡입하거나 손상시킬 위험이 있고 추가 장비를 구입해야 하기 때문에, 분리된 전립선 조직을 제거하는 다른 방법으로 holmium 레이저 기술과 전기절제술을 병용하는 mushroom 기술이 개발되었다. HoLEP을 시행한 후 좁은 mushroom-like 근pedicle을 방광경부에 부착시킨 채로 놔둔다. 이렇게 하면 이 조직은 혈관 공급이 거의 차단되어 있

[표 24-8] 경요도 HoLEP과 경요도전립선절제술의 요역동학검사 소견 비교

	환자 수	최대요속(mL/sec)		최대요속시배뇨압(cmH$_2$O)		Schäfer 폐쇄등급	
		수술 전	수술 후	수술 전	수술 후	수술 전	수술 후
Holmium 레이저	61	8.9	23.9	75.9	35.2	3.5	0.7
경요도전립선절제술	59	9.1	22.4	83.4	39.2	3.8	1.2

[표 24-9] 경요도전립선절개술과 holmium 레이저경요도전립선절개술의 효과 비교

연구 시리즈	환자 수	미국비뇨기과학회증상점수		최대요속(mL/sec)		수술 후 추적관찰 기간
		수술 전	수술 후	수술 전	수술 후	
뉴질랜드	69	22.3	8.1	7.9	19.9	3개월
영국	100	29.2	3.7	9.8	19.2	6주
합계 또는 평균	169	20.5	5.5	9.0	19.1	–
변화폭		−73%		+112%		

는 상태이기 때문에 전기절제를 무혈적으로 쉽게 할 수 있다. 또한 분쇄기를 구입할 필요가 없다는 장점이 있다(Hochreiter et al, 2002). 일반적으로 경요도 HoLEP을 시행한 환자의 임상 결과는 경요도전립선절제술 환자와 비교하여 성적이 비슷하거나 향상되고, 합병증과 입원 기간에 장점이 있다. Westenberg 등(2004)이 경요도전립선절제술과 경요도 HoLEP을 메타분석 연구한 결과, 경요도 HoLEP은 몇 가지 장점이 있다. 요역동학검사 결과, 전립선이 50g 이상인 경우 HoLEP을 받은 군이 TURP을 받은 군보다 요폐색(detrusor pressure at Qmax and Schäfer grade) 측면에서 우위를 보였다(〈표 24-8〉)(Lourenco et al, 2008). 메타분석에서는 HoLEP을 받은 군이 TURP를 받은 군보다 12개월 뒤 최대요속에 큰 호전을 보였으며, TURP와 비교하여 대체할 수 있을 정도로 안전하다고 보고되었다. HoLEP은 내비뇨 수술 영역이지만 큰 전립선에 대한 수술 시 개복전립선적출술을 대체할 만한 치료로도 평가받는다. 두 연구에서 환자의 증상 및 최대요속은 두 군이 비슷한 호전을 보였다. 수술 합병증은 TURP와 비교 시 통계학적으로 유의하지 않았지만 차이가 나타났다. HoLEP 대 TURP에서 요도협착(2.6% 대 4.4%), 출혈(0% 대 2.2%), 재수술(4.3% 대 8.8%)이 나타났고, 전체적인 합병증 발생 비율은 8.1% 대 16.2%였다. 발기부전 발생 가능성은 HoLEP과 TURP가 비슷했다. 심각한 저나트륨혈증이나 경요도절제술후증후군은 발생하지 않았는데, 이는 레이저의 응고 특성으로 인해 정맥을 효과적으로 막을 수 있어 관류액 흡수가 예방되었기 때문이라고 생각된다.

(5) Holmium 레이저경요도전립선절개술

Holmium 레이저경요도전립선절개술*Holmium laser TUIP*은 주로 크기가 작은 전립선에 사용되는 방법으로, 방광경부와 전립선의 절개를 holmium 레이저로 시행한다. Holmium 레이저는 전립선과 방광경부의 절개에 많은 장점이 있는 이상적인 치료기기로 대두되고 있다. Holmium 레이저는 적절

한 양의 에너지를 전달할 수 있기 때문에 결과적으로 절개뿐 아니라 표면의 혈관에 대한 지혈도 가능하고, 열손상을 입는 부분이 좁기 때문에 주변의 정상 조직에 입히는 손상을 줄일 수 있으며, 섬유가 작아서 관류액이 충분히 공급되므로 시야 확보에 도움이 되고, 연성내시경을 통해 조직을 절개할 수 있다. 조직 절개에서 holmium 레이저의 가장 큰 장점은 출혈이 적으므로 명확한 시야에서 원하는 만큼 정교하게 주위 조직 손상 없이 절개할 수 있다는 것이다.

전립선 절개에는 60W 이상의 고출력(>2J, >30Hz)과 550μm의 레이저 섬유가 필요하다. 방광경부에서 정구까지 5시와 7시 방향 혹은 4시와 8시 방향에 절개를 가하며, 6시 방향에 1개의 절개를 가하기도 한다. 절개 깊이는 전립선 주위 지방조직이 보일 때까지 하는 것이 적당하다. 수술 후 20Fr, 30mL Foley 도뇨관을 하룻밤 동안 유치시킨다. 어떤 환자는 도뇨관을 삽입하지 않아도 된다.

Gilling 등(1996b)이 69명의 환자에게 holmium 레이저를 이용한 경요도전립선절개술을 시행한 결과, 합병증은 발생하지 않았으며, 하룻밤 동안의 도뇨관 유치로 모두 좋은 배뇨 결과를 보였다(〈표 24-9〉). 도뇨관을 유치하지 않은 경우에도 중한 합병증 없이 97%가 좋은 결과를 보였다(Comford et al, 1997).

4. 결론

Holmium 레이저는 2,140nm 파장의 빛을 발하는 레이저로 CO_2와 Nd:YAG 레이저의 특성을 모두 가지고 있어서, 조직을 절개하고 응고를 통한 지혈을 할 수 있다. Holmium 레이저는 여러 장점이 있으므로 협착의 절개나 표재성이행상피암 소작, 전

립선절제술, 모든 종류의 요석분쇄 등 다양한 비뇨기과적 치료에 적용할 수 있다. Holmium 레이저 전립선절제술은 아직 발전 중인 방법이다. 이전에 사용되었던 레이저전립선절제술이 조직의 기화 및 괴사 효과를 이용하기 때문에 경요도전립선절제술에 비해 임상결과가 열등했던 것과 달리, holmium 레이저를 이용한 전립선절제술과 전립선적출술은 경요도전립선절제술과 같이 조직의 완전한 절제가 가능하여 경요도전립선절제술과 동등한 수술효과를 나타내면서 수술 후 도뇨관 유치 기간이 짧고 출혈이 적다는 장점이 있다. 아직 검증되지는 않았지만 주위 조직에 미치는 영향이 적기 때문에 경요도전립선절제술보다 발기부전이나 방광자극증상이 적을 것으로 기대된다. 또한 분쇄기가 이용되기 시작하면서 큰 전립선에서도 경요도적 제거가 가능해져, 앞으로도 전립선비대증 수술에 새로운 지표를 제시할 것으로 기대된다. 특히 고령 환자, 심장질환이 있는 환자, 항응고제를 투약하고 있는 환자의 경우 경요도전립선절제술은 이환율이 높고 환자를 사망에까지 이르게 할 수 있기 때문에 holmium 레이저를 이용한 전립선절제술이 대안이 될 수 있을 것이다.

Ⅲ Thulium 레이저를 이용한 전립선수술

Thulium:YAG 레이저(Thulium 레이저)는 2005년 Fried 등이 전립선비대증에 대한 기화술을 처음 발표한 이후 전 세계적으로 사용이 증가하고 있다. 방출되는 파장은 2,013nm로, 우리에게 비교적 익숙한 holmium 레이저의 2,140nm와 비슷하여 특

성이 유사하지만 약간의 차이가 있다. Holmium 레이저와 같이 물에 흡수되는 정도가 비슷하여 조직침습도가 0.5mm 이하로 적지만, 절개와 응고능력이 뛰어나고 조직을 기화시키는 정도가 높다. 또한 에너지 방출을 연속형 또는 펄스형으로 조절할 수 있으며, 충격파가 발생하지 않고 정교할 뿐 아니라 절개력이 뛰어나다. Thulium 레이저가 개발되어 의료용 수술에 이용된 지 10년이 지나면서, 전립선비대증에 대한 기화절제술 외에 방광암 절제 및 신장암 부분절제로도 사용 범위가 확장되고 있다. 또한 연조직 절제와 관련하여 이비인후과, 신경외과, 각종 내시경시술 시 지혈과 절개 등에 사용되는 범위가 증가하고 있다. 이 절에서는 thulium 레이저의 물리학적 특징과 thulium 레이저를 이용한 전립선비대증 수술에 대해 알아보겠다

1. Thulium 레이저의 물리적 특징

Thulium 레이저는 2,013nm의 파장에서 연속적으로 에너지를 방출하며 경우에 따라 펄스 방식으로 조절이 가능하다. 출력은 초기에 40W부터 개발되어 현재는 200W까지 사용할 수 있게 되었다. 2,013nm 파장의 빛은 육안으로는 볼 수 없으며, 수술 시에는 붉은색의 aiming beam을 사용하여 레이저 투사 부위를 알 수 있다. 물에 잘 흡수되므로 조직에 0.5mm로 침투하여 열로 인한 조직손상을 줄일 수 있다. 출력에 따른 에너지 전달 정도에 따라 지혈이나 절개 또는 기화까지 다양한 효과를 조절할 수 있으며, 레이저 방출이 연속적이어서 충격파가 발생하지 않아 레이저 조사가 정확히 이루어지므로 수술자가 원하는 부위를 정밀하게 시술하여 조직손상도 최소화할 수 있다.

Thulium 레이저의 이용 분야는 전립선 외에도 표재성이행상피세포암 제거, 신장암 부분절제를 들 수 있다. 에너지를 전달하는 섬유는 말단투사 및 측면투사용이 있으나, 측면투사용 섬유는 보험과 관련하여 아직 국내에서는 사용할 수 없다.

Thulium 레이저는 2005년 전립선비대증 환자에게 시행한 기화술에 처음 사용되었다고 보고되었으며, 최근 비뇨기과 영역뿐 아니라 이비인후과, 신경외과 및 흉부외과 분야에서 사용이 증가하고 있다. 하지만 장비가 고가라는 점과 유지 및 보수 비용이 holmium 레이저와 같이 적지 않다는 점이 제한점이다.

2. Thulium 레이저를 이용한 전립선비대증수술

(1) Thulium 레이저전립선기화절제술

thulium laser vaporesection of the prostate; ThuLVRP

2005년 thulium 레이저를 이용한 전립선기화술이 처음으로 보고되었다. 돼지의 전립선과 요관 및 방광경부에 시험한 결과를 바탕으로 40W의 thulium 레이저를 크기가 작은 전립선에 처음으로 적용한 결과 0.21±0.02g/min의 기화력과 보다 정교한 절제 및 강력한 지혈 능력이 나타났다고 발표되었다. 하지만 초기의 발표는 전립선 조직의 기화에만 한정되어, 크기가 작은 전립선과 요관 방광경부의 절제로 사용이 제한되었다. 2007년 Bach 등이 기화술과 절제술을 혼합하여 기화절제가 가능한 70W thulium 레이저(RevoLix™)를 이용한 전립선기화절제술을 선보였다. 이 기술은 5시, 7시 방향에서 방광경부에서 정구까지 절개를 가한 후 중엽을 먼저 절제한다. 이후 오른쪽 측엽은 8, 9, 10, 11시 방향에서 절개를 한 후 귤을 조각내듯이 절제한다. 좌측도 우측과 같은 방법으로 시행한다. 수술 후 1

년째 결과를 경요도전립선절제술과 비교한 결과 환자의 증상이나 재발률은 차이가 없었으나 수술 후 도뇨관 제거 기간 및 입원 기간이 1.7일과 2.1일로 짧았다. 또한 초기의 기화술로 인한 여러 제한점을 극복하고 기존의 전립선절제술과 같이 작은 크기로 전립선 조직을 절제하고 제거하여 수술 시간을 줄이고 분쇄기를 사용하지 않음으로써 방광손상의 위험성이 없다는 장점이 보고되었다. 하지만 수술 후 방광자극증상이 나타나고 1~2주간 농뇨가 지속되어 약물치료가 추가로 필요했다고 보고되었다. Holmium 레이저와 같이 전립선치료에 적용되는 방식이 처음에는 기화술 단독에서 점점 조직을 절개하는 방법으로 발전되는 방식이 비슷하며 레이저의 특성 및 장점을 극대화하는 방법으로 치료법이 다양하게 시도되고 있으므로 다양한 방법들이 개발될 것으로 기대된다.

(2) Thulium 레이저전립선적출술
thulium laser enucleation of prostate; ThuLEP

Thulium 레이저전립선적출술은 개복전립선적출술과 같이 중엽과 측엽을 통째로 절제하는 방법이다. 우리가 알고 있는 HoLEP의 기술과 동일하며, 수술자와 조사 부위에 따라 30W에서 70W까지 다양한 출력의 레이저를 사용한다. 수술 방법은 전립선의 중엽과 측엽을 정구에서 시작하여 방광경부 5시와 7시 방향으로 절개한다. 전체 수술에서 가장 중요한 단계는 외과적 피막이 나올 때까지 충분한 깊이로 절개하는 것이다. Thulium 레이저의 경우 holmium 레이저와 달리 조직에 가해지는 충격파의 힘이 없이 절개능력이 뛰어나기 때문에 이 부위에서 정확한 외과적 피막을 확인하지 않으면 수술 전체에 걸쳐서 정확한 수술면을 확인하기 어렵다.

이 두 개의 절개선을 정구 바로 위에서 서로 연결하고 방광경부 방향으로 진행하여 중엽을 분리한다. 측엽을 분리할 때는 우측과 좌측을 따로 분리한다. 좌측 측엽의 분리는 정구 방향에서 비대된 좌측 측엽을 따라 점막에 절개선을 내는 것으로 시작한다. 어느 정도 절개선을 낸 후에는 방광경부의 12시에서 1시 방향에서 전립선피막이 나올 때까지 전립선 조직을 자르고, 이 절개선을 앞서 정구 방향에서 상외측으로 낸 절개선의 5시 방향으로 연결한다. 이후 외과적 피막을 따라 좌측 측엽을 후향적 방법으로 적출해낸다. 우측 측엽에서도 방광경부의 11시에서 12시 방향 절개선을 정구 방향 상외측의 7시 방향으로 연결하여 점막을 절개한 뒤 우측 측엽을 적출하는 방식으로 반복한다.

중엽과 두 개의 측엽을 방광 내로 분리해낸 후 분쇄기를 이용하여 적출된 조직을 조각내어 체외로 배출하는 과정은 HoLEP과 동일하며, 갈아낸 조직은 병리검사를 시행하기에 문제가 없다. 분쇄기의 방식은 기요틴*guillotine* 운동 방식과 회전*rotating* 운동 방식이 있으며, 흡입장치와 함께 사용한다. 기기가 발달함에 따라 수술 시간과 부작용 발생을 줄일 수 있으리라고 생각된다. 최근 ThuLEP에서도 분쇄기를 사용하여 조직을 배출하는 방법이 보험으로 인정되어 이용에 불편함이 없게 되었다. 수술 후에는 22Fr 도뇨관을 1~2일 유치시킨 다음 육안적혈뇨가 없으면 도뇨관을 제거하고 배뇨에 문제가 없으면 퇴원시킬 수 있다. 기존의 경요도전립선절제술과 비교하여 수술 시간과 절제된 전립선 조직의 정도, 수술 후의 국제전립선증상점수 향상 및 요속 결과는 비슷하지만, 수술 중 출혈량이 적고 도뇨관 유치 기간과 입원 기간이 짧다는 장점이 있다. 최근에는 80g 이상의 큰 전립선

레트*curette*, 방광경부 펼치개*spreader*, T 겸자, lobe 겸자(대, 중, 소), 방광경기구 등이 있다.

(2) 수술 자세

방광경검사를 시행하여 전립선의 크기를 확인하고, 방광 내 종물이나 결석을 놓치지 않도록 면밀히 조사한다. 검사가 끝나면 방광을 비우고 천골이 신장보다 위쪽에 위치하도록 환자의 자세를 앙와위로 바꾼다. 그 후 하복부와 외부생식기 부위, 허벅지 상부를 면도한다. 수술 테이블은, 복강 내 장기들이 수술 위치에서 멀어지게 하고, 절개를 가하는 복벽이 편평해질 수 있도록 환자가 트렌델렌부르크 자세*Trendelenburg position*를 약간 취하게끔 조정한다(그림 25-1).

(3) 환자 소독

항균소독제로 배꼽 상부부터 외부생식기를 포함하여 허벅지의 중간 부분까지 소독한다. 환자의 고환과 허벅지 사이에는 솜을 넣어둔다. 수술자는 환자의 왼편에 서며, 한 명 혹은 두 명의 보조수술자가 반대편에 선다.

2. 수술 과정

(1) Millin 술기

도뇨관의 풍선을 촉지하여 방광경부를 인지한 후, 방광경부의 1cm와 2cm 아래쪽 전립선피막 등 두 군데를 1-0 CCG(chromic catgut)로 봉합하고, 전기소작기로 피막을 따라 선종까지 평행절개를 가한다. 선종이 클수록 넓게 절개한다. 절단면의 주요 혈관들은 각각 잡아서 지혈한다.

선종과 전립선피막 사이의 면을 확인하고 곡선형 Metzenbaum 가위로 둘을 분리한 다음, 집게손가락을 피막 절개면 안으로 넣고 선종을 제거한다(그림 25-2).

선종은 제거하기 쉬운 곳부터 시작하여 유착되어 제거하기 어려운 곳까지 점차 제거해나간다. 선

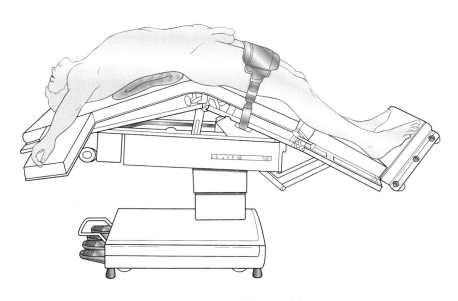

[그림 25-1] **트렌델렌부르크 자세**

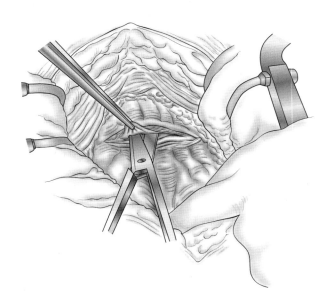

[그림 25-2] 선종과 전립선피막 사이의 면 확인

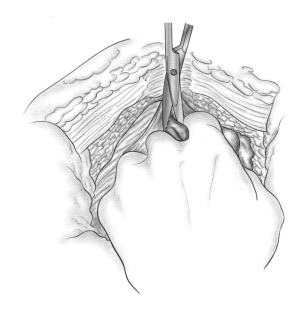

[그림 25-3] 전립선요도와 막요도 분리

종을 제거하기 힘든 경우에는 치골상부방광조루술suprapubic cystostomy을 시행하고 절개창을 닫은 다음 경요도전립선절제술을 시행한다. 직장손상이 있다면 손상된 부분은 두 층으로 복구하고 나서 그

물막을 이용해 그 위를 덮은 후 치골상부방광조루를 설치하고 결장조루술을 고려한다. 다음으로 전립선 첨부에 조심스럽게 접근하여 요도와의 경계부위를 직시하에 가위를 이용해 절개한다. Lobe

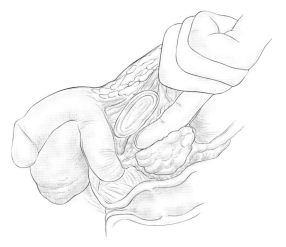

[그림 25-11] 집게손가락을 전립선요도 원위 1/3 부위까지 삽입

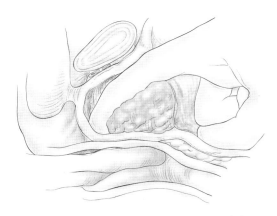

[그림 25-12] 집게손가락을 이용한 전립선선종 박리

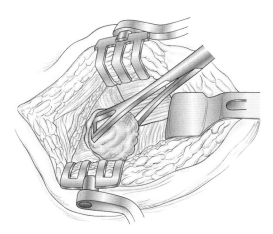

[그림 25-13] Lobe 겸자를 이용한 전립선선종 제거

Bovie 침의 응고전류를 사용하여 돌출해 있는 선종 주위의 점막을 원형절개하고, 곡선형가위 curved scissors로 선종으로부터 점막을 분리한다. 견인기를 제거하고 환자의 자세를 트렌델렌부르크 자세로 바꾼 후 스펀지 막대로 방광 내부를 안으로 누른다.

선종과 전립선피막 사이로 집게손가락을 요도를 따라서 원위 1/3 부위까지 삽입한다(그림 25-11). 중앙 부위 점막을 따라 전립선 첨부 쪽으로 손톱으로 힘을 가하여 첨부의 선종을 박리한 후 손가락으로 전립선선종의 양 측면을 박리한다. 처음에는 한 방향으로만 시행하고, 그다음에는 반대 방향으로 시행한다. 양쪽 엽의 선종이 완전히 박리되기 전부터 선종의 적출을 시작한다. 비만한 환자의 경우 직장에 손가락을 삽입하여 전립선을 거상시키면 이 과정이 좀 더 쉽다. 이때 날카로운 손가락 끝이 피막 안으로 파고들어 가면 안 되며, 양쪽 선종의 측면을 완전히 박리한 후 전립선 중엽 후방까지 박리한다(그림 25-12).

첨부에서 요도를 자르기 위해 손톱으로 점막을 원위부로 밀고, 요도를 엄지손가락의 손톱과 손가락 사이에서 절단한다. 만약 섬유성 유착이 있으면 양손을 사용하며, 한쪽 부분이 붙어 있으면 다른 각도로 접근한다. 마지막까지 유착 부위는 놓아두어야 한다. 마지막으로 스펀지나 Lobe 겸자로 선종을 잡고, 가위로 유착된 점막을 자르고 선종을 제거한다(그림 25-13). 그리고 남아 있는 선종을 제거하기 위하여 부드럽게 전립선와를 촉지한다. 그러나 지혈을 해야 하므로 시간을 허비해서는 안 된다.

선종을 제거한 후에는 지혈을 위해 빨리 온수에 적신 2인치 vaginal packing과 긴 겸자를 이용하여 전립선와를 압박한다. 압박한 부분을 Deaver 견인기로 5분 정도 누른다. 견인기와 흡입기 끝을 이용하여 방광경부 하부의 시야를 확보하고 이를 두 개의 Kocher 겸자로 잡는다. 5시와 7시 방향에 요관구를 피하여 8자 모양으로 봉합(2-0 CCG)을 한다. 이때 남아 있는 방광점막이 적더라도 방광점막을 포함하여 봉합해야 하며, 주전립선동맥까지 포함하기 위해 전립선피막의 깊은 부분까지 1cm의 깊이로 봉합해야 한다. 또한 앞쪽 동맥을 지혈하기 위해 11시 방향과 1시 방향에 봉합을 하며, 봉합을 자르지 않고 놓아두는 것이 전립선와를 잘 관찰하고 지혈하는 데 도움이 된다. 필요하다면 원형침round needle으로 더 많은 봉합(3-0 CCG)을 한다. 만약 방광경부가 작고 섬유화되어 있다면 후엽을 쐐기 모양으로 절제한다. 방광점막을 가는 PCG 봉합사를 사용하여 전립선와의 가장자리에 고정시키고 나서, 천천히 거즈를 제거하고 네 곳의 봉합을 아래로 당긴다. 그다음 24Fr 30mL 풍선도뇨관을 삽입하여 방광에 유치시킨 후 풍선을 부풀리고, 부풀린 도관을 다시 아래로 방광경부까지 견인하여 정맥출혈을 조절한다. 이때 풍선이 전립선와에서 부풀지 않게 조심해야 한다. 만약 지혈이 만족스럽지 못하다면 주름형성봉합plication suture을 시행한다. 그다음, 지속관류가 가능하도록 절개창을 통하여 방광루 도뇨관을 설치한다. 이때 절개 부위의 측면 피부에 절개창을 만들고 이를 통하여 끝을 자른 32Fr Malecot 도관을 Mayo 겸자로 유치하여 피부에 고정봉합한다. 그다음 점막하층을 연속봉합(3-0 PCG)하여 방광을 닫고, 두 번째 층은 점막을 통과하지 않게 단속봉합(2-0 CCG나 SAS)한다. 이후 봉합선 근처를 절개하여 여기에 큰 펜로즈드레인을 삽입하고 방광의 봉합 부위가 새지 않는지 검사한 후, 복직근막을 봉합(1-0 SAS)한다.

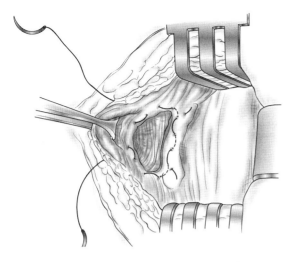

[그림 25-14] **주머니끈분배봉합**(Malament 기술)

지혈을 위해 삽입한 도뇨관은 수술 후 이틀째에 제거하며, 수술 후 5일째에 치골상부에 설치한 도뇨관을 제거한다. 만약 치골상부로 요누출이 지속된다면 22Fr 30mL 풍선도관을 직선속침straight stylet을 사용하여 삽입한다. 마지막으로 펜로즈드레인을 제거한다.

(2) 수술 중 지혈

1) 주머니끈분배봉합purse-string partition closure
　　(Malament 기술)

방광경부의 후부 점막과 근육층을 purse-string double-swaged suture(1-0 나일론이나 폴리프로필렌)하고, 양쪽 방향으로 방광의 전층을 둥글게 방광 앞쪽까지 봉합한다(그림 25-14). 그다음 24Fr 혹은 26Fr 30mL 풍선실리콘도뇨관을 삽입하여 풍선을 부풀리고, 도관 주위의 주머니끈봉합 부위를 당겨 방광경부를 밀착시킨다.

　부분적으로 방광을 닫고 주머니끈봉합을 한 실 양쪽 끝의 바늘을 자르고 나서 큰 곡선형 절단침large curved cutting needle을 부착한다. 그다음 치골 위쪽 피부로 바늘을 관통시킨 후, 단추나 외과용 거즈gauze pledget를 부착하고 충분한 압력을 가하여 실을 서로 묶는다. 마지막으로 Malecot 방광루 도뇨관을 삽입하고 방광을 완전히 닫는다. 다음 날 주머니끈봉합을 제거하고, 수술 후 이틀째에 도뇨관을 제거하며, 5일째에 치골상부 도뇨관을 제거한다.

2) 피막 습벽봉합capsular plication(O'Conor 기술)

분명한 출혈 부위가 없는 출혈이 계속되면 전립선피막의 후부에 주름형성봉합을 실시한다. 1-0 CCG(5-8 원형침)로 방광경부 근처와 원위부 두 곳에서 시행하여 생리적 수축physiologic contraction과 유사한 조건을 만들어준다.

3. 수술 후 합병증

방광경부 하부에 있는 5시와 7시 방향의 내요도혈관internal urethral vessel이 봉합결찰되지 않으면 과다한 출혈이 발생할 수 있으며, 음경의 심배부정맥에서도 출혈이 일어날 수 있다. 만약 전립선피막이 파열되면 먼저 방광경부 근처의 혈관을 봉합결찰하고, 다음으로 방광의 첨부를 향해 직각절개를 하여 경방광접근transvesical approach을 경피막접근 transcapsular approach으로 바꾼다. 그리고 출혈성 질환이 있는지 확인한다.

　수술 후의 지속적인 요누출은 보통 도뇨관 유치로 해결된다. 이렇게 해도 해결되지 않는 경우에는 질산은봉silver nitrate stick을 사용하여 지지거나 목재나사wood screw를 누공에 삽입하여 고정해보고, 나사를 제거한 후에도 멈추지 않는다면 방광요도조영술cystourethrography을 실시하고, 방광경으로 요도와 방광을 확인해야 한다. 만성요저류를 교정한 후에는 폐색후이뇨post-obstructive diuresis 발생

여부를 주의 깊게 관찰해야 한다.

4. 치골후 접근법과 비교한 치골상부 접근법의 장점

정중 전립선엽이 크고 돌출된 경우, 방광게실이나 거대 방광결석이 동반된 경우, 치골후로 접근하기 어려울 정도의 비만인 경우에는 치골후 접근법보다 치골상부 접근법이 방광경부와 요관구에 대한 시야를 확보하는 데 유리하다.

V 결론

전립선비대증은 전립선의 증식으로 인하여 발생하는 해부학적 질병이기 때문에 외과적 방법으로 비대된 조직을 제거하여 해부학적 폐색을 해결하는 것이 이론적으로 합당하고 실제 임상적으로도 가장 효과적이다. 전립선비대증의 수술치료는 전립선 전체를 제거하는 것이 아니라 정상 조직을 바깥쪽으로 밀고 있는 비대 조직을 제거하는 것이다. 따라서 통상적으로 사용되는 전립선절제술이라는 용어는 사실 잘못된 용어이고, 엄밀하게 표현하자면 전립선선종절제술이 정확하다.

개복전립선절제술에는 치골상부, 치골후, 회음 전립선절제술 등의 방법이 있는데, 전립선이 매우 커서 짧은 시간 내에 경요도절제술로 제거하기 곤란한 경우, 방광게실이나 거대방광결석 등의 질환이 동반된 경우, 심한 요도협착이 있어 절제경 삽입이 곤란하거나 근골격계 질환 때문에 경요도전립선절제술에 필요한 쇄석위를 취하기 어려운 경우 등에 시행된다(Han et al, 2007).

참고문헌

Andersen JT, Ekman P, Wolf H, Beisland HO, Johansson JE, Kontturi M, et al. Can finasteride reverse the progress of benign prostatic hyperplasia? A two-year placebo-controlled study. The Scandinavian BPH Study Group. Urology 1995;46:631-7.

Bensimon H, Bresette JF, Bensimon RH. Surgery of the prostate. In: Urologic surgery. New York: McGraw-Hill 1991;253-97.

Campo B. Bergamaschi F, Corrada P, Ordesi G. Transurethral needle ablation (TUNA) of the prostate: a clinical and urodynamic evaluation. Urology 1997;49:847-50.

Cowles RS III, Kabatin JN, Childs S, Lepor H, Dixon C, Stein B, et al. A prospective randomized comparison of transurethral resection to visual laser ablation of the prostate for the treatment of benign prostatic hyperplasia. Urology 1995;46:155-60.

Culp DA. Benign prostate hyperplasia: early recognition and management. Urol Clin North Am 1975;2:29-48.

Gilling PJ, Kennett K, Das AK, Thompson D, Fraundorfer MR. Holmium laser enucleation of the prostate (HoLEP) combined with transurethral tissue morcellation: an update on the early clinical experience. J Endourol 1998;12:457-9.

Gormley GJ, Stoner E, Bruskewitz RC, Imperato-McGinley J, Walsh PC, McConnell JD, et al. The effect of finasteride in men with benign prostatic hyper-plasia. The Finasteride Study Group. N Engl J Med 1992;327:1185-91.

Han M, Partin AW. Retropubic and suprapubic open prostatectomy. In: Wein AJ, Kavoussi LR, Novick AC, Partin AW, Peters CA, editors. Campbell's urology. 10th ed. Philadelphia: Saunders 2012:2695-703.

Han SW, Kim KS, Kim DY, Kim SJ, Kim JC, Kim HJ, et al. Benign prostatic hyperplasia. In: Textbook of urology. 4th ed. Seoul: Ilchokak 2007;311-24.

Holtgrewe HL. Surgical management of benign prostate hyperplasia in 2001: a pause for thought. J Urol 2001;166:177.

Javle P, Blair M, Palmer M, Jenkins SA, Parsons KF. The role of an advanced thermotherapy device in prostatic voiding dysfunction. Br J Urol 1996;78:391-7.

Kaplan SA, Santarosa RP, Te AE. Transurethral electro-vaporization of the prostate: one-year experience. Urology 1996;48:876-81.

Lepor H, Williford WO, Barry MJ, Brawer MK, Dixon CM, Gormley G, et al. The efficacy of terazosin, finasteride, or both in benign prostatic hyperplasia. Veterans Affairs Cooperative Studies Benign Pro-static Hyperplasia Study Group. N Engl J Med 1996;335:533-9.

Mariano MB, Tefilli MV, Graziottin TM, Morales CM, Goldraich IH. Laparoscopic prostatectomy for benign prostatic hyperplasia-a six-year experience. Eur Urol 2006;49:127-31.

McConnell JD, Barry MJ, Bruskewitz RC. Benign prostatic hyperplasia: diagnosis and treatment. Agency for Health Care Policy and Research. Clin Pract Guidel Quick Ref Guide Clin 1994;8:1-17.

Mearini E, Marzi M, Mearini L, Zucchi A, Porena M. Open prostatectomy in benign prostatic hyperplasia: 10-year experience in Italy. Eur Urol 1998;3:480-5.

Mebust WK, Holtgrewe HL, Cockett AT, Peters PC. Transurethral prostatectomy: immediate and post-operative complications. A cooperative study of 13 participating institutions evaluating 3,885 patients. J Urol 1989;141:243-7.

Muschter R, Hofstetter A. Technique and results of interstitial laser coagulation. World J Urol 1995;13:109-14.

Ogden CW, Reddy P, Johnson H, Ramsay JW, Carter SS. Sham versus transurethral microwave thermotherapy in patients with symptoms of benign prostatic bladder outflow obstruction. Lancet 1993;341:14-7.

Ray ES, Marshall FF, Kavoussi LR, McAninch JW, Peters CA. Surgery of the prostate. In: Textbook of operative urology. Philadelphia: WB Saunders 1996; 532-6.

Reich O, Gratzke C, Stief CG. Techniques and long-term results of surgical procedures for BPH. Eur Urol 2006;49:970-8.

Schlegel PN, Walsh PC. Simultaneous preperitoneal hernia repair during radical pelvic surgery. J Urol 1987;137:1180-3.

Schulman CC, Zlotta AR, Rasor JS, Hourriez L, Noel JC, Edwards SD. Transurethral needle ablation (TUNA): safety, feasibility, and tolerance of a new office procedure for treatment of benign prostatic hyperplasia. Eur Urol 1993;24:415-23.

Smith JA Jr., Howards SS, Preminger GM. Prostate: excision. In: Hinman's Atlas of urologic surgery. 3rd ed. Philadelphia: WB Saunders 2012;473-90.

Sotelo R, Clavijo R, Carmona O, Garcia A, Banda E, Miranda M, et al. Robotic simple prostatectomy. J Urol 2008;179:513-5.

Sotelo R, Spaliviero M, Garcia-Segui A, Hasan W, Novoa J, Desai MM, et al. Laparoscopic retropubic simple prostatectomy. J Urol 2005;173:757-60.

전립선비대증 연구 과제

제 26 장

전립선비대증에 대한 기초·임상연구의 미래

김홍섭, 이현무

전립선비대증과 관련된 종적 지역사회연구 중 자연경과에 대하여 가장 많은 정보를 제공한 미국 미네소타 주 Olmsted 카운티 연구에 따르면, 전립선비대증은 치료를 하지 않는 경우 지속적이고 자연스럽게 진행되어 하부요로기능에 생리적·해부학적 장애를 초래하게 된다. 전립선비대증은 연령이 증가함에 따라 전립선 크기가 증가하여 요도의 저항이 높아져 발생하게 되는 배뇨장애 현상으로, 현재 우리나라의 고령 남성 인구가 증가하고 있는 것을 감안할 때 미래의 주요 연구 분야가 될 것이다.

이 장에서는 현재까지 진행된 전립선비대증 분야의 주요 연구들을 살펴보고, 더 나아가 전립선비대증에 대한 미래의 기초·임상연구 방향과 향후 추진하고 시행해야 할 과제를 제시하고자 한다.

I 현재까지 진행된 전립선비대증 분야의 주요 연구

1. 전립선비대증의 발생 원인

전립선비대증은 전립선에 대한 촉진 또는 경직장초음파검사에서 크기가 증가한 양성전립선비대*benign prostatic enlargement*를 대변하며, 병리학적으로는 전립선 기질세포나 상피세포의 증식 소견으로 진단하게 된다. 40세 이상의 남성 중 일부는 전립선비대증인 조직학적 전립선증식을 보이며, 이들 중 일부는 하부요로증상을 호소하고 요역동학검사에서 방광내압 증가와 배뇨속도 감소가 동시에 발생하는 방광출구폐색을 보이게 된다. 전립선비대증이 경과하는 동안 발생 가능한 위험과 치료에 따른 이득 및 손실 사이에서 항상 균형을 이루어야 하기 때문에 이 질환의 발생 원인에 대한 이해는 매우 중요하다. 지금까지 전립선비대증의 발생 원인에 대한 연구들은, 하부요로증상과 임상적 전립선비대증을 진단받은 환자들을 치료하지 않고 경과관찰하는 코호트연구를 바탕으로 한 장기적 연구, 하부요로증상과 전립선비대증을 진단받은 환자들을 위약군과 치료군으로 나눈 환자-대조군 연구, 지역사회 인구집단을 대상으로 임상적으로 진단받지 않은 군에 대한 연구 등이 시행되어왔다.

전립선비대증으로 인한 하부요로증상은 다양하게 나타난다. 요속감소, 빈뇨, 야간뇨, 잔뇨감 등의 하부요로증상은 대부분 전립선증식에 따른 기계적 영향으로 인한 하부요로폐쇄와, 배뇨와 관련된 신경 및 근육의 역동학적 영향이 동반되어 나타난다고 여겨지고 있다. 전립선증식은 기질에서 분비되는 복합성장인자(insulin like growth factor, epidermal growth factor, keratinocyte growth factor)가 증가함에 따라 상피세포가 증식하여 나타난다. 또한 연령이 높아짐에 따라 여성호르몬이 점차 증가하면 안드로겐수용체가 증가하여 전립선 조직 내 디하이드로테스토스테론DHT 증가를 유발하게 되고, 기질 증가와 함께 전립선 조직 세포자멸사apoptosis를 억제하게 된다. 이에 따른 전립선증식은 기계적인 하부요로의 폐쇄를 유발하여 지속적인 요도 저항 증가를 가져오게 되며, 이는 전립선비대증에 의한 배뇨 및 저장 증상의 원인이 된다.

2. 전립선염과 전립선비대증의 관계

전립선비대증이나 전립선염 환자의 전립선 조직 혹은 전립선수술 후 얻은 조직에 대한 연구를 통해 조직병리학적 만성전립선염의 존재가 잘 알려져 있다. 전립선비대증 환자의 상당수가 조직의 염증 소견을 나타낸다. 샘조직 증식에는 염증성 변화 혹은 조절물질들이 관여한다. 전립선염이 동반된 전립선비대증 환자들과 그렇지 않은 환자들은 치료 결과에 차이가 있음도 보고되었다. 임상에서는 대부분

의 전립선비대증 환자에게 동반되어 있을 수 있는 전립선염증에는 큰 의미를 부여하지 않고, 주요 치료 목표를 하부요로증상의 호전에 국한시키고 있다. 전립선비대증과 만성전립선염이 동반된 환자의 치료에 대해 현재까지 체계적인 약제 선택에 부족한 부분이 있고, 이에 관한 연구 역시 부족한 상태이다. 그러나 현재까지의 연구 결과들을 보면 전립선비대증과 전립선염은 하부요로증상의 발생 및 악화와 연관이 있다고 생각된다.

1992년 미국에서 하부요로증상으로 인해 비뇨기과를 방문한 환자 31,681명을 대상으로 시행된 연구에서는 5,053명의 전립선염 환자 중 57.2%가 전립선비대증을 동반하고 있었으며, 반대로 전립선비대증으로 내원한 환자 7,465명 중 38.7%가 전립선염을 동반하고 있었다. 전립선염은 상대적으로 젊은 나이에 발생하며, 전립선비대증은 고령에서 발생한다. 과거 전립선염 병력이 있는 경우 연령의 증가에 따라 전립선비대증을 진단받을 확률은 약 2.4배 높고, 무증상 전립선염이라 할지라도 높은 전립선특이항원PSA 수치를 보인 경우 전립선 조직의 염증이 더 심하며, 이 경우 전립선비대증 발생 시 높은 증상점수를 보인다. 이러한 결과는 전립선의 염증이 전립선비대증의 진행 및 증상 악화와 관련이 있음을 나타낸다. REDUCE(REduction by DUtasteride of prostate Cancer Events) 연구를 바탕으로 하부요로증상과 조직학적 염증의 관계를 보고한 연구에서는 염증이 있는 군이 염증이 없는 군에 비해 국제전립선증상점수IPSS가 더 높게 나타났으며, 만성염증이 있는 군이 통계적으로 유의한 증상점수의 상승을 보였다. 반대로 전립선비대증 환자에게 α-차단제 및 5-α환원효소억제제 외에 비스테로이드항염증제nonsteroidal anti-inflammatory drugs; NSAIDs를 병용

고, 대사증후군의 다양한 임상증상과 전립선비대증/하부요로증상 사이의 상관관계들도 조사할 필요가 있다.

예를 들어, 전립선 크기와 형태학적 특성 및 증상 발생에 있어 이들과 관련된 중요성, 전립선 형태와 크기에 관련된 폐색증상 대 자극증상, 비뇨기 증상 프로파일에 관련된 환자들에 대해 연구하여 질환의 '표현형'을 평가하고 질환의 정의를 이끌어내는 연구들을 개발해야 한다.

또한 남성 하부요로증상 및 전립선비대증과 관련된 증상과 건강상태 측정을 위한 연구 의제를 개발하는 다학적 실무그룹을 만들고, 최소 침습 수술 치료를 평가하고 표준화하기 위한 협력 네트워크를 개발해야 한다.

4. 중개연구(실험실과 병원 사이의 연구 결과 공유와 상호 간의 이해)

전립선비대증, 골반통, 전립선염과 같은 임상 증후군의 병리학적, 임상적, 분자적 공통점을 확인하고, 측정 가능한 표현형으로 특징화할 수 있는 표준화되고 임상적 의미가 있는 양성전립선질환의 정의를 개발해야 한다.

전립선 결절의 발생과 관련된 염증 혹은 혈관신생을 표적으로 하는 치료를 개발하고, 조직병리학 또는 면역조직화학 검사를 이용하여 조직검사에 대한 병리를 발전시켜야 한다. 또한 전립선비대증/하부요로증상의 조직학적 변화, 병의 중증도, 진행 위험도 간의 관계를 조사해야 한다. 마지막으로, 진행되거나 증상이 있는 전립선비대증의 위험을 확인할 수 있고, 전립선염의 다른 병인적 기전을 구별하며, 새로운 치료 약제 개발에 이용할 수 있는 유전체/단백체뿐 아니라 혈청 또는 소변에 기반한 생물지표를 개발할 필요가 있다.

이러한 연구의 결과에 대해, 단일화한 protocol 및 자료집적database, 다른 기관과의 네트워킹 networking 및 풀링fulling을 이용하여 표준화된 저장과 공유를 할 수 있도록 해야 한다.

Ⅲ 결론

각 개인의 증상과 전립선의 특징, 성기능 및 전립선비대증의 진행 가능성 등의 개인적 특징을 고려한 맞춤형 치료, 개별적 치료를 선택하여 치료효과를 극대화할 뿐 아니라 불필요한 약제 사용을 줄이고 부작용을 최소화하는 것이 미래의 치료 목표이다. 이러한 목표를 달성하기 위해 더 많은 연구가 진행되어야 할 것이다.

Andersson KE, Chapple CR, Cardozo L, Cruz F, Hashim H, Michel MC, et al. Pharmacological treatment of overactive bladder: report from the International Consultation on Incontinence. Curr Opin Urol 2009;19:380-94.

Andersson KE. LUTS treatment: future treatment options. Neurourol Urodyn 2007;26:934-47.

Andriole G, Bruchovsky N, Chung LW, Matsumoto AM, Rittmaster R, Roehrborn C, et al. Dihydro-testosterone and the prostate: the scientific rationale for 5alpha-reductase inhibitors in the treatment of benign prostatic hyperplasia. J Urol 2004;172:1399-403.

Azzouni F, Godoy A, Li Y, Mohler J. The 5 alpha-reductase isozyme family: a review of basic biology and their role in human diseases. Adv Urol 2012;2012:530121.

Bechis SK, Otsetov AG, Ge R, Olumi AF. Personalized medicine for management of benign prostatic hyper-plasia. J Urol 2014;192:16-23.

Cabelin MA, Te AE, Kaplan SA. Benign prostatic hyperplasia: challenges for the new millennium. Curr Opin Urol 2000;10:301-6.

Coffey DS. Training the urologic scientist--an en-dangered species. Urology 2002;59:315-7.

Collins MM, Meigs JB, Barry MJ, Walker Corkery E, Giovannucci E, Kawachi I. Prevalence and correlates of prostatitis in the health professionals follow-up study cohort. J Urol 2002;167:1363-6.

Contopoulos-Ioannidis DG, Ntzani E, Ioannidis JP. Translation of highly promising basic science research into clinical applications. Am J Med 2003;114:477-84.

De Marzo AM, Marchi VL, Epstein JI, Nelson WG. Proliferative inflammatory atrophy of the prostate: implications for prostatic carcinogenesis. Am J Pathol 1999;155:1985-92.

Di Silverio F, Bosman C, Salvatori M, Albanesi L, Proietti Pannunzi L, Ciccariello M, et al. Combination therapy with rofecoxib and finasteride in the treat-ment of men with lower urinary tract symptoms (LUTS) and benign prostatic hyperplasia (BPH). Eur Urol 2005;47:72-8.

Elkahwaji JE. The role of inflammatory mediators in the development of prostatic hyperplasia and prostate cancer. Res Rep Urol 2012;5:1-10.

Fibbi B, Penna G, Morelli A, Adorini L, Maggi M. Chronic inflammation in the pathogenesis of benign prostatic hyperplasia. Int J Androl 2010;33:475-88.

Gu X, Na R, Huang T, Wang L, Tao S, Tian L, et al. SRD5A1 abd SRD5A2 are associated with treatment for benign prostatic hyperplasia with the combination of 5alpha-reductase inhibitors and alpha-adrenergic receptor antagonists. J Urol 2013;190:615-9.

Kang DI, Chung JI. Current status of 5α-reductase inhibitors in prostate disease management. Korean J Urol 2013;54:213-9.

Klotsman M, Weinberg CR, Davis K, Binnie CG, Hartmann KE. A case-based evaluation of SRD5A1, SRD5A2, AR abd ADRA1a as candidate genes for severity of BPH. Phamacogenomics J 2004;4:251-9.

Kramer G, Marberger M. Could inflammation be a key component in the progression of benign prostatic hyperplasia? Curr Opin Urol 2006;16:25-9.

Lee KL, Peehl DM. Molecular and cellular pathogenesis of benign prostatic hyperplasia. J Urol 2004;172:1784-91.

Lei B, Morris DP, Smith MP, Svetkey LP, Newman MF, Rotter JI, et al. Novel human alpha 1a-ardenorecetor single nucleotide polymorphisms alter receeotor pharmacology and biological function. Naunyn Schmiedebergs Arch Pharmacol 2005;371:229-239.

Lepor H. Medical treatment of benign prostatic hyper-plasia. Rev Urol 2011;13:20-33.

Lin CS, Albersen M, Xin Z, Namiki M, Muller D, Lue TF. Phosphodiesterase-5 expression and function in the lower urinary tract: a critical review. Urology 2013;81:480-7.

McConnell JD, Roehrborn CG, Bautista OM, Andriole GL Jr, Dixon CM, Kusek JW, et al. The long-term effect of doxazosin, finasteride, and combination therapy on the clinical progression of benign prostatic hyperplasia. N Engl J Med 2003;349:2387-98.

Michel MC, Vrydag W. Alpha1-, alpha2- and betaadrenoceptors in the urinary bladder, urethra and prostate. Br J Pharmacol 2006;147:S88−119.

Moyad MA, Lowe FC. Educating patients about lifestyle modifications for prostate health. Am J Med 2008;121:S34−42.

Mullins C, Kaplan SA. A New Vision for the Study of Benign Prostate Disease: The NIDDK Prostate Research Strategic Plan. J Urol 2009;181:963−971.

Nickel JC, Berger R, Pontari M. Changing paradigms for chronic pelvic pain: a report from the chronic pelvic pain/chronic prostatitis scientific workshop, october 19−21, 2005, Baltimore, MD. Rev Urol 2006;8:28−35.

Nickel JC, Roehrborn CG, O'leary MP, Bostwick DG, Somerville MC, Rittmaster RS. Examination of the relationship between symptoms of prostatitis and histological inflammation: baseline data from the REDUCE chemoprevention trial. J Urol 2007;178:896−900.

Nickel JC, Roehrborn CG, O'Leary MP, Bostwick DG, Somerville MC, Rittmaster RS. The relationship between prostate inflammation and lower urinary tract symptoms: examination of baseline data from the REDUCE trial. Eur Urol 2008;54:1379−84.

Nickel JC. The multidisciplinary approach to defining the urologic chronic pelvic pain syndromes: report from a national institutes of health workshop, december 13−14, 2007, Baltimore, MD. Rev Urol 2008;10:157−9.

Ozden C, Ozdal OL, Guzel O, Han O, Seckin S, Memis A. The correlation between serum prostate specific antigen levels and asymptomatic inflammatory prostatitis. Int Urol Nephrol 2007;39:859−63.

Roberts RO, Jacobsen SJ, Jacobson DJ, Rhodes T, Girman CJ, Lieber MM. Longitudinal changes in peak urinary flow rates in a community based cohort. J Urol 2000;163:107−13.

Schaeffer AJ. Concerns for the future of urological research. J Urol 2007;177:1605.

Schwinn DA. The role of alpha1−adrenergic receptor subtypes in lower urinary tract symptoms. BJU Int 2001;88:27−34.

Sciarra A, Mariotti G, Salciccia S, Autran Gomez A, Monti S, Toscano V, et al. Prostate growth and inflammation. J Steroid Biochem Mol Biol 2008;108:254−60.

Seok H, Yoo KH, Kim YO, Chung JH. Association of a missense ALDH2 single nucleotide polymorphism(Glu504Lys) with benign prostatic hyperplasia in a Korean population. INJ 2013;17: 168−73.

Shin SH, Kim JW, Kim JW, Oh MM, Moon DG. Defining the degree of intravesical prostatic protrusion in association with bladder outlet obstruction. Korean J Urol 2013;54:369−72.

Singh DV, Mete UK, Mandal AK, Singh SK. A comparative randomized prospective study to evaluate efficacy and safety of combination of tamsulosin and tadalafil vs. tamsulosin or tadalafil alone in patients with lower urinary tract symptoms due to benign prostatic hyperplasia. J Sex Med 2014;11:187−96.

Turner TT. Physician−scientists in urology and the urology research programs that train them. J Urol 2004;171:1979−81.

van der Sluis TM, Meuleman EJ, van Moorselaar RJ, Bui HN, Blankenstein MA, Heijboer AC, et al. Intraprostatic testosterone and dihydrotestosterone. Part II: concentrations after androgen hormonal manipulation in men with benign prostatic hyperplasia and prostate cancer. BJU Int 2012;109:183−8.

van der Sluis TM, Vis AN, van Moorselaar RJ, Bui HN, Blankenstein MA, Meuleman EJ, et al. Intraprostatic testosterone and dihydrotestosterone. Part I: concentrations and methods of determination in men with benign prostatic hyperplasia and prostate cancer. BJU Int 2012;109:176−82.

Vaughan ED. Long−Term Experience With 5−alpha−Reductase Inhibitors. Rev Urol 2003;5:S22−7.

Yamaguchi O. Latest treatment for lower urinary tract dysfunction: therapeutic agents and mechanism of action. Int J Urol 2013;20:28−39.

Yoo KH, Kim SK, Chung JH, Chang SG. Association of IL10, IL10RA, and IL10RB polymorphisms with benign prostatic hyperplasia in Korean population. JKMS 2011;26:659−664.

찾아보기

찾아보기

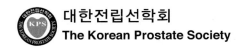

대한전립선학회
The Korean Prostate Society

대한전립선학회는 전립선질환의 지속적인 증가와 이에 따른 관심의 증대, 전립선과 그 질환에 대한 여러 가지 새로운 정보 공유의 필요성 등으로 인해 전립선에 관한 학문을 총괄적으로 다룰 전문학술단체가 절실해짐에 따라 결성되었다.

1996년 12월 6일 전립선질환의 중요성에 공감하는 많은 비뇨기과 의사 간에 학회를 결성하자는 합의가 이루어져 다음 해인 1997년 1월 17일 창립되었다. 그해 5월 31일 400여 명이 참석한 가운데 제1차 학술대회를 개최한 것을 시작으로 2015년 현재까지 발표와 심포지엄, 특강 등을 통해 전립선질환과 관련한 정보를 공유함으로써 전립선 분야의 발전에 이바지하고 있다.

대한전립선학회는 창립 이후 전립선질환과 관련한 책자 간행작업, 다양한 연구활동, 대국민 홍보활동 등을 펼치며 전립선질환으로 고통받고 있는 국민들에게 더욱 친근하게 다가가기 위해 노력하고 있다.

대한전립선학회 홈페이지
http://www.theprostate.org

개정판
전립선비대증

제 1 판 1쇄 펴낸날 2004년 12월 15일
개정판 1쇄 펴낸날 2015년 3월 6일

편저자 | 대한전립선학회
펴낸이 | 김시연

펴낸곳 | (주)일조각
등록 | 1953년 9월 3일 제300-1953-1호(구 : 제1-298호)
주소 | 110-062 서울시 종로구 경희궁길 39
전화 | 734-3545 / 733-8811(편집부)
        733-5430 / 733-5431(영업부)
팩스 | 735-9994(편집부) / 738-5857(영업부)
이메일 | ilchokak@hanmail.net
홈페이지 | www.ilchokak.co.kr

ISBN 978-89-337-0694-7   93510
값 80,000원

* 편저자와 협의하여 인지를 생략합니다.

* 이 도서의 국립중앙도서관 출판예정도서목록(CIP)은
   서지정보유통지원시스템 홈페이지(http://seoji.nl.go.kr)와
   국가자료공동목록시스템(http://www.nl.go.kr/kolisnet)에서
   이용하실 수 있습니다. (CIP제어번호 : CIP2015004396)